国家卫生健康委员会"十四五"规划教材

全国高等职业教育专科教材

供护理、助产专业用

护理综合实训

第3版

主　编　邢爱红　江智霞

副主编　高希海　孙先越　苏芳静

编　者　(按姓氏笔画排序)

王玲玲（郑州澍青医学高等专科学校）　　李　馨（承德护理职业学院）

邢爱红（山东医学高等专科学校）　　　　何夏阳（广州卫生职业技术学院）

刘　云（山东医学高等专科学校）　　　　沈晓君（漳州卫生职业学院）

江智霞（贵州护理职业技术学院）　　　　张　艳（长春医学高等专科学校）

孙先越（大庆医学高等专科学校）　　　　张琪然（襄阳职业技术学院）

苏芳静（南阳医学高等专科学校）　　　　高希海（滨州职业学院）

杜　鑫（河南护理职业学院）　　　　　　董玲玲（威海市立医院）

李　津（天津医学高等专科学校）　　　　谭　庆（重庆三峡医药高等专科学校）

新形态教材

人民卫生出版社
·北京·

图书在版编目（CIP）数据

护理综合实训 / 邢爱红，江智霞主编. -- 3 版.
北京：人民卫生出版社，2024. 11. --（高等职业教育
专科护理类专业教材）. -- ISBN 978-7-117-36779-0

Ⅰ. R47

中国国家版本馆 CIP 数据核字第 2024L9E729 号

人卫智网	www.ipmph.com	医学教育、学术、考试、健康，
		购书智慧智能综合服务平台
人卫官网	www.pmph.com	人卫官方资讯发布平台

护理综合实训
Huli Zonghe Shixun
第 3 版

主　　编：邢爱红　　江智霞
出版发行：人民卫生出版社（中继线 010-59780011）
地　　址：北京市朝阳区潘家园南里 19 号
邮　　编：100021
E - mail：pmph @ pmph.com
购书热线：010-59787592　010-59787584　010-65264830
印　　刷：人卫印务（北京）有限公司
经　　销：新华书店
开　　本：850×1168　1/16　　印张：15
字　　数：423 千字
版　　次：2014 年 1 月第 1 版　　2024 年 11 月第 3 版
印　　次：2024 年 12 月第 1 次印刷
标准书号：ISBN 978-7-117-36779-0
定　　价：69.00 元
打击盗版举报电话：010-59787491　E-mail：WQ @ pmph.com
质量问题联系电话：010-59787234　E-mail：zhiliang @ pmph.com
数字融合服务电话：4001118166　E-mail：zengzhi @ pmph.com

高等职业教育专科护理类专业教材是由原卫生部教材办公室依据原国家教育委员会"面向21世纪高等教育教学内容和课程体系改革"课题研究成果规划并组织全国高等医药院校专家编写的"面向21世纪课程教材"。本套教材是我国高等职业教育专科护理类专业的第一套规划教材,于1999年出版后,分别于2005年、2012年和2017年进行了修订。

随着《国家职业教育改革实施方案》《关于深化现代职业教育体系建设改革的意见》《关于加快医学教育创新发展的指导意见》等文件的实施,我国卫生健康职业教育迈入高质量发展的新阶段。为更好地发挥教材作为新时代护理类专业技术技能人才培养的重要支撑作用,在全国卫生健康职业教育教学指导委员会指导下,经广泛调研启动了第五轮修订工作。

第五轮修订以习近平新时代中国特色社会主义思想为指导,全面落实党的二十大精神,紧紧围绕立德树人根本任务,以打造"培根铸魂、启智增慧"的精品教材为目标,满足服务健康中国和积极应对人口老龄化国家战略对高素质护理类专业技术技能人才的培养需求。本轮修订重点:

1. **强化全流程管理**。履行"尺寸教材、国之大者"职责,成立由行业、院校等参与的第五届教材建设评审委员会,在加强顶层设计的同时,积极协同和发挥多方面力量。严格执行人民卫生出版社关于医学教材修订编写的系列管理规定,加强编写人员资质审核,强化编写人员培训和编写全流程管理。

2. **秉承三基五性**。本轮修订秉承医学教材编写的优良传统,以专业教学标准等为依据,基于护理类专业学生需要掌握的基本理论、基本知识和基本技能精选素材,体现思想性、科学性、先进性、启发性和适用性,注重理论与实践相结合,适应"三教"改革的需要。各教材传承白求恩精神、红医精神、伟大抗疫精神等,弘扬"敬佑生命、救死扶伤、甘于奉献、大爱无疆"的崇高精神,契合以人的健康为中心的优质护理服务理念,强调团队合作和个性化服务,注重人文关怀。

3. **顺应数字化转型**。进入数字时代,国家大力推进教育数字化转型,探索智慧教育。近年来,医学技术飞速发展,包括电子病历、远程监护、智能医疗设备等的普及,护理在技术、理念、模式等方面发生了显著的变化。本轮修订整合优质数字资源,形成更多可听、可视、可练、可互动的数字资源,通过教学课件、思维导图、线上练习等引导学生主动学习和思考,提升护理类专业师生的数字化技能和数字素养。

第五轮教材全部为新形态教材,探索开发了活页式教材《助产综合实训》,供高等职业教育专科护理类专业选用。

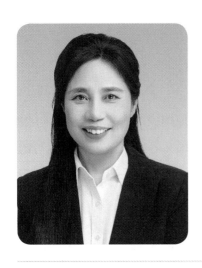

邢爱红

教授

山东医学高等专科学校护理系（济南）主任，硕士研究生导师，兼任全国研究生教育评估监测专家库专家，全国卫生健康职业教育教学指导委员会护理类专业教学指导委员会委员，山东省卫生职业教育专业建设指导委员会护理类专业分委员会主任委员，山东省护理学会护理教育专委会副主任委员。获国家级教学成果奖二等奖 1 项，省级教学成果奖一等奖 3 项、二等奖 2 项，主持国家级精品资源共享课程 1 门、国家级精品课程 1 门、省级精品课程 5 门，主编规划教材 10 余部，发表论文 50 余篇。

愿同学们：怀揣医者仁心的职业信仰，习得扎实理论和精湛技术，勇担健康使命，筑牢健康保障。

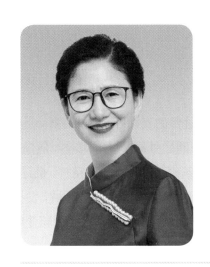

江智霞

教授

　　贵州护理职业技术学院院长，兼任国家卫生健康标准委员会委员，国家卫生健康委员会公益项目及国家教学成果奖评审专家，中华护理学会常务理事，护理职业教育专业委员会副主任委员，贵州省护理学会理事长；贵州省医学重点学科带头人。被评为省级教学名师，省级优秀研究生导师。发表论文 250 余篇；主编、参编教材 10 余部，获各级成果奖 40 余项，包括中华护理学会科技奖一等奖、贵州省科技进步奖等，曾获全国巾帼建功标兵等荣誉称号。

　　愿同学们：身白衣，心锦缎，尊重生命；勤实践，勇创新，刻苦钻研；思进取，行人道，用爱关怀；守护生命之光，共创健康未来。

实践教学对培养护理类专业学生专业核心能力起着重要的支撑作用。护理综合实训是实践教学的重要环节，为学生评判性思维能力的培养，临床复杂问题处理能力的培养，应急应变、沟通与合作等临床核心护理岗位能力的培养提供了保障。为贯彻落实党的二十大精神，推进职普融通、产教融合、科教融汇，及时把新方法、新技术、新工艺、新标准引入到教育教学领域，发挥数字化赋能作用，在全国卫生健康职业教育教学指导委员会专家指导下，组织了全国十余所职业院校教师和医院护理专家，修订了本教材。

本次修订在继承上版教材的体系和"实践反思模式、项目引领"等优点的基础上完善案例，优化操作流程，重构编写框架，紧扣临床核心护理岗位需求，以标准为引领，以岗位工作项目为导向，以服务质量为目标，以学生为主体，在强调"三基、五性"及纳入新知识、新标准、新技术的前提下，注重人文素养和评判性思维能力的培养。本教材共有12个项目，涵盖了全生命周期护理服务岗位所需要的岗位核心技能。本教材特点如下：

1. 产教融合，校企合作，共同修订教材。本教材由职业院校和医院护理专家共同组建编写团队，将核心护理岗位工作任务进行项目化设计，在遴选教学案例、技能操作项目时，均以最新的教学标准和护理行业标准为引领，做到了"专业链与产业链对接，课程内容与职业标准对接，教学与生产过程对接，学历证书与职业资格证书对接，职业教育与终身学习对接"。

2. 科教融汇，数字化赋能教材建设。本教材除了传统的纸质教材外，还设置了配套的数字化资源，包括视频、课件、思维导图、简要流程图、评分标准、案例分析等相关内容，实现了教材编写、课程建设、配套资源开发统筹推进的新形态教材。

3. 以服务质量为目标，注重人文素养和评判性思维能力的培养。结合临床护理岗位服务标准，将人文精神、专业精神、职业精神和工匠精神融入每一项工作任务及其评价标准中，创设了"反思与拓展""计划及决策""评价与转化"等思维能力训练模块，使学生在完成工作任务的过程中，形成良好的人文素养，提高评判性思维能力。

教学大纲
（参考）

本教材在编写过程中，得到了各编者所在单位及护理界同仁的帮助，谨在此表示诚挚的感谢！

由于时间和水平所限，不足之处在所难免，恳请广大师生、读者谅察、惠正。

邢爱红　江智霞

2024 年 11 月

项目一 | 医院感染预防与控制技能

教学课件　　思维导图　　流程图及标准

学习目标

1. 掌握手卫生、无菌技术、外科手消毒、穿无菌手术衣、手术区皮肤消毒及铺单、手术器械台管理、基本隔离技术的操作流程、护理与健康指导关键点。

2. 熟悉手卫生、无菌技术、外科手消毒、穿无菌手术衣、手术区皮肤消毒及铺单、手术器械台管理、基本隔离技术的操作目的、护理评估。

3. 了解手卫生、无菌技术、外科手消毒、穿无菌手术衣、手术区皮肤消毒及铺单、手术器械台管理、基本隔离技术的反思与拓展、相关案例讨论。

4. 学会分析案例，提出问题，做出计划及决策。

5. 具有无菌观念，遵守无菌技术操作原则；具备慎独修养、团队合作意识。

【导入情境】

案例一：王先生，23 岁，因"右腹股沟可复性肿块增大、触痛、不能回纳 5h"来院急诊室就诊。病人在长距离行走或剧烈咳嗽后，右侧腹股沟区有带蒂柄的梨形肿块突出，平卧后肿块可回纳消失，因无明显不适，未就医。2d 前病人提重物后肿块再次出现，伴腹痛，平卧 4h 肿块不能回纳。体格检查：T 37.2℃，P 104 次 /min，R 25 次 /min，BP 120/80mmHg，右腹股沟肿块紧张发硬，有明显触痛，用手推送肿块不能回纳，伴腹部绞痛、恶心、呕吐，以"右侧腹股沟嵌顿性斜疝"收入院，紧急进行手术治疗。术后第 2 天，病人诉切口疼痛，不敢活动，焦虑。右下腹部手术切口处敷料被渗出液浸湿，浸湿处约 5cm×3cm，拟给予换药。

案例二：赵先生，20 岁，因"转移性右下腹胀痛 8h，加重 3h"来院就诊。病人在打篮球后出现上腹部阵发性胀痛，8h 后腹痛转移并固定于右下腹，疼痛呈进行性加重，伴恶心、呕吐。体格检查：T 39.2℃，P 108 次 /min，R 26 次 /min，BP 124/78mmHg，病人神志清楚，急性病容，焦虑，右下腹麦氏点压痛、反跳痛、腹肌紧张。病人无胃十二指肠溃疡史。实验室检查：白细胞（WBC）18.6×10^9/L，中性粒细胞（N）90.5%。以"急性化脓性阑尾炎"收入院。完善术前相关检查后行手术治疗。

案例三：吴女士，38 岁，因"低热、咳嗽、咳痰 3 个月余，小量咳血 3d"来院就诊。病人 3 个月前出现咳嗽、咳痰，伴乏力、午后发热、晚间盗汗、食欲减退、消瘦、月经失调，3d 前病人出现小量咳血，咯血量约 50ml/d。体格检查：T 37.8℃，P 92 次 /min，R 20 次 /min，BP 120/80mmHg。病人神志清楚，慢性病容。胸部 X 线检查显示：左上肺片状阴影，中间有一透亮区。结核菌素试验（++），痰结核分枝杆菌检查（+）。门诊以"肺结核"收入传染科。请穿隔离衣后为病人治疗。

【问题】

1. 上述案例涉及哪些医院感染预防与控制技能？

2. 请根据案例给予的各种信息进行分析，提出护理问题，并制订小组护理工作计划。

3. 思考实践中如何灵活地、创造性地设计护理过程？如何确保病人安全？

【计划及决策】

1. 上述案例涉及的医院感染预防与控制技能 手卫生、无菌技术、外科手消毒、穿无菌手术衣、手术区皮肤消毒及铺单、手术器械台管理、基本隔离技术等。操作过程中应注意小组协作，可由多人完成。

2. 评估病人的情况 包括病情、病人目前身心状况、医疗诊断、护理诊断/问题、环境及设施条件等。

(1) 案例一中王先生的情况分析及护理要点

1) 护理诊断/问题：①急性疼痛 与手术创伤有关。②知识缺乏：缺乏腹股沟疝成因、预防腹内压升高及术后康复的知识。③焦虑 与担心手术影响日后生活有关。

2) 护理要点：①加强疼痛的观察与护理，提高病人对疼痛的认知，增强病人对疼痛的耐受，可让病人通过听音乐等方法转移注意力，必要时遵医嘱使用止痛药物。②病人对疾病及治疗情况不了解，护士应向病人讲解疾病相关知识，解释操作目的。③注意观察病人的心理状态，加强沟通，安慰病人，缓解病人的焦虑情绪。

(2) 案例二中赵先生的情况分析及护理要点

1) 护理诊断/问题：①急性疼痛 与炎症刺激有关。②体温过高 与阑尾炎症有关。③焦虑 与担心手术及预后有关。

2) 护理要点：①加强疼痛的观察与护理，分散病人的注意力，缓解操作引起的疼痛。②监测病人的体温，必要时给予物理降温。③病人因发病急、疼痛剧烈、需手术治疗而情绪焦虑，护士术前准备过程中应与病人亲切沟通，及时进行心理疏导，安慰鼓励病人，使病人增强信心，以良好的心态积极配合手术及治疗。

(3) 案例三中吴女士的情况分析及护理要点

1) 护理诊断/问题：①营养失调：低于机体需要量 与机体消耗增加、食欲减退有关。②体温过高 与结核分枝杆菌感染有关。③有孤独的危险 与呼吸道隔离有关。

2) 护理要点：①向病人及家属宣讲饮食营养的重要性，给予高热量、高蛋白、富含维生素的易消化饮食。②监测体温变化，必要时给予物理降温或药物降温。③关注病人的心理状态，关心爱护病人，给予病人支持，指导病人进行自我调节。

3. 合理设计工作方案 应根据病人的病情变化，灵活地、创造性地设计工作方案，及时调整护理计划并正确实施护理措施，预防和控制医院感染，客观评价护理效果，真正对病人进行个性化优质护理。

4. 正确实施工作方案，规范完成下列七项工作任务。

任务一 手 卫 生

一、操作目的

手卫生（hand hygiene）的目的是去除手部皮肤污垢、碎屑和部分致病菌，手卫生是控制医院感染的重要手段。

二、护理评估

1. 健康史 评估病人病史、治疗情况。

2. 身体状况 病人手术切口的大小、深度、类型，渗出液的性质。

3. 心理－社会状况 病人对疾病的认知和心理反应，家属对病人的关心和支持程度。

三、实施过程

（一）手卫生操作流程

操作流程	操作步骤
操作准备	1. 环境　整洁、宽敞、光线适宜，洗手设施齐全 2. 护士　着装整洁，取下手表，修剪指甲 3. 用物　洗手液或肥皂液、手消毒剂、毛巾或纸巾或干手器、流动自来水及水池设备、污物桶
洗手 操作过程	1. 湿润双手　在流动水下，淋湿双手 2. 取洗手液　取适量洗手液或肥皂液于掌心 3. 揉搓双手　六步洗手法：每个步骤至少重复 3~5 次，搓洗时间不少于 15s （1）掌心相对，手指并拢相互揉搓 （2）掌心对手背，手指交叉沿指缝相互揉搓，双手交换进行 （3）掌心相对，双手交叉沿指缝相互揉搓 （4）弯曲各手指关节，指背放在另一手掌心旋转揉搓，双手交换进行（图 1-1） （5）一手握另一手大拇指旋转揉搓，双手交换进行 （6）五个手指尖并拢在另一手掌心旋转揉搓，双手交换进行 4. 流水冲洗　在流动水下彻底冲净双手 5. 擦干双手　用纸巾或毛巾擦干双手或使用干手器烘干双手
卫生手消毒 操作过程	1. 涂手消毒剂　取适量手消毒剂于掌心，均匀涂抹双手 2. 揉搓　按照六步洗手法的步骤揉搓双手，直至手部干燥
操作后处理	1. 关闭水龙头　若水龙头为手拧式开关，则应采用防止手部再污染的方法关闭水龙头，如衬垫纸巾或毛巾 2. 用物处理　一次性纸巾置入生活垃圾袋，擦手毛巾放入容器中（后续进行清洗或消毒）

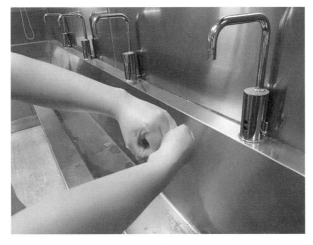

图 1-1　洗关节

（二）护理与健康指导关键点

1. 洗手前摘掉戒指等饰物，清洗过程应认真、彻底，特别注意指甲、指尖、指缝和指关节等处。

2. 流动水下冲洗时注意指尖向下。

3. 宜使用一次性纸巾擦干双手。

4. 下列情况应洗手 ①接触病人前。②清洁、无菌操作前,包括侵入性操作前。③暴露病人体液风险后,包括接触病人黏膜、破损皮肤或伤口、血液、体液、分泌物、排泄物、伤口敷料等之后。④接触病人后。⑤接触病人周围环境后,包括接触病人周围的医疗相关器械、用具等物品表面后。

下列情况下应先洗手,然后进行卫生手消毒:①接触传染病病人的血液、体液和分泌物以及被传染性病原微生物污染的物品后。②直接为传染病病人进行检查、治疗、护理或处理传染病人污物之后。

5. 健康指导要点 向病人及家属解释手卫生的目的、方法。

四、反思与拓展

1. 戴手套能否代替洗手?

不能。接触病人的血液、体液、分泌物、排泄物、呕吐物及污染的物品时,应戴清洁手套,但是戴手套不能代替洗手,摘手套后仍应洗手。

2. 如何评价手卫生实施状况?

手卫生依从性是评价手卫生实施状况的重要指标,手卫生依从性是医务人员实施临床操作,在手卫生的时机中,实际实施手卫生时机的比例,常用百分率(%)表示。

$$手卫生依从性(\%) = (手卫生执行时机数 / 应执行手卫生时机数) \times 100\%$$

通过监测,可以得到医务人员手卫生状况的重要信息,评价手卫生状况干预措施的实施效果,评估手卫生状况在医院感染防控中的作用,有助于医院感染暴发的调查。

任务二 无菌技术

一、操作目的

无菌技术(aseptic technique)的目的是在护理操作过程中,防止一切微生物侵入人体和保持无菌物品、无菌区域不被污染。

二、护理评估

1. 健康史 评估病人病史、治疗情况。案例一中王先生的诊断为右侧腹股沟嵌顿性斜疝,术后第2天。

2. 身体状况 病人手术切口大小、深度、类型及渗出液的性质。案例一中王先生诉切口疼痛,右下腹部手术切口处敷料被渗出液浸湿,浸湿处约5cm×3cm。

3. 心理-社会状况 了解病人对疾病的认知和心理反应,家属对病人的关心和支持程度。案例一中王先生神志清楚,能理解并配合换药,对疾病愈后情况感到焦虑。

三、实施过程

(一)无菌技术操作流程

操作流程	操作步骤
操作准备	1. 环境 环境清洁、宽敞、明亮,操作前半小时停止清扫、减少人员走动,操作台清洁、干燥、平坦,物品布局合理 2. 护士 着装整洁、修剪指甲、洗手、戴口罩

操作流程	操作步骤
操作准备	3. 用物（根据病人伤口情况准备）　治疗车上层：治疗盘、无菌持物钳或持物镊、无菌治疗巾、换药碗、无菌溶液、无菌镊子罐、无菌敷料罐（纱布、棉球）、无菌手套、棉签、安尔碘、弯盘。治疗车下层：医疗垃圾桶、生活垃圾桶
操作过程	1. 使用无菌持物钳 (1) 查对：检查无菌持物钳包的名称、有效期及化学指示胶带变色情况，包布有无潮湿、破损，打开无菌持物钳包，在无菌持物钳上注明开启的日期及时间，并签名 (2) 取钳：打开无菌持物钳容器盖，手持持物钳上 1/3 处，闭合钳端，垂直取出，关闭容器盖。注意钳端不可触及容器口边缘 (3) 用钳：使用时保持钳端向下，不可倒转向上（图 1-2） (4) 放钳：用后闭合钳端，打开容器盖，将持物钳垂直放回容器，关闭容器盖 2. 使用无菌包 (1) 查对：检查无菌包名称、灭菌日期及化学指示胶带变色情况，包布有无潮湿、破损 (2) 开包：解开包布系带，按"外角→左角→右角→内角"的顺序依次打开，不可触及包布内面，检查包内化学指示卡的变色情况 (3) 取巾：用无菌持物钳夹取治疗巾放于治疗盘内（图 1-3） (4) 回包：按原折痕包盖剩余物品，注明开包日期、时间，并签名 3. 铺无菌盘 (1) 铺巾：将无菌治疗巾双折平铺于治疗盘上，上层呈扇形向远端折叠，开口向外，露出无菌区域（图 1-4） (2) 铺盘：放入无菌物品后，将上层拉平覆盖于物品上，上下层边缘对齐，开口处向上折两次，两侧边缘分别向下折一次 (3) 标记：注明铺盘日期、时间，并签名 4. 使用无菌容器 (1) 查对：核对无菌容器名称、有效期及化学指示胶带变色情况 (2) 取物：打开无菌容器盖，内面向下拿在手中或内面向上置于稳妥处；使用无菌持物钳取出所需物品，立即盖严容器 5. 取用无菌溶液 (1) 查对：核对无菌溶液的名称、浓度、剂量、有效期，检查瓶盖有无松动，瓶身、瓶底有无裂痕，对光检查溶液有无变色、沉淀、絮状物 (2) 消毒：启开瓶盖，用棉签蘸消毒液旋转消毒瓶塞及瓶口边缘 (3) 倒液：打开瓶塞，瓶签朝向掌心，倒出少量溶液冲洗瓶口，再由冲洗处倒出溶液至无菌容器中（图 1-5） (4) 盖塞：立即盖上瓶塞，注明开瓶日期、时间，并签名 6. 戴无菌手套 (1) 查对：检查并核对无菌手套号码、灭菌日期和有效期，包装有无潮湿、破损，打开手套袋 (2) 取戴手套 1) 分次取戴：一手掀起手套袋开口处外层，另一手捏住手套反折部分（手套内面）取出手套，对准五指戴上。未戴手套的手掀起另一袋口，戴好手套的手指插入另一手套的反折内面（即手套外面）取出手套，同法戴好。将后一只戴好的手套的翻边扣套在工作服衣袖外面，同法套好另一只手套 2) 一次取戴：两手同时掀开手套袋开口处，用一手拇指和示指同时捏住两只手套的反折部分，取出手套。将两手套五指对准，先戴一只手，再以戴好手套的手指插入另一只手套的反折内面（即手套外面），同法戴好（图 1-6），将手套翻边扣套在工作服衣袖外面，同法套好另一只手套

操作流程	操作步骤
操作过程	（3）检查调整：双手对合交叉检查手套是否漏气，并调整手套的位置 （4）脱手套：一手捏住另一手套腕部外面，翻转脱下，再将脱下手套的手伸入另一手套内，捏住内面边缘将手套向下翻转脱下，弃入医用垃圾桶内
操作后处理	1. 整理用物　用物进行分类处理 2. 洗手，脱口罩

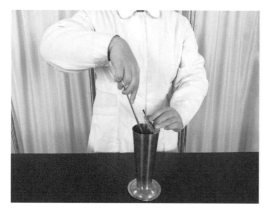

图 1-2　使用无菌持物钳

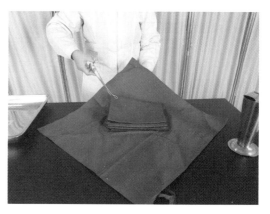

图 1-3　取无菌治疗巾

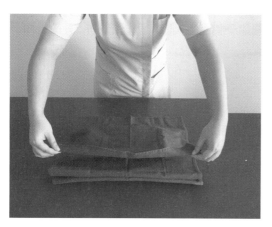

图 1-4　铺无菌盘

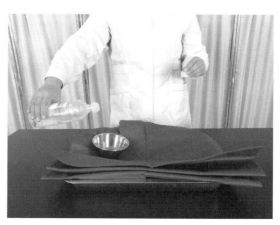

图 1-5　倒无菌溶液

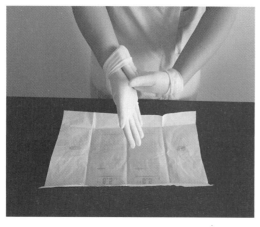

图 1-6　戴无菌手套

无菌技术
操作视频

（二）护理与健康指导关键点

1. 操作中严格执行查对制度，遵守无菌原则，无菌物品与非无菌物品分开放置，摆放合理。

2. 操作前观察伤口有无渗血、渗液，伤口及周围皮肤有无红肿，观察伤口愈合情况，根据病情确定换药频率、选择无菌物品。

3. **正确使用无菌物品**

（1）使用无菌持物钳时注意勿倒置、勿夹取油纱、勿触及容器口边缘、勿长时间暴露于空气中，如需到远处夹取无菌物品，应连同容器一起搬移，就地使用。

（2）打开无菌包时，手不能触及无菌包内面，不可跨越无菌区。

（3）使用无菌容器时，手不可触及盖的边缘及内面。不能在无菌容器上方翻转容器盖。

（4）无菌物品一旦取出，即使未使用，也不可再放回。

（5）取无菌溶液时，瓶口勿触及容器口边缘。

（6）戴、脱无菌手套时不可强拉，手套破损时应立即更换。

（7）一份无菌物品只能供一位病人使用一次，以防交叉感染。

4. 已开启的无菌包和无菌溶液应在24h内使用，铺好的无菌盘有效期为4h。

5. **健康指导要点** 向病人及家属解释无菌技术的目的及配合要点，指导病人保护伤口，保持敷料清洁与干燥，敷料脱落、潮湿、污染后应立即通知医务人员，及时更换。同时指导病人加强营养，提高机体抵抗力，促进伤口尽快愈合。

四、反思与拓展

1. 无菌包的包装材料与方法对物品灭菌效果及存放时间有无影响？

无菌包的包装材料与方法直接关系灭菌效果及无菌状态的保持时长。目前医院大多选用一次性无纺布包裹或用一次性纸塑包装，保存时间可达6个月甚至1年，延长了保存时间，避免了反复灭菌对物品的损害，延长了物品使用寿命。

2. 一次性无菌物品应如何取出？

一次性无菌物品使用前需查对名称、规格、灭菌日期、有效期，检查包装有无破损。取用一次性无菌输液器或注射器时，在封口特制标记处撕开或剪开，用手取出；取用一次性无菌敷料或导管类物品时，用手拉开黏合的封口上下两层，用戴无菌手套的手或用无菌持物钳（镊）取出。

任务三　外科手消毒

一、操作目的

外科手消毒（surgical hand antisepsis）的目的是通过刷洗和化学消毒方法去除并杀灭双手和手臂皮肤上的暂居菌及部分常居菌，有效预防手术部位感染的发生。

二、护理评估

1. **健康史** 案例二中赵先生神志清楚、转移性右下腹痛1d。

2. **身体状况** 案例二中赵先生呈急性病容，T 39.2℃，P 108次/min，R 26次/min，BP 124/78mmHg，右下腹麦氏点压痛、反跳痛、腹肌紧张。实验室检查：WBC $18.6×10^9$/L，N 90.5%。

3. **心理-社会状况** 了解病人对疾病的认知程度，对手术的配合程度，对疾病的心理反应，了解家属对病人的关心和支持程度。案例二中病人因怕手术，对手术室感到陌生而表现出焦虑。

三、实施过程

（一）外科手消毒操作流程

操作流程	操作步骤
操作准备	1. 环境　整洁、温度和湿度适宜、光线适中，洗手池大小、高低适宜，有防溅设施 2. 护士　着刷手服，修剪指甲，戴帽子、口罩（图 1-7） 3. 用物　无菌毛刷、无菌巾、洗手液、外科手消毒剂
操作过程	1. 免刷手消毒方法 （1）清洁洗手 1）取适量洗手液清洗双手、前臂和上臂下 1/3，认真揉搓。注意清洁指甲下的污垢和手部皮肤的皱褶处 2）用流动水冲洗双手、前臂和上臂下 1/3。从手指到肘部，沿一个方向用流动水冲洗手和手臂（图 1-8），不要在水中来回移动手臂 3）使用无菌巾擦干双手、前臂和上臂下 1/3 （2）消毒双手 1）取适量外科手消毒剂放置在左手掌上，将右手手指尖浸泡在手消毒剂中，时间≥5s。用左手将手消毒剂涂抹在右手、前臂直至上臂下 1/3，通过环形运动环绕前臂至上臂下 1/3，确保手消毒剂完全覆盖皮肤区域，持续揉搓 10~15s，直至消毒剂干燥（图 1-9） 2）取适量外科手消毒剂放置在右手掌上。用右手消毒法消毒左手 3）取适量外科手消毒剂放置在手掌上，按照七步洗手法揉搓双手直至手腕，揉搓至手部干燥 4）双手呈拱手姿势，自然干燥 2. 刷手消毒方法 （1）清洁洗手：方法同免刷手消毒方法（1） （2）刷手消毒方法 1）用无菌毛刷取适量洗手液或外科手消毒剂刷洗双手、前臂至上臂下 1/3，时间约 3min（图 1-10） 2）刷时稍用力，先刷甲缘、甲沟、指蹼，再按照"拇指桡侧→指背→尺侧→掌侧"的顺序，刷完双手所有手指 3）分段交替刷左右手掌、手背、前臂至肘上。刷手时要注意勿漏刷指间、腕部尺侧和肘窝部 4）用流动水自指尖至肘部冲洗，不要在水中来回移动手臂 5）一般刷 2~3 遍 6）刷手后用无菌巾从手至肘上依次擦干（图 1-11），注意无菌巾不要擦拭未刷过的皮肤。同法擦干另一手臂 （3）消毒双手：方法同免刷手消毒方法（2）
操作后处理	外科手消毒后，手术人员双手手臂应保持在肩以下、腰以上、两侧腋前线以内的区域，肘部内收，靠近身体，保持拱手姿势，进入手术室

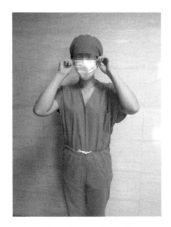

图1-7 自身准备

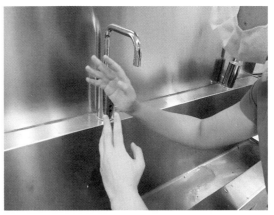

图1-8 清洁洗手

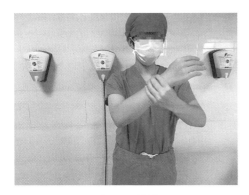

图1-9 消毒

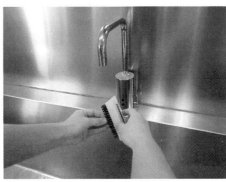

图1-10 刷手

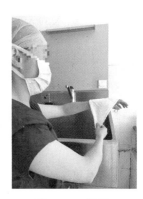

图1-11 擦手

（二）护理与健康指导关键点

1. 外科手消毒剂开启后应标明开启日期、时间，易挥发的醇类产品开瓶后的使用期不得超过30d，不易挥发的产品开瓶后使用期不得超过60d。

2. 刷手服上衣应系入裤子内，内穿衣物不能外露于刷手服。保持刷手服清洁干燥，一旦污染应及时更换。

3. 手消毒前仔细检查手部皮肤有无破损，修剪指甲，不佩戴饰物。先洗手，后消毒。在整个过程中双手应保持位于胸前并高于肘部，保持指尖朝上，使水由指尖流向肘部，避免倒流。冲洗双手时避免溅湿衣裤。手消毒完毕，应保持拱手姿势，勿下垂，勿接触未经消毒的物品。戴无菌手套前避免污染双手。

4. **健康指导要点** 术前访视时向病人及家属介绍手术室工作的特点、手术情况、麻醉方式和术中的配合等，缓解病人的恐惧心理，增强病人对手术的信心。

四、反思与拓展

1. 洗手次数对外科手消毒影响大吗？

揉搓洗手的次数对手消毒合格率有一定的影响，手消毒合格率随着洗手次数的增加而升高，因此在外科手消毒中，应严格掌握正确手消毒的方法及次数，保障病人和医护人员安全。

2. 接台手术时，两台手术之间需要进行外科手消毒吗？

若无菌性手术完毕，手套未破，需进行另一台手术时，可不重新刷手，仅需取适量消毒剂涂抹双手和前臂，揉搓至干燥后再穿无菌手术衣、戴无菌手套。若前一台为污染手术，接连施行下一台手术前应重新进行外科手消毒。

任务四　穿无菌手术衣

一、操作目的

穿无菌手术衣（sterile gown）的目的是避免和预防手术过程中医护人员衣物上的细菌污染手术切口，同时保障手术人员安全，预防职业暴露。

二、护理评估

1. 健康史　案例二中赵先生神志清楚、转移性右下腹胀痛 8h，加重 3h。

2. 身体状况　案例二中赵先生呈急性病容，T 39.2℃，P 108 次 /min，R 26 次 /min，BP 124/78mmHg，右下腹麦氏点压痛、反跳痛、腹肌紧张。实验室检查：WBC 18.6×10^9/L，N 90.5%。

3. 心理 - 社会状况　了解病人对疾病的认知程度，对手术的配合程度，对疾病的心理反应，了解家属对病人的关心和支持程度。案例二中病人因害怕手术，对手术室感到陌生而表现出焦虑。

三、实施过程

（一）穿无菌手术衣操作流程

操作流程	操作步骤
操作准备	1. 环境　整洁、温度和湿度适宜、光线适中 2. 护士　着刷手服，戴口罩、帽子，外科手消毒 3. 用物　无菌手术衣包、无菌手套、大器械台、无菌持物钳
操作过程	1. 取衣　外科手消毒后，呈拱手姿势选择较宽敞处站立，面向无菌手术台，从已打开的无菌衣包内取出无菌手术衣（图 1-12），分清衣服的上下和正反面 2. 抖开　双手提起衣领的两角展开手术衣，露出衣袖，内面朝向自己（图 1-13） 3. 穿袖　将手术衣轻轻上抛，双手和前臂顺势伸入衣袖，两臂向前平行伸展（图 1-14），双手不出袖口 4. 系带　巡回护士在穿衣者背后抓住衣领内面，协助将袖口后拉，并系好领口的系带及左叶背部与右侧腋下的系带（图 1-15） 5. 无接触式戴无菌手套 （1）穿无菌手术衣时双手不伸出袖口，在袖筒内将无菌手套包装打开平放于无菌台面上 （2）左手隔着衣服取左手手套置于左手的掌侧面，指端朝向前臂，反折边与袖口平齐，手套的拇指与袖筒内的左手拇指对正，左手隔衣袖抓住手套边缘，右手隔衣袖将手套边翻向左手背，包裹手及袖口。右手隔衣袖向近心端拉左手衣袖，袖口拉到拇指关节即可。同法戴右手手套 6. 系腰　解开手术衣腰间活结，将无菌衣右侧腰带提起，由巡回护士用无菌持物钳夹取腰带绕穿衣者身后一周交给穿衣者，系于腰间（图 1-16）
操作后处理	穿手术衣完毕，手术人员的手臂应保持在肩部以下、腰部以上水平，肘部内收，靠近身体。如手术不能立即开始，应将双手插入胸前衣袋内，并选择手术间内较空旷处站立等待

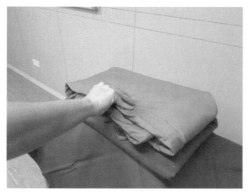

图1-12　取衣

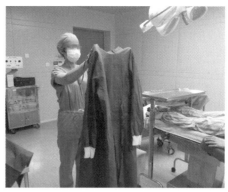

图1-13　抖开

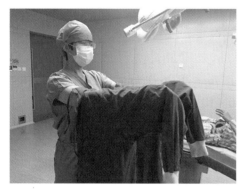

图1-14　穿袖

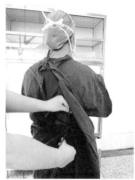

图1-15　系带

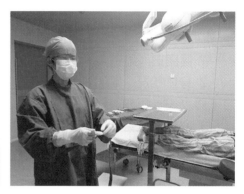

图1-16　系腰

（二）护理与健康指导关键点

1.穿无菌手术衣

（1）穿无菌手术衣必须在手术间内空旷位置进行，穿衣袖时避免两臂过度外展或过高上举。穿遮盖式手术衣时，必须先戴好手套，方可接取腰带。巡回护士向后拉衣领时，不可触及手术衣外面。

（2）穿好无菌手术衣后，不可触及非无菌物品，不可接触肩以上、腰以下、背部等污染区。若发现手术衣有破损、潮湿，必须及时更换。

2.戴手套

（1）无接触式戴手套时，双手始终不能露于衣袖外，所有操作双手均在衣袖内进行；戴手套时将反折边的手套口翻转包裹住袖口，不可裸露腕部。巡回护士向近心端拉衣袖时用力不可过猛，袖口拉到拇指关节处即可。

（2）穿无菌手术衣时必须戴好手套后方可解开腰间活结或接取腰带。未戴手套的手不可拉衣袖或触及其他无菌物品。

3.健康指导要点　术前有针对性地指导病人合理安排休息与活动，保证充足的睡眠；注意保暖，预防上呼吸道感染；戒除对手术不利的习惯如吸烟、饮酒等，减少病人的不良反应，提高病人对手术的耐受性。

四、反思与拓展

1.所有手术都戴一层手套吗？

不是的，依据手术的种类和时长而定。一般手术可戴一层手套。感染手术、骨科手术和时长大于2h的手术应戴双层手套。

2.戴好手套后可立即进行铺巾及器械台整理吗？

不是的，依据所戴手套的种类而定。外科无菌手套分为有粉手套和无粉手套两种，我国目前使用的主要是有粉手套,因脱落的粉剂可引起病人接触部位的损害,故佩戴有粉手套后应用无菌生理盐水冲净手套上的滑石粉,再进行铺巾及器械台整理。

任务五　手术区皮肤消毒及铺单

一、操作目的

手术区皮肤消毒及铺单(disinfection and draping)的目的是保证病人手术区皮肤清洁、无菌,遮盖手术病人除手术区以外的其他部位,使手术区周围环境成为一个较大的无菌区域,避免和减少手术中的污染,预防术后切口感染。

二、护理评估

1. 健康史　案例二中赵先生神志清楚、转移性右下腹胀痛 8h,加重 3h。

2. 身体状况　案例二中赵先生呈急性病容,T 39.2℃,P 108 次 /min,R 26 次 /min,BP 124/78mmHg,右下腹麦氏点压痛、反跳痛、腹肌紧张。实验室检查:WBC 18.6×10^9/L,N 90.5%。

3. 心理－社会状况　了解病人对疾病的认知程度,对手术的配合程度,对疾病的心理反应,了解家属对病人的关心和支持程度。案例二中赵先生因怕手术,对手术室感到陌生而表现出焦虑。

三、实施过程

(一)手术区皮肤消毒及铺单操作流程

操作流程	操作步骤
操作准备	1. 环境　整洁、温度和湿度适宜、光线适中 2. 护士　戴口罩、帽子,外科手消毒,穿无菌手术衣 3. 用物　消毒剂、无菌手术敷料包、无菌器械包、无菌手套、无菌持物钳包、治疗车
操作过程	以腹部手术为例 1. 核对、解释　巡回护士及器械护士双人核对手术通知单及病人信息,向病人解释手术目的、手术方式、手术配合及注意事项 2. 安置体位　巡回护士将病人安置于正确、稳定、安全、舒适的手术体位 3. 消毒　器械护士递无菌容器及无菌持物钳给第一助手,巡回护士将消毒剂倒入无菌容器内,第一助手进行手术部位皮肤消毒 4. 递单　器械护士将 4 块无菌手术布单分别折边 1/3,第 1、2、3 块无菌布单折边朝向手术第一助手,第 4 块布单的折边朝向自己,依次传递给手术第一助手(图 1-17) 5. 顺序铺单　可按照"切口的下方→对侧→上方→操作者近身侧"顺序铺单(图 1-18),也可按照"对侧→下方→上方→操作者近身侧"顺序铺单,每块布单的内侧缘距离切口线 3cm 以内 6. 递钳　递布单钳给手术第一助手,将手术布单交角处用布单钳钳夹固定(图 1-19) 7. 第一助手穿手术衣、戴无菌手套 8. 协助铺单(图 1-20) (1)铺无菌中单:将两块无菌中单分别铺于切口上、下方 (2)铺手术洞单:手术洞单孔正对切口,短端向头部,长端向下肢,短端向上方展开盖住麻醉架,下端向下方展开盖住器械托盘,两端和足端垂下应超过手术台边缘 30cm
操作后处理	准备手术开台,手术区域皮肤消毒铺单后不可触及非无菌物品

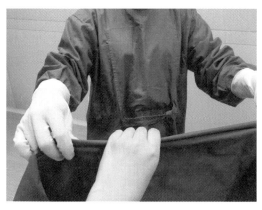

图 1-17　递单

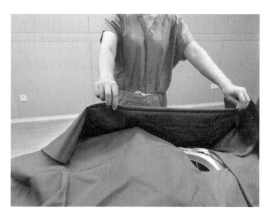

图 1-18　铺单

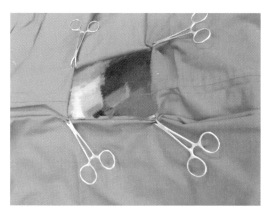

图 1-19　固定

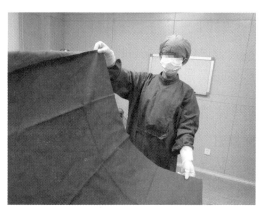

图 1-20　协助铺单

（二）护理与健康指导关键点

1. 器械护士在递无菌容器和无菌持物钳时不可触及第一助手的手及其他非无菌区域。器械护士在传递无菌手术布单时，手持布单两端向内翻转遮住手背，不可将手暴露在手术单外。

2. 正确铺单

（1）铺单顺序为先铺相对不洁区（如会阴部、下腹部）或操作者对侧，最后铺靠近操作者一侧。

（2）已铺好的无菌手术布单不得随意移位，如果需要移动，只能向外移动，不能向切口部位内移。铺单者需注意避免自己的手或手指触及非无菌物品，无菌手术布单不可触及肩部以上、腰部以下的无菌手术衣。

（3）手术区周围一般要求有 4~6 层无菌手术布单，大小合适。手术过程中无菌手术布单如被浸湿，即失去无菌隔离的作用，应另加无菌手术布单保护无菌区。

3. 健康指导要点

（1）向病人及家属解释手术的意义、手术室的工作特点及手术方式等。

（2）鼓励病人及时反映自己的感受和不适，指导病人麻醉前配合的方法。

四、反思与拓展

1. 无菌手术单一定是由棉布制作的吗？

不是的，无菌手术单随着新型材料的出现而发生变化。

无菌手术布单虽能对手术区域的伤口起一定的隔离作用，但也有一定的缺点：①棉布有透水性，较易通过细菌。②伤口并未与周围皮肤严密隔离。③反复使用巾钳固定，使手术单有许多小孔。

目前，许多医院采用在切口皮肤上加用一次性无菌手术薄膜（有的含有聚维酮碘）的方法，切开皮肤后薄膜仍黏附于切口边缘，可用于保护切口，防止皮肤上尚存的细菌在手术中进入伤口。为减少灭菌敷料与已消毒的皮肤接触，铺单前先戴无菌手套，在消毒的手术区皮肤上粘贴薄膜，再铺无菌敷料。

2. 急诊手术时如何进行铺单?

急诊手术是为抢救病人的生命、防止疾病进一步恶化而采取的紧急治疗措施，病人常存在各种潜在的传染风险。所以急诊手术如果没有相应的传染病学检查，都应该按感染性手术处理，安排在感染手术间进行，铺一次性无菌手术单，手术后按感染性物品进行处理。

任务六　手术器械台管理

一、操作目的

器械台管理（management of instrument table）的目的是防止无菌器械及敷料被污染，准确、迅速地配合医生完成手术，缩短手术时间，降低手术部位感染，预防职业暴露。

二、护理评估

1. 健康史　案例二中赵先生神志清楚、转移性右下腹胀痛 8h，加重 3h。

2. 身体状况　案例二中赵先生呈急性病容，T 39.2℃，P 108 次/min，R 26 次/min，BP 124/78mmHg，右下腹麦氏点压痛、反跳痛、腹肌紧张。实验室检查：WBC 18.6×10^9/L，N 90.5%。

3. 心理 - 社会状况　了解病人对疾病的认知程度，对手术的配合程度，对疾病的心理反应，了解家属对病人的关心和支持程度。案例二中赵先生因害怕手术，对手术室感到陌生而表现出焦虑。

三、实施过程

（一）手术器械台管理操作流程

操作流程	操作步骤
操作准备	1. 环境　整洁、温度和湿度适宜、光线适中 2. 护士　戴口罩、帽子，外科手消毒，穿无菌手术衣 3. 用物　消毒剂、无菌手术敷料包、无菌器械包、无菌手套、无菌持物钳包、治疗车
操作过程	1. 打开包布 (1)巡回护士将无菌包放于器械台上，用手打开第一层包布；用持物钳打开第二层包布 (2)器械护士外科手消毒后，可用手打开第三层包布 2. 铺单　器械护士完成术前无菌准备，铺器械台包布，台面上无菌布单共 4~6 层，无菌布单垂下台面不少于 30cm 3. 整理　整理器械台，将器械按使用先后次序及类别整齐排列，器械、敷料均不超出器械台边缘（图 1-21） 4. 清点　与巡回护士共同清点器械及物品数目并记录 5. 配合手术　正确、主动、迅速地传递所需器械和物品（图 1-22），及时收回用过的器械，擦净血迹，保持器械干净，器械台清洁、整齐、有序 6. 核对　关闭切口前、缝合皮肤前、手术完成后与巡回护士共同清点各类器械、物品的数目，保证与术前一致

操作流程	操作步骤
操作后处理	1. 病人　术后擦净病人身上的血迹,协助包扎伤口 2. 器械　术后所有器械清洗、整理打包、进行灭菌处理。不能正常使用的器械做好标识并及时更换 3. 护士　脱手套、手术衣

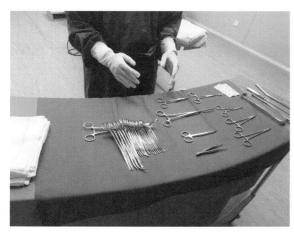

图 1-21　器械台管理

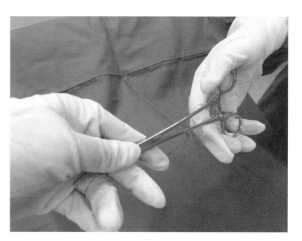

图 1-22　传递器械

(二) 护理与健康指导关键点

1. 铺器械台的无菌布单应至少垂于台缘下 30cm,台缘下视为污染区,不可将器械、物品置于器械台外缘。凡垂落于台缘以下的器械或物品视为污染,不可再用或向上拉提,需再用时必须重新更换。无菌台面如被水或血浸湿,应及时加盖无菌布单以保持无菌效果。

2. 手术开始前、关闭体腔前、缝合皮肤前、手术完成后须两人共同 4 次清点器械、敷料等物品,数目须一致。

3. 不可在手术人员背后或头顶方向传递手术器械及手术用品,应由器械护士从器械升降台侧正面方向传递。不可徒手传递锐利器械,应将锐利器械放于托盘中传递,以免误伤。

4. 手术过程中保持安静,不高声说笑,尽量避免咳嗽、打喷嚏,不得已时须将头转离无菌区。

5. 小件物品如刀片、线卷、针盒、注射器等,应妥善保管,在固定位置安放,避免丢失。及时清理器械台上的器械及用物,以保持器械台清洁、整齐、有序,及时供应手术人员所需,保证手术顺利进行。

6. 健康指导要点

(1) 向病人及家属解释手术的意义、手术室的工作特点及手术方式等。

(2) 鼓励病人及时反映自己的感觉和不适,指导病人麻醉前配合的方法。

(3) 术后向病人解释手术情况,护送病人回病房时,严密观察病人的生命体征,安慰病人。

四、反思与拓展

1. 手术后如何脱手术衣和手套?

(1) **他人帮助脱手术衣法**:手术人员双手抱肘,由巡回护士将手术衣肩部向肘部翻转,再向手的方向拉扯脱下手术衣,手套的腕部亦随之翻转于手上。

(2) **自行脱手术衣法**:左手抓住手术衣右肩并拉下,使衣袖翻向外,同法拉下手术衣左肩,脱下手术衣,使衣里外翻,保护手臂及刷手服不被手术衣外面污染。

（3）**脱手套**：用戴手套的手抓取另一手的手套外面，翻转脱下；用已脱手套的拇指伸入另一手套的里面，翻转脱下。注意双手不能接触手套外面。

2. 手术物品清点的原则有哪些？

为保障手术病人安全，需严格执行手术物品清点原则。

（1）**双人逐项清点原则**：清点物品时器械护士与巡回护士应遵循一定的规律，共同按顺序逐项清点。没有器械护士时由巡回护士与手术医生负责清点。

（2）**同步唱点原则**：器械护士与巡回护士应同时清晰说出清点物品的名称、数目及完整性。

（3）**逐项即刻记录原则**：每清点一项物品，巡回护士应即刻将物品的名称和数目准确记录于物品清点记录单上。

（4）**原位清点原则**：第一次清点及术中追加需清点的无菌物品时，器械护士应与巡回护士即刻清点，无误后方可使用。

任务七　基本隔离技术

一、操作目的

隔离（isolation）的目的是采用各种方法、技术，防止病原体从病人及携带者传播给他人的措施。

二、护理评估

1. 健康史　了解病人病情、治疗情况。案例三中吴女士因"肺结核"入院。

2. 身体状况　案例三中吴女士出现咳嗽、咳痰、咯血，伴乏力、午后发热、晚间盗汗、食欲减退、消瘦、月经失调。

3. 心理-社会状况　了解病人对疾病的认知和心理反应，家属对病人的关心和支持程度。案例三中吴女士神志清楚，能理解并配合操作。

三、实施过程

（一）基本隔离技术操作流程

操作流程	操作步骤
操作准备	1. 环境　清洁、宽敞、明亮 2. 护士　着装整洁，戴圆帽，修剪指甲，摘下手表，卷袖过肘，洗手，戴口罩 3. 用物　隔离衣及衣架，手消毒用物
操作过程	1. 穿可重复使用隔离衣 （1）取衣：查对隔离衣的型号，检查隔离衣有无潮湿和破损。手持衣领取下隔离衣，清洁面向自己 （2）穿衣袖：一手持衣领，另一手伸入一侧袖内（图1-23），持衣领的手向上提拉衣领，将一侧衣袖穿好；换手持衣领，依同法穿好另一袖；将两袖轻抖至前臂中上部 （3）系领扣：两手持衣领，由衣领中央顺着边缘向后系好领扣 （4）扣袖口：袖口边缘对齐扣上袖扣或系带（图1-24） （5）系腰带：将隔离衣一边（约在腰下5cm处）向前拉，见到衣边捏住，再同法捏住另一侧衣边，手不可触及隔离衣内面，将两侧边缘对齐，向一侧折叠（图1-25），一手按住折叠处，另一手将腰带拉至背后折叠处，在背后交叉后回到前面打一活结

操作流程	操作步骤
操作过程	2. 脱可重复使用隔离衣 (1) 解腰带：解开腰带，在前面打一活结 (2) 解袖扣：解开袖扣或系带，将衣袖上拉，塞入上臂工作服袖内，手勿触碰衣袖内面 (3) 消毒双手 (4) 解领扣：由衣领中央顺边缘向后解开领扣（图 1-26） (5) 脱衣袖：一手伸入另一侧袖口内，拉下衣袖过手，再用衣袖遮住的手在外面拉下另一衣袖，双臂逐渐退出 (6) 整理：双手持领，将隔离衣两边对齐，挂在衣钩上，若挂在半污染区，清洁面向外，挂在污染区则污染面向外 3. 穿一次性使用隔离衣 (1) 取衣：检查隔离衣包装是否完整，确保包装无破损。打开包装，取出隔离衣，手持衣领展开隔离衣，清洁面向自己 (2) 穿衣袖：一手持衣领，另一手伸入一侧袖内，持衣领的手向上提拉衣领，将一侧衣袖穿好；同法穿好另一袖 (3) 系领带：两手持衣领，由衣领中央顺着边缘向后系好领带 (4) 系腰带：将隔离衣一边（约在腰下 5cm 处）向前拉，见到衣边捏住，再同法捏住另一侧衣边，将两侧边缘对齐，向一侧折叠，一手按住折叠处，另一手将腰带拉至背后折叠处，在背后交叉后绕回身前打一活结 4. 脱一次性使用隔离衣 (1) 解腰带：解开腰带，根据带子长短确定是否打结 (2) 消毒双手 (3) 解领扣：解开颈后系带，双手持系带将隔离衣从胸前向下拉 (4) 脱衣袖：右手捏住隔离衣内侧清洁面脱下左袖，同法脱下右袖 (5) 整理：将脱下的隔离衣污染面向内，卷成包裹状，丢至医疗垃圾桶内
操作后处理	1. 处理用物　按隔离规定处理污物 2. 洗手、脱口罩

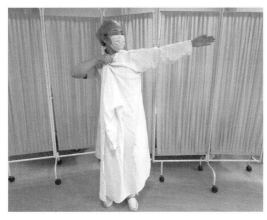

图 1-23　穿衣袖

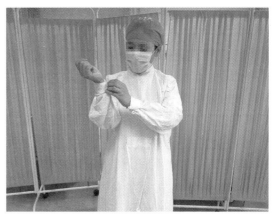

图 1-24　扣袖口

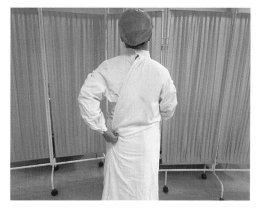

图1-25 衣边向一侧折叠

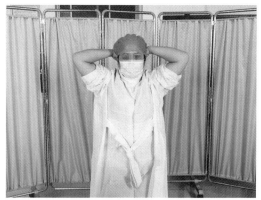

图1-26 解领扣

（二）护理与健康指导关键点

1. 严格遵守隔离原则

（1）**备齐用物**：穿隔离衣前，应将操作所需物品准备齐全，集中操作，减少穿、脱隔离衣的次数。

（2）**型号适宜**：隔离衣长短要合适，须全部遮盖工作服。穿隔离衣后，只能在规定区域内活动，不得进入清洁区。

（3）**避免污染**：隔离衣的衣领及内面为清洁面，如为保护性隔离，则内面为污染面，穿脱时需保持清洁面不被污染，扣领扣时袖口不可触及衣领、面部和圆帽。

（4）**及时更换**：隔离衣每日更换一次，如有破损、潮湿或污染，应立即更换。接触严密隔离病人后应立即更换隔离衣和口罩。

2. 下列情况应穿脱隔离衣

（1）接触经接触传播的感染性疾病病人时，如传染病病人、多重耐药菌感染的病人等。

（2）对病人实行保护性隔离时，如大面积烧伤、骨髓移植等病人的诊疗、护理时。

（3）可能受到病人血液、体液、分泌物、排泄物喷溅时。

3. 健康指导要点

（1）向病人及家属解释隔离措施的目的及隔离期间的注意事项，嘱病人勿随意离开病房或与他人接触，教会家属探视时穿隔离衣，以防交叉感染。

（2）接触创面的敷料应装袋标记后焚烧处理，被伤口分泌物污染的物品、器械等须严格消毒，不可自行处置。病人接触过的被单、衣服等应严格灭菌后再做清洁处理。

四、反思与拓展

1. 哪些情况下需采取接触隔离？接触隔离时医务人员应做好哪些防护措施？

对确诊或可疑感染了经接触传播的疾病，如肠道感染、多重耐药菌感染、埃博拉出血热、皮肤感染等需采取接触隔离。

医务人员进入隔离室前须戴好口罩、圆帽，从事可能污染工作服的操作时，应穿隔离衣；离开病室前，脱下隔离衣，按要求悬挂，隔离衣每天更换、清洗与消毒。接触病人的血液、体液、分泌物、排泄物等物质时，应戴手套；离开隔离病室前、接触污染物品后应摘手套，洗手和/或进行手消毒，手上有伤口时应戴双层手套。

2. 手术隔离技术是什么？

手术隔离技术（the operation isolation technique）指在无菌操作原则的基础上，外科手术过程中采取的一系列隔离措施，将肿瘤细胞、种植细胞、污染源、感染源等与正常组织隔离，以防止或减少肿瘤细胞、种植细胞、污染源、感染源的脱落、种植和播散的技术。其主要适用于所有消化道、呼吸道、泌尿生殖道等空腔脏器手术的全过程；可种植组织的器官以及恶性或可疑恶性肿瘤的穿刺、活检、部分或全切除手术的全过程。

【评价与转化】

1. 病人及家属的收获　能理解护士告知的预防和控制医院感染的目的、意义及注意事项，学会部分技术操作的配合。减少感染机会，无并发症和二次感染发生，保证病人的安全，病人及家属感到满意。

2. 学生的收获　能意识到护士既是预防和控制医院感染的主力，又是主要的传播媒介。应树立严格的无菌观念，对于无菌观念充分重视并自觉将其落实于各项护理工作中。在完成医院感染的预防与控制任务过程中，能根据实际情况灵活地、创造性地设计工作方案，重视人文关怀，提供优质护理服务。

3. 护理形式的发展　护理工作在医院感染预防与控制中占据重要的地位，护士是预防和控制医院感染的重要力量。通过团队合作、案例分析、反思与拓展，培养学生的学习能力、沟通能力、评判性思维及团队协作能力，使学生能自觉遵守规范化、标准化、安全化、常规化操作原则，减少医院感染的发生。

【项目考核】

项目名称	医院感染预防与控制技能	
考核案例	周先生，41 岁，大专文化，快递员。因"右足外伤 7d，张口困难 1d"来急诊室就诊。病人 7d 前右足被铁钉扎伤后自行简单包扎，伤口周围红肿，逐渐扩大至全足。1d 前开始出现乏力、头痛、咀嚼无力、舌及颈部发硬及张口困难。体格检查：T 39.8℃，P 110 次 /min，R 26 次 /min，BP 102/76mmHg，病人神志清楚，表情紧张，张口困难，苦笑面容，大汗淋漓。右足红肿、压痛，足底有皮下波动感，足底前中部有一长约 5mm 的伤口，有少许脓性液体渗出。右足伤口分泌物检出破伤风梭菌及金黄色葡萄球菌。拟在全身麻醉（简称全麻）下行右足脓肿切开清创引流术	
步骤	工作过程	考核方法建议
收集资料	详细阅读案例，了解病人的病史和病情资料，评估病人的身心状况，提出护理问题	自我评价 互相评价 教师评价
计划与决策	1. 讨论分析案例 (1) 分析主要护理诊断 / 问题 (2) 提出护理要点 (3) 制订护理工作方案 (4) 任务及角色分配 2. 操作项目　手卫生、无菌技术、外科手消毒、穿无菌手术衣、手术区皮肤消毒铺单、手术器械台管理、基本隔离技术	
实施	根据任务和角色分配，合作完成操作任务	
评价	1. 任务完成效果评价（依据操作评价标准进行评价） 2. 针对任务完成效果进行反思	

ER 1-5

练习题

（刘　云　沈晓君）

项目二 ｜ 身体活动管理技能

教学课件　　思维导图　　流程图及标准

学习目标

1. 掌握轴线翻身、病人搬运、保护具使用、病人跌倒预防及现场处理、病人入院与出院护理技能的操作流程、护理与健康指导关键点。

2. 熟悉轴线翻身、病人搬运、保护具使用、病人跌倒预防及现场处理、病人入院与出院护理技能的操作目的、护理评估。

3. 了解轴线翻身、病人搬运、保护具使用、病人跌倒预防及现场处理、病人入院与出院护理技能的反思与拓展、相关案例讨论。

4. 学会分析案例，提出问题，做出计划及决策。

5. 具有爱伤观念；慎独修养；法律意识；节力意识。

【导入情境】

案例一：张先生，20岁，因"自高处坠落伤及头颈部1h，出现呕吐、烦躁、意识障碍30min"被送医院就诊。病人1h前外出游玩时不慎自高处坠落伤及头颈部，自觉头颈部疼痛，颈部活动受限，30min后出现喷射状呕吐、烦躁、意识障碍。体格检查：T 36.5℃，P 52次/min，R 14次/min，BP 140/90mmHg，头部见一5cm×5cm头皮血肿。颅脑和颈椎CT检查后诊断为脑损伤，颈椎骨折，紧急行脑室引流术，颈部采用颈围领固定。术后病人烦躁，意识不清，第3天烦躁减轻，神志清楚，焦虑，治疗8周后痊愈出院。

案例二：王女士，20岁，因"发热2周，腿部碰伤后出现瘀斑3d"来医院就诊。病人2周前受凉后出现发热、全身酸痛，自服抗生素治疗效果不佳。3d前腿部不慎碰到茶几，伤处出现约7cm×8cm大小的瘀斑，近1个月来，病人多次出现牙龈和鼻出血，不易止住。体格检查：T 37.8℃，P 96次/min，R 25次/min，BP 116/78mmHg，病人神志清楚，面色苍白，疲乏。辅助检查：WBC $15.3×10^9$/L，血红蛋白（Hb）79g/L，血小板（PLT）$60×10^9$/L，骨髓象显示骨髓增生明显活跃。门诊以"急性白血病"收入院。入院后开始化学治疗（简称化疗），在化疗第一疗程结束时，病人出现头晕、乏力、厌食、脱发等不良反应，如厕时晕倒一次。两次化疗期间，病人希望到室外活动。

【问题】

1. 上述案例中涉及哪些身体活动管理技能？

2. 请根据案例给予的各种信息进行分析，提出护理问题，制订小组护理计划。

3. 护理实践中如何创造性地设计护理工作过程？应做好哪些健康宣教？怎样才能使病人得到最佳的身心护理？

【计划及决策】

1. 上述案例涉及的身体活动管理技能 轴线翻身、轮椅运送、平车运送、床挡使用、肩部约束带和膝部约束带的使用、病人跌倒预防及现场处理、病人入院与出院护理等。在操作过程中应注意小组协作，可由多人完成。

2. 评估病人的情况 病情、目前身心状况、医疗诊断、护理诊断/问题、约束部位的皮肤情况、体重、肢体活动度等。

(1) 案例一中张先生的情况分析及护理要点

1) 主要护理诊断/问题：①急性意识障碍 与脑损伤、颅内压增高有关。②清理呼吸道无效 与意识障碍，不能有效排痰有关。③焦虑 与担心预后有关。④皮肤完整性受损 与长期卧床有关。

2) 护理要点：①注意生命体征、意识、瞳孔的变化，观察有无头痛、呕吐、视神经盘水肿等颅内压增高的症状，预防脑疝等并发症。病人烦躁不安，可使用床挡、约束带等保护具进行保护，以确保病人安全，保证治疗护理工作顺利进行。②保持呼吸道通畅，及时清除口咽部的呕吐物和分泌物，必要时行气管切开术和人工呼吸。③病人神志清楚后，对头颈部损伤后恢复情况不能预料，担心有严重后遗症出现，为此病人感到异常焦虑，应加强解释，安慰病人。④每2h翻身一次，预防压力性损伤发生。

(2) 案例二中王女士的情况分析及护理要点

1) 主要护理诊断/问题：①体温过高 与白血病和继发感染有关。②有受伤的危险：出血 与血小板减少和白血病细胞浸润等有关。③活动无耐力 与贫血、发热及乏力有关。④有感染的危险 与正常粒细胞减少及化疗有关。

2) 护理要点：①病人应卧床休息，给予高热量、高蛋白质、富含维生素的易消化饮食，避免化疗前2h内进餐，高热时给予物理降温，严密观察生命体征，预防出现虚脱等并发症。②尽量不食用对口腔黏膜有刺激性或引起创伤的食物，选择软毛牙刷，刷牙时动作轻柔，避免受伤，密切观察病人有无口腔、咽喉、肺部感染和贫血加重及颅内出血征象。③外出时可用轮椅运送。④保证病人安全，预防受伤和跌倒，跌倒后立即给予止血、包扎等紧急处理。

3. 合理设计工作方案 完成综合案例的护理是复杂的，应根据病人的情况变化，灵活地、创造性地设计工作方案，及时调整护理计划并正确实施护理措施，客观评价护理效果，真正对病人进行个性化优质护理。

4. 正确实施工作方案，规范完成下列五项工作任务。

任务一　轴线翻身

一、操作目的

轴线翻身（axis turnover）的目的是协助颅骨牵引、脊椎损伤、脊椎手术、髋关节术后的病人在床上翻身，预防压力性损伤；预防脊椎再损伤及关节脱位。

二、护理评估

1. 健康史 病人的病情、意识、体重、躯体活动能力、手术部位、损伤部位、骨折和牵引情况以及管道情况。案例一中张先生为颅脑损伤、颈椎骨折。

2. 身体状况 案例一中病人手术后带有脑室引流管1条，颈围领固定，卧床。

3. 心理-社会状况 案例一中病人入院后前2d烦躁，第3天开始神志清楚，焦虑，能理解和配合护理操作。

三、实施过程

（一）轴线翻身操作流程

操作流程	操作步骤
操作准备	1. 环境　整洁、宽敞、光线适宜 2. 护士　衣、帽、鞋整洁，洗手 3. 用物　软枕 2 个
操作过程	1. 核对、解释　核对病人的床号、姓名、腕带信息，确认病人的身份，向病人或家属介绍翻身的过程、方法及配合事项 2. 妥善固定引流管　脑室引流管安置妥当并保持其通畅 3. 移床　松开床闸，将床拉出约 1m，取下床头栏 4. 折盖被　松开盖被，三折于床对侧，若室温低，可将盖被盖于病人身上 5. 移位　护士甲站在床头，一手固定病人头颈部，移去枕头，一手沿纵轴向上略加牵引，使头、颈、躯干在一条纵轴上；护士乙、丙二人站在病人同侧，乙扶托病人肩、腰部，丙扶托病人臀、腘部，三人同时用力将病人抬起移向近侧（图 2-1） 6. 翻转垫枕　三人协作将病人翻转至侧卧位（图 2-2），将两个枕头分别放于病人背部和两膝之间，肢体处于功能位，在肩颈下垫薄枕 7. 观察病情　观察病人枕后、肩胛、骶尾、足跟等受压部位皮肤情况，盖上盖被 8. 病床归位　安装床头栏，将床推回原位，关闭床闸，移回床旁桌椅
操作后处理	1. 整理　整理床单位、引流管 2. 洗手、记录 (1) 洗手 (2) 记录：记录轴线翻身的时间、皮肤情况、病人的反应

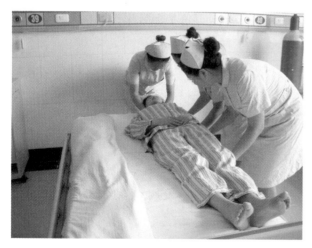

图 2-1　移位

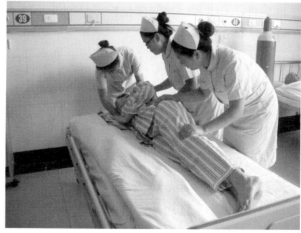

图 2-2　翻转

轴线翻身

（二）护理与健康指导关键点

1. 防止继发损伤

（1）多人操作时动作应轻稳、协调一致，防止病人坠床，确保病人安全。

（2）翻转病人时，应使病人身体保持平直状态，以维持脊柱的正常生理弯度，避免由于躯干扭曲，加重脊柱骨折、脊髓损伤和关节脱位，翻身角度不可超过60°，避免因脊柱负重增大而引起关节突骨折。

（3）病人有颈椎损伤时，勿扭曲或旋转病人头部，以免加重神经损伤引起呼吸肌麻痹而死亡。

（4）带有牵引的病人，轴线翻身时不可放松牵引，保持牵引有效。

2. 观察病情　翻身时注意观察病人病情的变化和受压部位的皮肤情况，并根据病情变化和皮肤受压情况给予适当的处理，如在翻身过程中病人的病情突然加重，应立即停止翻身，通知医生及时处理。

3. 准确记录　准确记录翻身时间、卧位、皮肤受压情况、病人的反应等内容。

4. 健康指导要点　向病人及家属讲解轴线翻身的意义，如果病情允许，鼓励病人及家属主动参与，并教会家属正确的翻身方法，告知家属翻身时的注意事项。

四、反思与拓展

1. 轴线翻身的方法是否是固定不变的呢？

其实轴线翻身的方法还有很多，因病人情况而异。

（1）体重较轻的病人或小儿可选择两人轴线翻身法。

（2）体重较大、意识不清的病人可选择多人轴线翻身法。

（3）无颈椎骨折的病人，可由两人完成轴线翻身。

2. 脊柱骨折病人的急救搬运方法

（1）**正确搬运法**：使伤员双下肢伸直，硬木板或门板或担架放在伤员一侧，三人同时将伤员水平托起，轻放于木板上，或三人采用滚动法，使伤员保持平直状态，成一整体滚动至木板上。必要时将沙袋放在伤员身体两侧以固定身体，颈椎骨折者另将沙袋放于伤员颈部两侧，并使头部沿身体纵轴略加用力向外牵引。三人动作要协调一致，保持伤者身体平直，无扭曲。

（2）**禁忌搬运法**：严禁采用一人抬头部、一人抬腿或用搂抱的搬运方法。这些方法会增加受伤脊柱的弯曲，将碎骨片向后挤入椎管内，加重脊髓损伤。

任务二　病人搬运

一、操作目的

病人搬运（patient transport）的目的是护士根据病人的病情，选用不同的运送工具，在其入院、接受检查或治疗、室外活动、出院时运送病人。轮椅用于运送能坐起但不能行走的病人，平车用于运送不能起床的病人。

二、护理评估

1. 健康史　病人的病情、体重、躯体活动能力、病损部位。

2. 身体状况　案例一中张先生存在意识障碍，有脑室引流管1根，不能坐起，适合用平车运送；案例二中王女士发热，神志清楚，有头晕、乏力、厌食、脱发等不良反应，如厕时晕倒一次，能坐起但无力行走，适合用轮椅运送。

3. 心理-社会状况　案例一中张先生与案例二中王女士均有焦虑，能理解和配合护理操作，家人对病人关心且进行陪伴。

三、实施过程

（一）轮椅运送法操作流程

操作流程	操作步骤
操作准备	1. 环境　整洁，通道宽敞，地面干燥、平坦、无障碍物，光线适宜 2. 护士　衣、帽、鞋整洁，洗手 3. 用物　轮椅性能良好，根据季节及所处环境选用毛毯等物品保暖 4. 病人　穿外衣及鞋、袜，必要时戴帽子
操作过程	1. 核对、解释　推轮椅至床旁，核对病人的床号、姓名、腕带信息，确认病人身份，向病人介绍轮椅运送的过程、方法及配合事项 2. 妥善固定引流管　妥善固定病人的各种引流管并保持其通畅 3. 运送病人 （1）上轮椅 1）安置轮椅：椅背和床尾平齐，面向床头，拉起车闸固定车轮，翻起脚踏板 2）扶助起床：扶病人坐起，嘱病人用手掌撑住床面以维持坐姿，协助病人穿袜、鞋、外衣，必要时戴帽子 3）协助上椅：护士站在轮椅背后，两手臂压住轮椅，一只脚踏住轮椅背下面的横档，以固定轮椅，嘱病人扶着轮椅的扶手，将身体置于椅座中部，抬头后靠坐稳（图2-3） 4）整理病床：整理床单位，铺暂空床 （2）运送病人：运送病人到目的地 （3）下轮椅 1）固定轮椅：将轮椅推至床尾，轮椅椅背与床尾平齐，固定车闸，翻起脚踏板 2）协助上床：护士面对病人，双脚前后分开，屈膝屈髋，双手置于病人腰部，病人双手置于护士肩上，协助病人站立并坐回床上，脱去鞋子、外衣，协助病人移至床正中
操作后处理	1. 整理　协助病人取舒适卧位，整理床单位、引流管 2. 洗手、记录 （1）洗手 （2）记录：记录病人运送过程中的反应 3. 用物处理　归还轮椅

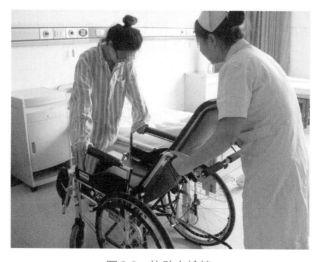

图2-3　协助上轮椅

(二) 平车运送法操作流程

操作流程	操作步骤
操作准备	1. 环境　整洁,通道宽敞,地面干燥、平坦、无障碍物,光线适宜 2. 护士　衣、帽、鞋整洁,洗手 3. 用物　平车性能良好,根据所处环境温度选用毛毯等物品保暖 4. 病人　根据室外温度穿外衣及鞋、袜、戴帽子
操作过程	1. 核对、解释　推平车至床旁,核对病人的床号、姓名、腕带信息,确认病人身份,向病人或家属介绍平车运送的过程、方法及配合事项 2. 妥善固定引流管　病人各种引流管安置妥当并保持其通畅 3. 搬运病人　根据评估结果选择下列不同的搬运方法 (1) 挪动法:适用于清醒、能配合的病人 (图 2-4) 1) 移动病人:移开床旁桌椅,松开盖被,协助病人移至床边 2) 安置平车:将平车紧靠床边,大轮靠床头,小轮靠床尾,制动车闸,调整平车或病床使它们高度一致 3) 协助病人上车:协助病人将上半身、臀部、下肢依次向平车挪动 (2) 一人搬运法:适合于体重较轻且病情允许的病人 (图 2-5) 1) 安置平车:移床旁椅至对侧床尾,将平车推至床尾,使平车头端与床尾呈钝角,制动车闸,搬运者站在钝角内的床边 2) 松被穿衣:松开盖被,协助病人穿好衣裤 3) 搬移病人:护士两脚前后分开,稍屈膝,一手臂自病人腋下伸至对侧肩部外侧,另一手臂伸至病人大腿下。病人双臂交叉于护士颈后,抱起病人,移步转身将病人放于平车中央 (3) 二人搬运法:适用于病情较轻,但自己不能活动且体重较重的病人 (图 2-6) 1)~2) 同本操作过程中(2)一人搬运法1)~2) 3) 移动病人:护士甲、乙二人站在病人床边,将病人双手交叉置于腹前,协助病人移至床边 4) 托扶病人:护士甲一手臂托住病人头、颈、肩部,另一手臂托住腰部;护士乙一手臂托住病人臀部,另一手臂托住病人腘窝处 5) 搬移病人:二人同时抬起病人,使病人的身体向护士倾斜,移步转身至平车前,同时屈膝,将病人轻放于平车中央 (4) 三人搬运法:适用于病情较轻,但自己不能活动且体重较重的病人 (图 2-7) 1)~2) 同本操作过程中(2)一人搬运法1)~2) 3) 移动病人:护士甲、乙、丙三人站在床边,协助病人移至床边 4) 搬移病人:甲托住病人头颈、肩、背部,乙托住病人腰、臀部,丙托住病人腘窝、小腿部,同时抬起,使病人的身体向护士倾斜,三人同时移步至平车,将病人轻放于平车中央 (5) 四人搬运法:适用于颈椎、腰椎骨折,或病情较重的病人 (图 2-8) 1)~2) 同本操作过程中(1)挪动法1)~2) 3) 安置病人:在病人腰、臀下铺帆布兜或中单,将病人双手交叉置于胸腹前或平放于身体两侧 4) 护士站位:甲站在床头,托住病人的头和颈肩部;乙站在床尾,托住病人的双腿;丙和丁分别站在病床和平车两侧,抓紧帆布兜或中单四角 5) 搬移病人:由一人喊口令,四人合力同时抬起将病人放至平车中央 4. 安置病人　安置病人于舒适位置,天冷时用盖被包裹病人,先盖脚部,后盖两侧,头部盖被两侧边角向外折叠,露出头部,拉起平车两侧护栏 5. 整理病床　整理床单位,铺暂空床 6. 运送病人　松开车闸,确认病人无不适后运送病人到目的地 7. 搬运上床　病人返回病室,将平车推至床边,拉闸制动,根据病人的病情及体重协助病人以下肢、臀部、上身顺序挪至病床,或由一人抱至病床,或由二人、三人、四人抬起放至床中央

操作流程	操作步骤
操作后处理	1. 整理　协助病人取舒适卧位,整理床单位、引流管 2. 洗手、记录 (1)洗手 (2)记录:记录运送过程中病人的反应 3. 用物处理　归还平车

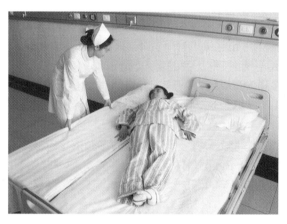

图 2-4　挪动法

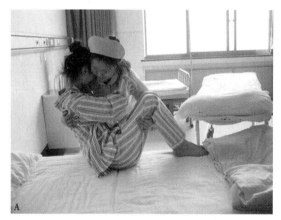
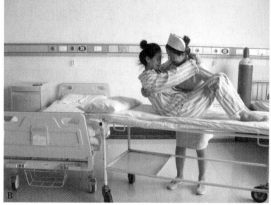

图 2-5　一人搬运法

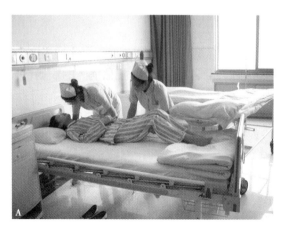
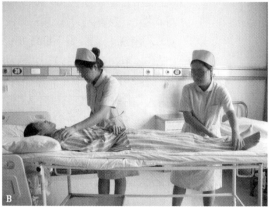

图 2-6　二人搬运法

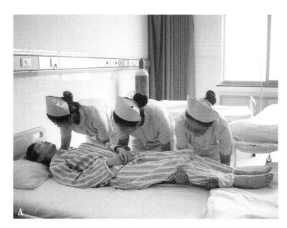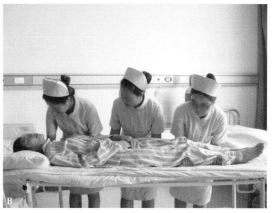

图 2-7　三人搬运法

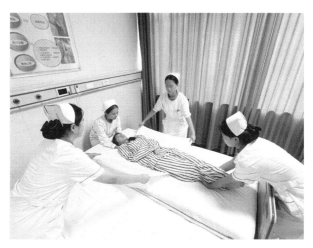

图 2-8　四人搬运法

（三）护理与健康指导关键点

1.使用前应检查并确保轮椅、平车的性能良好，以确保病人安全。

2.根据室外温度给病人适当添加衣服、毛毯，以免病人受凉。

3.运送过程中注意观察病人的病情变化；有引流管或静脉输液管道者，保持引流管和输液管道通畅；有牵引者，不能放松牵引，保持牵引有效。

4. 轮椅运送关键点

（1）病人如有下肢浮肿、溃疡或关节疼痛，可在脚踏板上垫一软枕，抬高双脚。

（2）用轮椅运送病人时要确保病人安全。病人身体不能保持平衡时，应系安全带；推轮椅运送病人时，速度要慢，下坡时应减速，过门槛时，先用脚踩踏轮椅后侧的杠杆，翘起前轮通过门槛，再用双手将后轮抬起通过门槛，保证病人安全。推轮椅进入电梯时，以倒退方式进入电梯，进入电梯后立即原地掉头并刹车制动，出电梯时，确认电梯停稳，松开刹车，以倒退方式出电梯。

5. 平车运送关键点

（1）二人及以上人员搬运病人时，操作中应保持动作协调一致，保证病人及搬运者安全。

（2）推车时，护士应站在病人头侧，以便观察病情，病人的头应卧于大轮一端，可减少颠簸引起的不适；上下坡时，病人头部保持在高位一端，以免引起不适；颈椎损伤或怀疑有颈椎损伤的病人，搬运时要保持头部处于中立位，头颈两侧用沙袋固定。

6. 健康指导要点　告知病人运送过程中的配合事项以及在搬运过程中有任何不适及时告知护士。

四、反思与拓展

1.病人搬运的方法是否是固定不变的呢？

其实病人搬运的方法还有很多,因运送工具和病人情况不同而异。

(1)运送工具的选择:根据病人病情不同可选择轮椅、平车、担架、木板等运送工具。其中,轮椅和平车的种类也很多,不同种类的轮椅和平车可用于不同需求的病人。

1)轮椅的选择:目前用于运送病人的轮椅很多,除普通的轮椅外,还可选择电动轮椅、高靠背可躺式轮椅等。电动轮椅和高靠背可躺式轮椅功能齐全,操作简单、方便,可供高位截瘫或偏瘫但有单手控制能力的病人使用。

2)平车的选择:目前可供选择的平车有液压升降平车、电动升降平车等,液压和电动升降平车运动稳定、可靠、轻巧,病人可做升降、前倾、后倾等体位变化,操作简单、方便,可根据平车说明书内容进行操作。

3)搬运工具的选择:随着科技进步及搬运工具的迭代升级,电动移位机和移位车等移位工具成为护士的好帮手。电动移位机分坐式移位机和吊式移位机两种,可用于医院、养老机构和家庭中卧床及失能、半失能人士在病床、轮椅、平车之间的多场景安全转运。电动移位机配有静音万向轮、餐桌、便桶等装置,具有智能操控、可折叠、可调节高度和宽度、多场景移动等特点,可根据病人及护理需求选用不同的功能。

(2)根据病人病情选择搬运方法

1)对于不能自行下床的病人,在选用轮椅搬运时,先扶病人坐起移至床边,护士面对病人,双脚分开站稳,双手环抱病人腰部,协助病人下床;嘱病人用近轮椅侧的手扶住轮椅外侧把手,转身坐入轮椅中,或由护士环抱病人,协助病人坐入轮椅中,并嘱病人身体尽量向后靠,双手扶住两侧扶手。

2)平车搬运时,体重较轻的小儿可选择一人搬运法,体重较大、意识不清的病人可选择多人搬运法或电动移位机搬运法。

(3)根据天气情况准备用物:天冷时用毛毯保暖,穿保暖外衣;雨雪天另备雨伞、雨衣等雨具。

2.急救病人的运送方法

(1)徒手搬运法:适用于病情允许、路途短又找不到搬运工具的情况。

1)单人搬运:由一个人采用扶持、背负、抱持、托举等方法进行搬运。

2)双人搬运:清醒病人采取轿杠式搬运法,意识不清的病人采用双人拉车式搬运法。

3)三人或四人搬运:采用平托式搬运方法,适用于搬运脊柱骨折的病人。

(2)担架搬运法:适用于病情重和远途运送的病人。

任务三　保护具的使用

一、操作目的

保护具(protective device)使用的目的是防止小儿及高热、谵妄、昏迷、躁动、病情危重病人因意识不清等原因发生坠床、撞伤等意外情况,确保病人安全;保证治疗、护理工作顺利进行。

二、护理评估

1.健康史　病人病情、意识状态、生命体征、肢体活动能力、病损部位。

2.身体状况　案例一中张先生意识障碍、烦躁,约束部位皮肤完好、循环良好。

3. 心理－社会状况　案例一中张先生神志不清，烦躁，不能配合。

三、实施过程

（一）保护具使用操作流程

操作流程	操作步骤
操作准备	1. 环境　整洁，宽敞，光线适宜 2. 护士　衣、帽、鞋整洁，洗手 3. 用物　根据病人病情准备约束用具
操作过程	1. 核对、解释　携用物至床旁，核对病人的姓名、床号、腕带信息，确认病人身份，向病人或家属介绍保护具使用的重要性、安全性及配合事项 2. 知情同意　病人及家属了解保护具使用的意义和注意事项，并同意使用 3. 体位舒适　协助病人取舒适体位，肢体处于功能位，无血液循环障碍 4. 约束病人　根据护理评估结果选择合适的约束方法 （1）床挡 1）多功能床挡：不用时插入床尾，使用时插入两侧床沿 2）半自动床挡：不用时固定于床沿两侧，使用时升起（图2-9），目前该床挡使用最为广泛 （2）约束带 1）绷带：用于固定手腕及踝部，使用前先用棉垫包裹手腕及踝部，增加病人舒适感并保护皮肤，再用宽绷带打成双套结，套在棉垫外稍拉紧，以使肢体不脱出，松紧以不影响血液循环为宜，然后将绷带系于床沿上（图2-10） 2）肩部约束带：常用于固定肩部，限制病人坐起。使用时让病人两侧肩部套进袖筒，腋窝衬棉垫，两袖筒上的细带在胸前打结固定，把两条长带系于床头（图2-11） 3）膝部约束带：常用于固定膝部，限制病人下肢活动。用时两膝及膝下均衬棉垫，将约束带横放于两膝上，两头带各固定一侧膝关节，然后将宽带系于床沿（图2-12）
操作后处理	1. 整理　病人约束后保持舒适卧位，整理床单位 2. 洗手、记录 （1）洗手 （2）记录：记录病人使用约束具的种类、时间及肢体末端血液循环情况

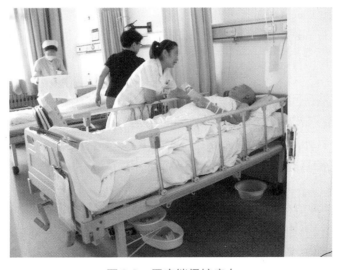

图 2-9　用床挡保护病人

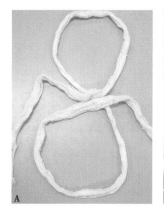 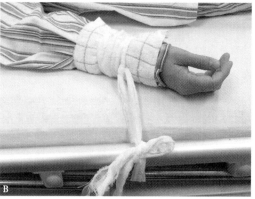 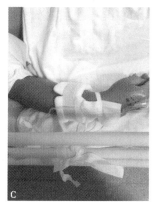

图 2-10　绷带约束法

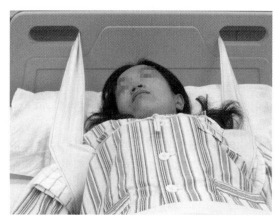

图 2-11　肩部约束法

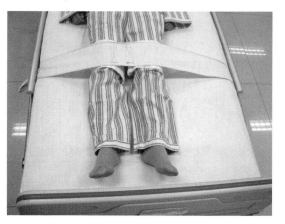

图 2-12　膝部约束法

（二）护理与健康指导关键点

1. 严格掌握保护具的使用指征，向病人及家属介绍保护具使用的必要性，以取得病人的合作，维护病人的自尊。

2. 使用约束带约束时松紧要适宜，一般以能伸入 1~2 个手指为宜。约束手腕及足踝部等骨隆突处时，应先垫棉垫，再上约束带，以免损伤皮肤。保持病人肢体处于功能位，以减轻不适。

3. 使用保护具时，需每 2h 松解一次。每 15~30min 观察约束部位的血液循环，必要时进行局部按摩，防止被约束部位发生血液循环障碍或皮肤受损。

4. **健康指导要点**　告知病人在使用保护具过程中如有任何不适及时告知护士。

四、反思与拓展

1. 保护具的使用方法是固定不变的吗？

当然不是。除选用绷带、肩部约束带和膝部约束带外，还可根据临床实际情况，选用大单、衣服等作为约束带使用。另外，还有一些约束背心、约束手套等特制约束工具。

2. 保护性约束的法律基础　保护具的使用虽可能违背病人的自身意愿，但其宗旨是为了保护病人或他人的生命和安全。

《中华人民共和国精神卫生法》第四十条规定，精神障碍患者在医疗机构内发生或者将要发生伤害自身、危害他人安全、扰乱医疗秩序的行为，医疗机构及其医务人员在没有其他可替代措施的情况下，可以实施约束、隔离等保护性医疗措施。实施保护性医疗措施应当遵循诊断标准和治疗规范，并在实施后告知患者的监护人。

任务四　病人跌倒预防及现场处理

一、操作目的

病人跌倒预防（fall prevention）的目的是提供安全环境,采取有效措施,降低病人住院期间跌倒和坠床的风险。病人跌倒后现场的正确处理可减轻病人的痛苦,减少继发损伤,为进一步治疗赢得时间,做好准备。

二、护理评估

1. **健康史**　病人病情、意识状态、生命体征、肢体活动能力、肌力、步态、用药史等。
2. **身体状况**　案例二中王女士头晕、乏力,如厕时晕倒一次。
3. **心理－社会状况**　案例二中王女士神志清楚,能配合各种操作,家人关心并陪伴病人。

三、实施过程

（一）病人跌倒预防及现场处理操作流程

操作流程	操作步骤
操作准备	1. 环境　整洁,宽敞,光线适宜,地面干燥、标识明显 2. 护士　衣、帽、鞋整洁,洗手 3. 用物　防滑鞋、助行器等
操作过程	1. 核对、解释　携用物至床旁,核对病人的姓名、床号、腕带信息,确认病人身份,向病人介绍预防跌倒的方法和预防措施 2. 跌倒预防措施 (1)评估原因:导致跌倒的因素是由化疗导致的头晕、乏力、虚弱 (2)定时巡视:严密观察病人的生命体征及病情变化,合理安排陪护 (3)加强沟通:加强与病人及其家属的沟通交流,关注病人的心理需求,给予病人必要的生活护理 (4)创造安全环境:病室采用防滑地面(图 2-13),并保持干燥,走廊整洁、畅通、无障碍物,走廊两侧、浴室、马桶附近安装扶手(图 2-14),浴室内置防滑垫,光线明亮不刺眼,有防滑、台阶提示标志(图 2-15),物品摆放有序 3. 跌倒后现场处理 (1)检查并确认伤情 1)判断意识:确认病人是否清醒,能否理解和配合 2)评估环境:评估周围环境是否安全 3)评估伤情:询问病人跌倒过程,观察生命体征,有无头痛、言语不利、手脚无力等脑出血、脑卒中及休克征象,受伤局部有无疼痛、肿胀、畸形及受伤关节是否稳定等 (2)根据评估结果,进行正确的现场处理 1)无意识障碍、骨折、出血且病情许可者,协助病人缓慢起身,取坐位,有软组织损伤时可抬高患肢,并给予绷带 8 字形包扎、冷疗等处理 2)意识不清且呕吐者,头偏向一侧,清理口鼻呕吐物,保持呼吸道通畅 3)抽搐者防止碰伤、擦伤,必要时牙间垫较硬的物体,防止舌咬伤,勿暴力掰抽搐的肢体,防止骨骼、肌肉损伤 4)呼吸、心搏骤停者,立即进行心肺复苏

操作流程	操作步骤
操作过程	5)有外伤出血者,进行止血包扎并进一步观察处理 (3)正确搬运:根据跌倒后的损伤情况采取不同的搬运方式 (4)病情观察:跌倒后应严密观察生命体征、意识、瞳孔等的变化 4.安全教育 对病人及家属进行安全教育,如正确使用呼叫器、助行器,穿防滑鞋,裤腿不要过长,头晕时卧床等;对应用降压药、利尿药、血管扩张药及镇静催眠药等药物的病人,嘱其用药后动作宜慢,以防跌倒
操作后处理	1.整理 整理用物 2.洗手、记录 (1)洗手 (2)记录:记录病人跌倒的时间、过程、伤情、处理措施及病人的反应

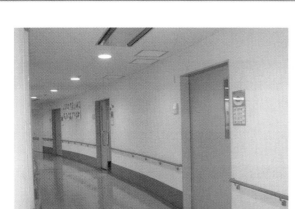

图 2-13 防滑地面、走廊两侧安装扶手

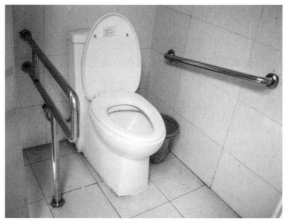

图 2-14 马桶附近安装扶手

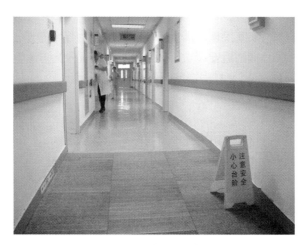

图 2-15 提示标志

(二) 护理与健康指导关键点

1.将病床调至最低位置,并固定床闸,加床挡,以保证病人安全。

2.搬运病人时先固定好平车或轮椅的车闸,以防平车或轮椅滑动造成病人损伤。

3.病人下床前应放平床挡,切勿翻越。

4. 健康指导要点　告知病人起床时做到"3 个半分钟"，即：醒来后继续平卧半分钟，再在床上坐半分钟，然后双腿下垂于床沿半分钟，最后再下床活动。

四、反思与拓展

1. 病人跌倒防范的护理措施对所有病人都是一样的吗？

当然不是，病人跌倒危险程度不同，采取不同的防范护理措施。

（1）一般防范护理措施：针对无跌倒风险的病人，采取一般护理措施。

1）入院时向病人介绍病区环境及安全设施的使用方法。

2）卫生间等区域设置扶手、紧急呼叫铃等辅助设施，确保辅助设施性能良好。

3）保持病区地面清洁干燥，浴室、卫生间、配餐室有防滑设施及警示标识。

4）将水杯、鞋子等常用生活物品放于病人方便取用的位置。

5）嘱病人穿防滑鞋，衣裤大小合适。

6）保持病床、轮椅和平车的安全使用。

7）根据风险评估结果采取相应的预防、护理措施。

（2）低风险预防措施：针对跌倒低风险的病人，除执行一般护理措施外，采取低风险预防措施。

1）病人活动时有人陪伴。

2）呼叫铃放于病人可及处，指导病人正确使用呼叫铃。

3）卧床时加用床挡，教会病人 / 家属床挡使用方法，并加强巡视。

4）指导病人掌握"下床活动三部曲"的方法（卧、坐、立各 30s）。

（3）高风险预防措施：针对跌倒高风险的病人，除上述护理措施外，采取高风险预防措施。

1）床头牌显示防跌倒警示标识。

2）告知家属应有专人陪护病人。

3）依据保护性约束器具使用制度规范使用约束器具。

4）做好床边交接班。

2. 住院病人跌倒 / 坠床危险因素评估量表（Morse 跌倒危险因素评估量表）　见表 2-1。

表 2-1　住院病人跌倒 / 坠床危险因素评估量表（Morse 跌倒危险因素评估量表）

项目	评分标准	分值
最近 3 个月内有无跌倒记录	否 = 0 是 = 25	
多于一个医学诊断	否 = 0 是 = 15	
使用助行用具	不需要、卧床休息、坐轮椅、护士辅助 = 0 拐杖、助步器、手杖 = 15 扶家具行走 = 30	
接受药物治疗：病人正在进行静脉输液治疗（留有静脉留置针等）或使用药物治疗（麻醉药、抗组胺药、抗高血压药、镇静催眠药、抗癫痫 / 抗痉挛药、轻泻药、利尿药、降糖药、抗抑郁 / 抗焦虑 / 抗精神病药）	否 = 0 是 = 20	
步态 / 移动	正常、卧床不能移动、轮椅 = 0 年龄 > 65 岁、虚弱 = 10 严重虚弱 / 受损 = 20	

项目	评分标准	分值
精神状态	正确评估自我能力（自主行为能力）=0	
	高估自己能力、忘记自己受限制（无控制能力）=15	
总得分		

备注：分值为 0~24 分，无危险，采取一般护理措施；分值为 25~44 分，低危险，采取低风险预防措施；分值≥45 分，高危险，采取高风险预防措施。

任务五　病人入院与出院护理

一、操作目的

入院护理（admission nursing）的目的是协助病人熟悉医院环境，使病人适应医院生活，消除紧张、焦虑等不良情绪；满足病人的合理需求，以调动病人配合治疗的积极性；做好健康指导，满足病人对疾病知识的需求。

出院护理（discharge nursing）的目的是对病人进行出院指导，告知病人注意事项，使其尽快适应工作和生活，并根据医嘱按时接受治疗或复诊；指导或协助病人办理出院手续。

二、护理评估

1. 健康史　入院时关注病人的病情、意识状态、生命体征、饮食、睡眠及大小便等情况；出院时关注病人的康复情况、心理状态和社会适应能力。

2. 身体状况　案例二中王女士入院时发热、虚弱；出院时生命体征正常。

3. 心理 - 社会状况　案例一中的张先生和案例二中的王女士，出院时生命体征平稳，情绪佳，社会适应能力强。

三、实施过程

（一）病人入院与出院护理操作流程

操作流程	操作步骤
操作准备	1. 环境　整洁，宽敞，光线适宜，地面干燥、标识明显 2. 护士　衣、帽、鞋整洁，洗手 3. 用物　根据需要备入院评估用物及病人出院调查表等
操作过程	1. 入院护理 （1）根据病情和院前治疗情况准备床单位及急救药品和物品 （2）通知医生接诊 （3）向病人进行自我介绍，介绍主管医生、护士长等工作人员，介绍病区规章制度、环境等，妥善安置病人于病床 （4）完成清洁护理 （5）完成入院护理评估和指导 （6）填写入院相关资料 （7）测量生命体征并记录 （8）遵医嘱实施治疗和护理措施

操作流程	操作步骤
操作过程	2.出院护理 (1)通知病人及家属做好出院准备 (2)终止各种治疗和护理,完成出院护理记录,做好出院登记 (3)填写满意度调查表,征求病人的意见 (4)整理出院病历 (5)做好出院指导 (6)协助病人清洁、更衣,整理用物,办理出院手续,送病人出病区 (7)病人床单位和用物进行终末处理
操作后处理	1.整理　入院病人安置于舒适体位,整理床单位;出院病人床单位消毒后铺备用床 2.洗手、记录 (1)洗手 (2)记录:入院病人填写各种护理文件;出院病人整理出院病历后将病历送往医院病案室

(二)护理与健康指导关键点

1.准备床单位

(1)**入院病人床单位的准备**:要根据病人病情及治疗情况进行准备,将备用床改为暂空床,根据病情可在床上铺橡胶中单和中单,急诊手术后入院的病人准备麻醉床。有传染病的病人应安置在隔离病室。

(2)**出院病人床单位的处理**:病人出院后,床单位要进行终末处理,铺好备用床,准备迎接新病人。

2.正确排列病案顺序

(1)**住院病案排列顺序**:体温单(逆序)、医嘱单(逆序)、入院记录、病史及体格检查记录、病程记录(手术、分娩记录等)、各种检验检查报告单、护理病案、住院病案首页、门诊病历。

(2)**出院病案排列顺序**:住院病案首页、出院记录或死亡记录、入院记录、病史及体格检查记录、病程记录、各种检验检查报告单、护理病案、医嘱单(顺序)、体温单(顺序)。

3.健康指导要点

(1)**入院指导**:除介绍病室、人员和各种制度外,还应教会病人及家属正确使用床单位及其相关设备,如呼叫系统。指导病人正确留取各种标本,告知病人各种检查的时间、地点和注意事项等。

(2)**出院指导**:指导病人出院后在生活、治疗和功能锻炼等方面的注意事项。

四、反思与拓展

1.入院与出院流程是一成不变的吗?

不是,入院与出院流程因病人病情不同、入院与出院方式不同而异。

(1)**急症病人入院时的注意要点**

1)急危重症病人的床单位一般安排在病区的抢救室或离护士站近的病室内,急诊手术病人要备好麻醉床。

2)准备急救药品和器材,如氧气、负压吸引器、急救车等。

3)急危重症病人入住后要配合医生进行急救,并做好护理记录。在医生未到达之前,护士可根据病情给予紧急处理,如建立静脉通道、氧疗、吸痰等。

4)对意识不清的病人或婴幼儿,需暂留护送人员,以便询问和了解病情及相关情况。

(2)**自动出院病人出院时的注意要点**

1)对于病情无明显好转、转院、自动离院的病人,密切观察病人的情绪变化,有针对性地给予安慰和鼓励，增强病人的康复信心，减少病人出院后的恐惧与焦虑。

2）自动出院的病人应在出院医嘱上注明"自动出院"，并要求病人或家属签名确认。

2. 传染病病人入院与出院时有哪些特殊要求？

入院时要按消毒隔离原则安置；出院时用物要按传染病终末消毒法进行处理。

【评价与转化】

1. 病人及家属的收获 理解护士告知的注意事项，并能配合操作；学会了床上活动等部分康复方法，促进了身心健康；感觉舒适、安全，无并发症和意外伤害，病人及家属感到满意。

2. 学生的收获 按计划完成了自己小组的身体活动管理技能任务，各项操作流程熟练规范，未出现任何护理差错，能正确做出护理诊断，采取适当的措施，实施全面的护理。根据病人的病情变化及智能化搬运工具的广泛应用，及时调整工作方案。

3. 护理形式的发展 通过团队合作、反思与拓展，培养了学生的学习能力、管理能力和评判性思维能力，形成了团队合作的护理模式。

【项目考核】

项目名称	身体活动管理技能	
考核案例	胡先生，77岁，因"发热、咳嗽5d，呼吸困难，口唇发绀，谵妄3h"来医院就诊。病人5d前受凉后发热、剧咳、咳多量黄色脓痰，口服抗生素、氨茶碱后症状缓解不明显。今晨出现气急、发绀明显，神志恍惚，谵妄。体格检查：T 38.7℃，P 118次/min，R 26次/min，BP 150/92mmHg，神志恍惚，呼吸困难，双肺底可闻及湿啰音。病人有慢性支气管炎病史20年，慢性阻塞性肺疾病病史2年，曾多次在当地医院进行抗炎、平喘治疗，治疗后症状可缓解。门诊以"慢性支气管炎、阻塞性肺气肿、肺源性心脏病、肺部感染、肺性脑病"收入院。入院后经抗感染、镇咳祛痰、平喘等治疗后，病情缓解，遵医嘱出院。	
步骤	工作过程	考核方法建议
收集资料	详细阅读案例，了解病人的病史和病情，评估病人的身心状况，提出护理问题	自我评价 互评评价 教师评价
计划与决策	1. 讨论分析案例 （1）分析主要护理诊断/问题 （2）提出护理要点 （3）制订护理工作方案 （4）任务及角色分配 2. 操作任务　平车运送法、急诊病人入院流程、约束具的使用方法、轮椅运送法、入院与出院护理、跌倒的预防	
任务实施	根据任务和角色分配，合作完成操作任务	
评价	1. 任务完成效果评价（依据操作评价标准进行评价） 2. 针对任务完成效果进行反思	

ER 2-5

练习题

（邢爱红）

项目三 ｜ 基本生活支持技能

教学课件

思维导图

流程图及标准

学习目标

1. 掌握铺床技能、卧床病人床单更换、口腔护理、鼻饲技能、灌肠技能、留置导尿技能的操作流程、护理与健康指导关键点。

2. 熟悉铺床技能、卧床病人床单更换、口腔护理、鼻饲技能、灌肠技能、留置导尿技能的操作目的、护理评估。

3. 了解铺床技能、卧床病人床单更换、口腔护理、鼻饲技能、灌肠技能、留置导尿技能的反思与拓展、相关案例讨论。

4. 学会分析案例，提出问题，做出计划及决策。

5. 具有严谨的工作态度；爱伤观念；安全和节力意识。

【导入情境】

案例一：李先生，54 岁，因"饱餐后突发右上腹持续性疼痛阵发性加剧 5h"来医院就诊。病人 5h前饱餐后突然出现右上腹疼痛，呈阵发性加剧，向右肩胛部放射。体格检查：T 36.6℃，P 78 次 /min，R 20 次 /min，BP 120/80mmHg，病人神志清楚，有恐惧心理。CT 检查显示：胆囊内多发结石。门诊以"胆囊结石"收入院。入院第 3 天在全麻下行开腹胆囊切除术，术毕清醒，安返病房，留置胃管、腹腔引流管、尿管。术后第 1 天，病人翻身时不慎将腹腔引流管与延长管连接处分离，使引流液污染被服，护士立即给予消毒引流管接口、更换延长管、更换被服等处理措施。术后第 7 天，病人生命体征平稳，各种引流管已拔除，出院。

案例二：赵女士，40 岁，因"左腰部隐痛 3 个月，加重 3d"来医院就诊。病人 3 个月前出现左侧腰部隐痛，能耐受，未在意，近 1 个月来食欲差，体重减轻 10kg。CT 检查见左肾有一 3mm×5mm 大小的占位性病变，边界不清。门诊以"左肾占位"收入院。体格检查：T 36.6℃，P 80 次 /min，R 20 次 /min，BP 100/70mmHg，意识清醒，贫血貌，身体虚弱，精神紧张。入院后经过全面检查，确诊为"左肾癌"。给予大量不保留灌肠及留置导尿等准备后，在全麻下行左侧肾癌根治术，术毕清醒，安返病房，给予一级护理、禁食水、吸氧、口腔护理，术后第 7 天生命体征平稳，伤口愈合良好，出院。

案例三：周女士，44 岁，因"持续性声音嘶哑 1 个月"来医院就诊。病人 1 年前始偶发咽痒、异物感、吞咽不适感，未在意，近 1 个月来出现持续性声音嘶哑，逐渐加重。体格检查：T 36.3℃，P 72 次 /min，R 18 次 /min，BP 120/80mmHg。咽部黏膜慢性充血，纤维喉镜下见右侧声带前 1/2 处及前联合有暗红色肿物，表面不光滑，基底广，双侧声带闭合欠佳。利用纤维喉镜取活组织进行检查，诊断为"喉癌"，为进一步治疗收入院。完善必要的术前检查和准备后，在全麻下行气管切开术 + 垂直半喉切除术，术毕清醒，安返病房，给予一级护理，去枕平卧，持续吸氧，术后第 1 天，给予鼻饲饮食。

【问题】

1. 上述案例中涉及哪些基本生活支持技能？

2. 请根据案例给予的各种信息进行分析，提出护理问题，并制订出小组护理工作计划。

3. 请思考实践中如何灵活地、创造性地设计护理过程？应做好哪些健康宣教？如何使病人得到最佳的身心护理？

【计划及决策】

1. 上述案例涉及的基本生活支持技能　铺床技能、卧床病人床单更换、口腔护理、鼻饲技能、灌肠技能、留置导尿技能等，在操作过程中应注意小组协作完成。

2. 评估病人的情况　病情、目前身心状况、诊断、护理诊断/问题、手术及麻醉方式、床单位清洁程度、自理能力、合作程度、局部皮肤及黏膜情况、各种导管及伤口情况、营养状况、膀胱充盈程度等。

(1) 案例一中李先生的情况分析及护理要点

1) 主要护理诊断/问题：①急性疼痛　与胆石嵌顿、奥迪括约肌痉挛有关。②焦虑　与担心手术有关。③潜在并发症：胆瘘、感染性休克、体液代谢失衡等。

2) 护理要点：①指导病人运用减轻疼痛的方法，如转移注意力、采取舒适体位等，胆绞痛发作时遵医嘱给予解痉止痛药物，常用哌替啶、阿托品等，禁用吗啡，因其能使奥迪括约肌痉挛，加重胆道梗阻。②病人神志清楚，但对病情、治疗经过不清楚，对手术异常恐惧，应耐心解释，消除焦虑情绪。③严密观察病情变化，特别留意是否有并发症出现，保持引流管通畅。在病情允许的情况下，鼓励病人循序渐进地增加活动量。

(2) 案例二中赵女士的情况分析及护理要点

1) 主要护理诊断/问题：①焦虑　与疼痛、手术和肿瘤预后有关。②营养失调：低于机体需要量　与肿瘤消耗有关。③潜在并发症：出血、感染、尿瘘等。

2) 护理要点：①向病人说明手术的必要性和安全性，消除病人的恐惧和焦虑，取得病人的理解和配合。②给予高热量、高蛋白、高维生素、易消化的饮食，改善营养状况。③观察生命体征和血尿、疼痛、排尿、引流等情况，警惕并发症的发生。

(3) 案例三中周女士的情况分析及护理要点

1) 主要护理诊断/问题：①焦虑　与手术和喉癌预后有关。②有窒息的危险　与喉癌复发或并发出血、感染引起喉堵塞有关。③语言沟通障碍　与癌肿侵犯声带或丧失发音功能有关。④进食自理缺陷　与手术创伤有关。

2) 护理要点：①病人因喉癌拟进行半喉切除术，术前向其解释手术治疗的必要性，说明手术后可以练习发音或用人工喉解决术后语言交流问题，以消除病人对手术的顾虑。②加强气管切开的护理。③密切观察生命体征的变化，执行无菌操作技术，防止伤口感染，保持呼吸道通畅。④指导病人及家属有关本病的保健知识及康复护理。

3. 合理设计工作方案　完成综合案例的护理是复杂的，应及时根据病人的情况变化，灵活地、创造性地设计工作方案，及时调整护理计划并正确实施，客观评价护理效果，真正对病人进行个体化优质护理。

4. 正确实施工作方案，规范完成下列六项工作任务。

任务一　铺床技能

一、铺备用床

（一）操作目的

铺备用床（closed bed）的目的是保持病室整洁，准备接收新病人。

（二）护理评估

1. 健康史　评估病人的病情、诊断。案例一中李先生因"胆囊结石"入院。

2. 身体状况　案例一中李先生神志清楚，生命体征平稳，右上腹疼痛，呈阵发性加剧，向右肩胛部放射。

3. 心理－社会状况　案例一中李先生有恐惧心理，可能是对疾病相关知识了解较少，家属对病人关心，能够配合治疗及护理。

（三）实施过程

1. 铺备用床操作流程

操作流程	操作步骤
操作准备	（1）环境：整洁、宽敞、光线适宜，无病人进餐或接受治疗 （2）护士：着装整洁、洗手、戴口罩 （3）用物：病床、床旁桌、床旁椅、床垫、床褥、大单、被套、棉胎、枕套、枕芯、清洁车
操作过程	（1）备物检查：将用物按使用顺序折叠摆放，携至床前，检查床及床垫，翻转床垫 （2）移桌椅：移开床旁桌，距床20cm，移开床旁椅，距床尾正中15cm，按顺序将用物放于床旁椅上 （3）铺床褥：将床褥上缘齐床头，至床尾逐层展开 （4）铺大单 1）展开：将大单齐床头放于床褥上，中缝和床的中线对齐，逐层从床头、床尾、床两侧展开，正面向上 2）铺床头角：右手托起床头的床垫一角，左手超过床头中线将大单塞于床垫下，右手距床头30cm向上提起大单边缘，使其同床沿垂直呈一等边三角形（图3-1），以床沿为界，将三角形分为两个直角三角形，上半三角形覆盖于床上，下半三角形平整塞于床垫下，再将上半三角形翻下，塞于床垫下 3）铺床尾角：至床尾，拉紧大单，左手托起床尾的床垫一角，右手超过床尾中线握紧大单，同法铺好床尾角 4）铺中间：沿床边拉紧大单中部边缘，然后双手掌心向上，呈扇形将大单塞于床垫下 5）铺对侧：转至对侧，同法铺好对侧大单 （5）套被套（卷筒式） 1）展被套及棉胎：将被套反面向外，齐床头放置，分别从床头、床尾、床两侧展开，开口向床尾，中缝与床中线对齐。将棉胎铺于被套上，上缘齐床头 2）套被套：将棉胎与被套一并自床头卷向床尾，再由开口端翻转至床头（图3-2），于床尾处拉平棉胎及被套，系好带子，盖被上缘与床头齐 3）铺被筒：病人左侧盖被边缘向内折叠和床沿齐，尾端向内折叠与床尾齐，放于床褥上，将左侧盖被折成被筒状 4）铺对侧：转至对侧同法铺好右侧盖被，折成被筒状 （6）套枕套：在床尾套好枕套，使四角充满，开口背门，平放于床头正中

操作流程	操作步骤
操作后处理	(1)移回桌椅:将床旁桌、椅放回原处后铺成备用床(图3-3) (2)用物处理:洗衣房统一收取,进行清洁消毒处理 (3)洗手,脱口罩

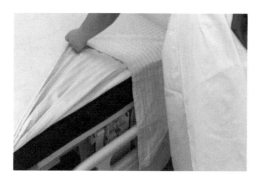

图 3-1　床角铺法

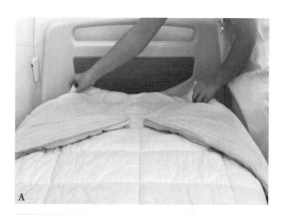

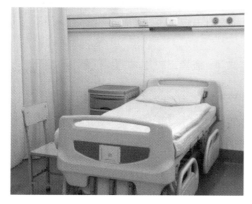

图 3-3　备用床

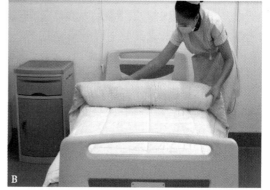

图 3-2　卷筒式套被套法

2.护理与健康指导关键点

(1)为方便操作及提高效率,用物折叠方法和摆放顺序要正确。

(2)铺床时注意节力,扩大身体支撑面,增加稳定性。

(3)操作时减少走动次数及琐碎动作。

(4)病人进行治疗、护理和进餐时暂停铺床。

(5)病床质量要达到实用、耐用、舒适、安全标准。

(四)反思与拓展

1.铺备用床的技巧是否是一成不变的呢?

其实技巧很多,因情况而异。

(1)铺备用床顺序:根据临床实际情况,护士可以站在床的左侧开始铺床,也可以按床尾、中间、床头顺序开始。

(2)铺床角技巧

1)直角法:将大单头侧或尾侧塞于床垫下面,然后把大单上下双层塞在床垫下面,使床角成直角。

2)罩单法:直接将成品罩单罩在床的各角,不用人为做床角。

(3)S形套被套法:将被套正面向外齐床头放置,分别向床尾、床两侧打开,开口向床尾,中缝与床中线对齐。将被套开口端上层打开至1/3处,将折好的S形棉胎放于开口处,拉棉胎上缘至被套封口处，分别套好两上角，使棉胎两侧与被套侧缘平齐，于床尾处拉平棉胎及被套，系好带子，折被筒法同卷筒式。

（4）**系带的改良**：可以将被尾的系带改为粘扣或拉链，也可以把粘扣或拉链缝制在被子的侧面。

（5）**枕套口的改良**：可以将枕套的系带做成粘扣或拉链。

　　2.**骨折病人铺单法**　针对骨折病人，为避免大单松散，可采取两人床单拉结法。此法为两护士分别站在床的两侧将大单边缘向床头内折叠约30cm，一人将自己一侧大单角交给对方并适当向内按压床垫，另一人将床单角系在一起，同法铺床尾，固定好床头和床尾的大单，只需在床中间对称扯紧，就可保持床单平整、紧扎。

二、铺麻醉床

（一）操作目的

铺麻醉床（anesthetic bed）的目的是接收和护理麻醉手术后的病人；避免床上用物被血渍或呕吐物等污染；保证病人舒适、安全，预防并发症。

（二）护理评估

　　1.**健康史**　评估病人的病情、诊断、手术名称及手术部位、麻醉方式。案例一中李先生因"胆囊结石"入院，在全麻下行开腹胆囊切除术。

　　2.**身体状况**　案例一中李先生术后清醒，留置胃管、腹腔引流管、尿管。

　　3.**心理-社会状况**　案例一中李先生有恐惧心理，可能是对手术方式、疾病预后及相关知识了解较少，对手术可能带来的并发症有顾虑。家属对病人关心，能够配合治疗及护理。

（三）实施过程

　　1.**铺麻醉床操作流程**

操作流程	操作步骤
操作准备	（1）环境：整洁，宽敞，光线适宜，其他病人无进餐或治疗 （2）护士：着装整洁、洗手、戴口罩 （3）用物：①在备用床用物基础上，另备橡胶单和中单各2条。②麻醉护理盘内盛无菌包。无菌包内放张口器、舌钳、压舌板、牙垫、治疗碗、镊子、吸氧管、吸痰管、纱布数块；无菌包外放血压计、听诊器、弯盘、棉签、胶布、手电筒、护理记录单和笔。③根据需要备吸痰和吸氧用物、胃肠减压器、负压吸引器、引流袋、延长管、输液架、输液泵、微量泵等；天冷按需备热水袋、毛毯等
操作过程	（1）撤床消毒：撤除原有枕套、被套、大单，消毒枕芯、棉胎或毛毯、床垫等用物 （2）～（4）：同备用床步骤（1）～（3） （5）铺大单：铺一侧大单，同备用床步骤（4）中的1）～（4） （6）铺橡胶中单及中单 1）铺中间中单：将一条橡胶中单及中单上缘分别距床头45～50cm，中线与床中线对齐，两单边缘下垂部分一起塞入床垫下（图3-4） 2）铺床头中单：根据手术部位将另一条橡胶中单及中单对好中线，铺于床头，上端齐床头，下端压在床中部橡胶中单及中单上，将边缘下垂部分一起塞入床垫下（图3-5）；转至对侧，依次铺对侧大单、橡胶单和中单 （7）筒式套被套 1）铺被筒：同备用床卷筒式套好被套，将盖被一侧边缘向内折叠与床沿齐，尾端向内折叠与床尾齐，放于床褥上，将盖被折成被筒状 2）铺对侧：同法铺好对侧盖被成被筒状，再将此侧盖被两折于远离门一侧床边，开口向门 （8）套枕套：于床尾套好枕套，使四角充满，开口背门，横立于床头

操作流程	操作步骤
操作后处理	（1）移回桌椅：将床旁桌移回原处，床旁椅移至盖被折叠侧 （2）置麻醉盘：麻醉护理盘放于床旁桌上，其余用物放于合适的位置（图 3-6） （3）洗手、脱口罩

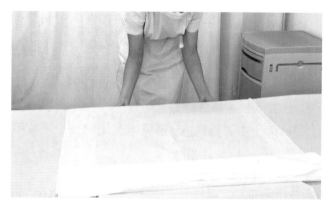

图 3-4　铺中间橡胶中单及中单

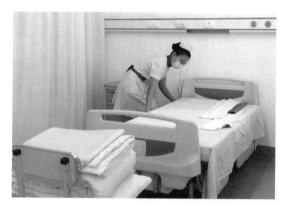

图 3-5　铺床头橡胶中单及中单

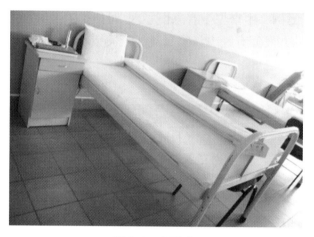

图 3-6　麻醉床

2.护理与健康指导关键点

（1）铺中单时应盖住橡胶中单，避免橡胶中单与病人皮肤直接接触引起不适。

（2）备齐术后所有用物，确保病人得到及时的抢救和护理，禁止翻动麻醉盘中的物品。

（3）枕头横立床头，避免病人头部受伤，确保病人安全。

（4）向病人及家属讲解术前、术后注意事项；手术相关知识，如术后去枕平卧的方法、时间等，取得病人及家属的理解和配合；指导和协助病人进行肢体活动，恢复肢体功能。

（四）反思与拓展

1.中单和橡胶中单是否是一成不变的呢？

其实不是。橡胶中单及中单可以换用一次性尿垫或无纺布的产品等，达到无菌、舒适、方便的目的。

2.中单和橡胶中单的铺法是一成不变的吗？

其实不是，可根据情况灵活变化。为节约时间，在保证床面紧实、平整的前提下，橡胶中单和中单可以一起折叠，一并塞入床垫下。

任务二　卧床病人床单更换

一、操作目的

卧床病人床单更换的目的是保持病床清洁、平整，使病人躺卧舒适，预防压力性损伤等并发症发生。

二、护理评估

1. 健康史　评估病人病情、手术情况、治疗情况。案例一中李先生为胆囊切除术后第 1 天，留置胃管、腹腔引流管、尿管。

2. 身体状况　病人术后肢体活动自如，有更换卧位的能力，翻身时不慎将腹腔引流管与延长管连接处分离，使引流液污染被服。

3. 心理 – 社会状况　病人对留置胃管、腹腔引流管、尿管的目的与护理知晓程度较低，对手术可能带来的并发症有顾虑。病人能够配合治疗及护理。家人对病人关心。

三、实施过程

（一）卧床病人床单更换操作流程

操作流程	操作步骤
操作准备	1. 环境　整洁、宽敞、光线适宜，调节好室温，酌情关闭门窗，其他病人无治疗、护理或进餐 2. 护士　着装整洁、洗手、戴口罩 3. 用物　大单、中单、被套、枕套、床刷及床刷套（略湿）、清洁车、污物袋、手消毒剂，需要时备清洁衣裤及便盆
操作过程	1. 核对、解释　核对病人的床号、姓名、腕带信息，确认病人身份，解释更换床单的目的、作用、操作方法 2. 安置病人　酌情遮挡病人，拉起床挡，按需给便器，根据病情可放平床头、床尾支架，妥善固定各种引流管 3. 移动桌椅　移开床旁桌，离床约 20cm，移床旁椅至床尾一侧，将用物按顺序放在清洁车上，拉起对侧床挡 4. 卧位变换及换铺各单 (1) 翻身松单：松开床尾盖被，协助病人由仰卧翻身为侧卧，背向护士，移枕至对侧，观察病人背部皮肤情况，松开近侧各层床单 (2) 卷单扫单：将污中单向上卷入病人身下，扫净橡胶中单，搭于病人身上，再将污大单向上翻卷塞于病人身下，扫净床褥 (3) 铺清洁单：展开近侧大单，将铺于对侧的一半大单向下卷塞于病人身下，按铺床法铺好近侧大单。放平橡胶中单，铺清洁中单于橡胶单上，将一半中单向下卷入病人身下，近侧中单、橡胶中单一起塞入床垫下铺好 (4) 翻身侧卧：协助病人翻身侧卧于铺好的一侧，观察病人皮肤情况，同时将枕头移向铺好的一侧，拉起近侧床挡 (5) 换铺对侧单：护士转至对侧，放下床挡，松开各层床单，取出污中单，扫净橡胶单搭在病人身上，将污大单从床头卷至床尾放于护理车下层或污物袋内，扫净垫褥，取下床刷套，同法铺好各层床单，移枕至床正中，协助病人平卧 5. 更换被套 (1) 取出棉胎：松开被筒，解开被套系带，将一手从床尾伸入床头取出棉胎盖在病人身上

操作流程	操作步骤
操作过程	(2)取清洁被套：取清洁被套(反面向外)平铺于棉胎上,尽量较少暴露病人 (3)换清洁被套：护士一手伸入清洁被套内,抓住被套和棉胎上端一角,翻转至被套正面向外,同法翻转另一角 (4)整理盖被：护士从被头端向下拉平棉胎和被套,棉胎平整,同时撤污被套,将其放入污物袋内,系好被套系带 (5)折叠被筒：将棉胎折成筒状,被筒对称,两边与床沿齐,被尾整齐,中线正,内外无皱褶,为病人盖好 6.更换枕套　一手托起病人头颈部,另一手取出枕头,更换干净枕套后拍松枕头,开口背门放于病人头下
操作后处理	1.移回桌椅　移回床旁桌椅 2.整理　协助病人取舒适卧位,整理床单位,保持各种引流管通畅,有针对性地进行健康指导 3.用物处理　污被服送洗衣房统一进行清洁消毒处理 4.洗手、脱口罩

（二）护理与健康指导关键点

1. 操作过程中注意保护病人的隐私,进行有效沟通,使用床挡以防病人坠床,保证病人安全。

2. 操作时密切观察病人的病情变化,若有不适,立即停止操作,分析判断后给予正确的处理。

3. 湿式扫床时需一床一刷套,卷各污染单时向上卷,卷各清洁单时向下卷;大单、被套定期更换,被血液、尿液等污染随时更换。

4. 向病人及家属解释更换各单的目的和必要性,根据病情指导病人术后进行必要的功能锻炼,如床上活动肢体,预防压力性损伤、深静脉血栓形成等并发症发生。

四、反思与拓展

1. 为卧床病人更换床单的方法是否是一成不变的呢?

其实方法很多,因病人病情而异。

（1）**身体携带导管者**：为输液、带有各种引流管的病人更换床单时,应妥善固定并保证各管道通畅,防止管道受压、脱落、打折、扭曲及引流液逆流等。

（2）**仰卧位更换法**：颅脑手术、脊髓损伤病人不允许翻身时,应采取仰卧位并由两名护士为其更换床单。

2. **自动更换床单的医用床**　病人进行相关检查、治疗时,可使用自动更换床单的医用床。此床结构简单,可自动更换床单,从而提高工作效率。

任务三　口腔护理

一、操作目的

口腔护理(oral care)的目的是保持口腔清洁、湿润,使病人舒适,预防口腔感染;防止口臭、口垢,增进食欲,保持口腔的正常功能;观察口腔黏膜和舌苔的变化,口腔有无特殊气味,以提供病情动态信息。

二、护理评估

1.健康史 评估病人的病情、治疗情况、自理能力、配合情况、口腔卫生及保健状况。案例三中周女士为气管切开+垂直半喉切除术后第1天,病情稳定。

2.身体状况 案例三中周女士身体虚弱,生活不能自理。

3.心理-社会状况 案例三中周女士神志清楚,能配合口腔护理,但病人因疾病有情绪波动。

三、实施过程

(一) 口腔护理操作流程

操作流程	操作步骤
操作准备	1.环境 整洁、宽敞、光线适宜 2.护士 着装整洁、洗手、戴口罩 3.用物 一次性无菌口腔护理包、温开水、漱口液、吸水管、棉签、石蜡油、手电筒、外用药,必要时备开口器
操作过程	1.核对、解释 核对病人的床号、姓名、腕带信息,确认病人身份,向病人解释口腔护理的目的、作用、操作方法及操作中的配合要点 2.清点棉球 将浸湿好的棉球在操作前清点数量 3.病人体位 病人取仰卧位,头偏向一侧,面向护士。取治疗巾围于病人颌下及枕上,弯盘放于病人口角旁 4.漱口观察 (1)漱口:湿润口唇,协助病人用吸水管吸温开水漱口,擦拭口角 (2)观察:嘱病人张口,护士一手用压舌板轻轻撑开面颊部,一手用手电筒检查口腔有无出血、溃疡、霉菌感染及特殊气味,如有活动义齿,取下义齿并用冷水刷洗,刷洗后浸于冷水中备用 5.擦拭口腔 (1)擦牙齿外侧面:嘱病人咬合上下齿,一手用压舌板轻轻撑开左侧面颊部,另一手用弯血管钳夹取含漱口液的棉球,由内向门齿沿齿缝纵向擦洗左侧上下牙齿外侧面(图3-7)。同法擦洗右侧面 (2)擦内侧齿及咬合面:嘱病人张口,依次擦洗左上内侧齿、左上咬合面、左下内侧齿、左下咬合面、左侧面颊部。同法擦洗右侧面 (3)擦硬腭及舌面:由内向外横向擦洗硬腭、舌面及舌下,再次清点棉球数量 (4)漱口检查:协助病人漱口后检查口腔是否擦洗干净,有无炎症、溃疡、霉菌感染等,根据病人情况涂外用药或石蜡油
操作后处理	1.整理 撤去弯盘、治疗巾,安置病人于舒适卧位,整理床单位 2.用物处理 按医院规定分类处理 3.洗手、记录 (1)洗手:洗手、脱口罩 (2)记录:记录病人口腔情况及护理效果、签全名

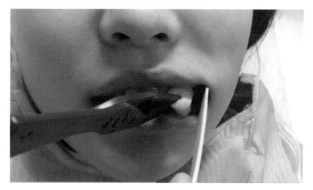

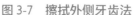
图 3-7　擦拭外侧牙齿法

口腔护理

（二）护理与健康指导关键点

1. 擦洗时动作应轻柔，棉球包裹血管钳尖端，防止碰伤黏膜及牙龈。

2. 擦洗时用血管钳夹紧棉球，每次夹取一个棉球，擦洗前后清点棉球的数量，棉球蘸漱口液不可过湿，以防病人将溶液吸入呼吸道发生呛咳或窒息，擦硬腭和舌面时，勿触及软腭和咽部，以免引起恶心。

3. **健康指导关键点**　向病人介绍正确的漱口方法，义齿的清洁和护理方法，口腔自检自查方法等，指导病人养成良好的口腔卫生习惯。

四、反思与拓展

1. 是否口腔护理的每一个环节都是一成不变的呢？

其实可以变化创新的地方有很多，因人因情况而选择。

（1）**漱口液的选择**：漱口时应根据病人的病情选择不同的漱口液，口腔溃疡者可选用 0.5% 聚维酮碘，需清洁创面、促进组织再生者可选择强氧化离子水，口腔有异味者可选用丁香漱口液。

（2）**擦洗方法的改进**：可采用含漱法、长棉签擦洗法、棉球擦洗加注射器冲洗法等。

2. 口腔护理器具的选择

（1）**细毛牙刷**：对于有牙周病的病人，在进行口腔护理时，应选用刷毛较细的牙刷。细的刷毛容易进入牙缝内，能有效去除牙垢。

（2）**电动牙刷**：对于因精细动作困难而不能自己刷牙的病人，可使用电动牙刷刷牙，电动牙刷通过机械摩擦去除污垢，可帮助使用者控制刷牙动作，轻便地完成自我口腔护理。

（3）**专门设计的牙刷**：对于生活完全不能自理的病人，可使用专门设计的容易持握、刷毛致密、颈部细长的牙刷为病人做口腔护理。

（4）**一次性口腔清洁刷**：对凝血功能差的病人，口腔护理的持物钳可以改换为一次性口腔清洁刷，一次性口腔清洁刷具有柔软、安全、省时、低耗等优点。

（5）**自动给水吸水式牙刷**：该牙刷可以在适量给水的同时，将唾液和水强力吸出，从而避免了误咽及误吸的发生，口腔清洁功能强。

（6）**齿间刷**：这是一种为牙齿间隙增大病人进行有效口腔护理而设计的新型牙刷。

（7）**黏膜用刷**：黏膜用刷的刷毛比牙刷的刷毛更柔软，故更适合于清洁舌部和口腔内黏膜等软组织。

（8）**海绵刷**：对于口腔内黏膜的清洁、无牙齿病人的口腔护理以及牙缝与颊部内侧之间存留食物残渣的清洁效果较好。

（9）可用无菌长棉签代替无菌棉球，也可用表面呈锯齿状的海绵棒代替血管钳夹棉球。

任务四 鼻饲技能

一、操作目的

鼻饲（nasogastric feeding）的目的是保证病人摄入足够的营养、水分和药物，维持营养和治疗的需要。

二、护理评估

1. 健康史 评估病人的病史、治疗情况。案例三中周女士为气管切开＋垂直半喉切除术后第1天，持续氧气吸入。

2. 身体状况 案例三中周女士病情稳定，身体虚弱，生活不能自理，暂时不能由口进食。

3. 心理-社会状况 案例三中周女士情绪有波动，但对鼻饲法能够理解、配合。

三、实施过程

（一）鼻饲技能操作流程

操作流程	操作步骤
操作准备	1. 环境　整洁、宽敞、光线适宜 2. 护士　着装整洁、洗手、戴口罩 3. 用物 （1）插管用物：治疗盘内放一次性使用鼻饲包、量杯、胃管、别针、石蜡油、50ml 注射器、棉签、胶布或胃管固定贴、听诊器、手电筒、流质饮食（量 200ml，温度为 38~40℃）、温开水 （2）拔管用物：治疗盘内放治疗碗（内有温开水）、松节油及乙醇、纱布、棉签、弯盘、治疗巾
操作过程	1. 核对、解释　携用物至床旁，核对病人的床号、姓名、腕带信息，确认病人身份，向病人解释鼻饲的目的、作用、操作方法及操作中的配合要点 2. 安置卧位　根据病情采取半坐卧位或坐位；病情较重者采取右侧卧位；昏迷病人去枕平卧，头向后仰 3. 铺巾置盘　打开一次性使用鼻饲包，铺治疗巾于病人颌下及枕上，将弯盘置于病人口角旁 4. 清洁鼻腔　检查鼻腔，用棉签蘸温开水清洁鼻腔 5. 检查测量　戴好无菌手套，向胃管内注入空气，检查胃管是否通畅，关闭胃管末端。测量插管长度，插管长度为成人从鼻尖至耳垂再到剑突或从前额发际到剑突的距离 6. 润滑胃管　用镊子夹石蜡油棉球润滑胃管前段 10~20cm 7. 插管　一手持纱布托住胃管，一手持镊子夹持胃管轻轻插入一侧鼻孔至咽喉部（10~15cm），嘱病人做吞咽动作，顺势将胃管向前推进，插至预定长度 8. 观察处理　插管过程中严密观察病人的反应，若出现恶心、呕吐可暂停插入，嘱病人做深呼吸；若出现呛咳、发绀、呼吸困难，表示误入气管，应立即拔出，让病人休息片刻后重新插入；若插管受阻可将胃管抽出少许，再继续插入或检查胃管是否盘曲在口腔内，不得强行插入，以免损伤鼻腔黏膜 9. 验证入胃　①注射器连接胃管回抽有胃液。②将听诊器放于胃部，用注射器经胃管向胃内快速注入 10ml 空气，听到气过水声。③将胃管末端放入水中无气泡逸出 10. 固定　证明胃管在胃内后，用胶布或胃管固定贴固定胃管于鼻翼及同侧面颊部，做好标记 11. 灌注食物　连接注射器于胃管末端，先注入少量温开水，再缓慢灌注鼻饲液，最后再注入少量温开水

操作流程	操作步骤
操作过程	12. 反折固定　将胃管末端抬高关闭、反折,用纱布包好,再用夹子或橡皮圈系紧,用别针固定于枕旁或病人衣领处 13. 整理记录　协助病人取舒适卧位,整理床单位,嘱病人维持原卧位 20~30min,洗手后准确记录鼻饲饮食的种类、量、温度及病人的反应 14. 拔管 (1)核对、解释:将用物携至床旁,核对病人的床号、姓名、腕带信息,确认病人身份,向病人解释拔管过程中的配合要点 (2)铺巾置盘:将治疗巾铺于颌下及枕上,置弯盘于口角旁,揭去胶布或胃管固定贴 (3)拔管:戴一次性手套,用纱布包裹近鼻孔处胃管,嘱病人深呼吸,在病人呼气时拔管(图 3-8),边拔边擦胃管,至咽喉处时嘱病人屏气,快速拔出胃管,置胃管于弯盘内,脱手套,撤弯盘及治疗巾 (4)清洁口鼻:协助病人清洁口鼻和面部,漱口
操作后处理	1. 整理　安置病人于舒适卧位,整理床单位 2. 用物处理　按医院规定分类处理 3. 洗手、记录 (1)洗手:洗手、脱口罩 (2)记录:记录拔管时间、病人反应,签全名

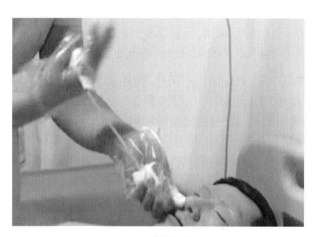

图 3-8　拔胃管法

鼻饲技能

(二)护理与健康指导关键点

1. 插管时动作应轻柔,避免损伤食管黏膜,尤其是通过食管的三个狭窄部位时。

2. 准确测量插管长度,成年人插入的长度一般为 45~55cm。小儿插入的长度为从眉间到剑突与脐中点的距离。

3. 每次鼻饲前应先确定胃管在胃内,检查胃管是否通畅,并用少量温水冲管后再进行鼻饲,结束后再次注入少量温开水,防止鼻饲液凝结或变质。

4. 鼻饲液温度应保持在 38~40℃,每次鼻饲量不超过 200ml,间隔时间不少于 2h。果汁与奶液分别鼻饲,防止产生凝块,适合鼻饲的药片应研碎溶解后注入。

5. 长期鼻饲者应每天进行口腔护理,并定期更换胃管,于晚间末次鼻饲后拔出,次日晨再从另一侧鼻孔插入。

四、反思与拓展

1.是否鼻饲法的每个环节都是一成不变的呢？

可根据工作条件及工作环境的不同，做出适当的改变。

(1)鼻饲装置的改良：采用输液瓶连接输血器间歇滴注鼻饲液法。将鼻饲液灌入灭菌的输液瓶内，消毒胶塞后插入一次性输血管，按输液法排气后，剪去胃管末端接头，将输血管直接接于胃管的尾端，并按病人的耐受力调节合适的滴速进行滴注，每次滴完后给予温开水 20~40ml 冲洗导管，防止沉淀物将导管阻塞。

(2)留置胃管的时间应根据所用胃管说明书上建议的时间决定。频繁更换胃管不仅给病人带来痛苦、增加感染机会，还会增加病人经济负担。

2.鼻饲的禁忌证　食管癌、食管 - 胃底静脉曲张、食管阻塞的病人禁忌鼻饲。

任务五　灌肠技能

一、操作目的

大量不保留灌肠（large volume non-retention enema）的目的是软化和清除粪便，解除便秘及肠胀气；为某些手术、检查或分娩者清洁肠道；稀释并清除肠道内的有害物质，以减轻中毒；为高热病人降温。

二、护理评估

1.健康史　评估病人的病情、治疗情况，对灌肠法相关知识的了解程度。案例二中赵女士患有左肾癌，拟在全麻下行左侧肾癌根治术。

2.身体状况　案例二中赵女士病情稳定，神志清楚，贫血貌，身体虚弱，能进行床上翻身，肛门周围皮肤组织完好，适宜进行大量不保留灌肠。

3.心理 - 社会状况　案例二中赵女士神志清楚，能够配合治疗，但对手术过程缺乏了解，精神紧张。

三、实施过程

（一）操作流程

1.大量不保留灌肠技术操作流程

操作流程	操作步骤
操作准备	1.环境　整洁、宽敞、光线适宜，关闭门窗，调节室温，用床帘或屏风遮挡 2.护士　着装整洁、洗手、戴口罩 3.用物 (1)治疗盘内放：一次性灌肠筒一套、弯盘、橡胶单及治疗巾、灌肠液、水温计、执行单 (2)其他：备便盆及便盆巾、输液架、屏风 4.灌肠溶液　常用 0.1%~0.2% 肥皂液、0.9% NaCl 溶液。成人每次用量为 500~1 000ml，小儿为 200~500ml。溶液温度一般为 39~41℃，降温时用 28~32℃，中暑者用 4℃的 0.9% NaCl 溶液
操作过程	1.核对、解释　将用物携至床旁，核对病人的床号、姓名、腕带信息，确认病人身份，解释灌肠法的目的、作用、操作方法及操作中的配合要点，嘱病人排尿

操作流程	操作步骤
操作过程	2. 安置卧位　取左侧卧位,双腿屈膝,脱裤至膝部,臀部移至床边 3. 垫巾置盘　臀下垫橡胶单及治疗巾,将弯盘置于臀边,暴露臀部 4. 挂筒调距　检查并打开一次性灌肠筒,戴一次性手套,将灌肠筒挂于输液架上,倒入灌肠液,筒内液面与肛门距离 40~60cm 5. 润管排气　连接肛管,润滑肛管前端,排尽管内气体,用调节器夹紧延长管 6. 插管灌液　一手分开臀部显露肛门,嘱病人深呼吸,另一手将肛管轻轻插入直肠 7~10cm,松开调节器,使溶液缓缓流入直肠,密切观察筒内液面下降情况和病人的反应。若液面下降过慢或停止,可移动肛管或挤捏肛管,使堵塞管孔的粪块脱落;若病人感觉腹胀或有便意时,嘱病人深呼吸,同时适当降低灌肠筒高度以减慢流速;若病人出现脉速、面色苍白、出冷汗、剧烈腹痛、心慌气促,应立即停止灌肠,与医生联系,给予处理 7. 拔管　溶液剩少许时夹紧延长管,用卫生纸包裹肛管轻轻拔出放入弯盘内,擦净肛门,脱手套,将弯盘移至治疗车下,嘱病人尽量保留灌肠液 5~10min 再排便,排便后擦净肛门,取出橡胶单及治疗巾,协助病人穿裤子
操作后处理	1. 整理　协助病人取舒适卧位,整理床单位,撤去屏风,开门窗 2. 处理用物　按医院规定分类处理 3. 洗手、记录 (1) 洗手:洗手、脱口罩 (2) 记录:记录灌肠结果、病人反应,签全名

2. 保留灌肠技术操作流程

操作流程	操作步骤
操作准备	1. 环境　整洁、宽敞、光线适宜,关闭门窗,调节室温,用床帘或屏风遮挡 2. 护士　着装整洁、洗手、戴口罩 3. 用物 (1) 治疗盘内放:助洗器、肛管、温开水 5~10ml、弯盘、橡胶单及治疗巾、灌肠液、水温计、执行单 (2) 其他:备便盆及便盆巾、输液架、屏风 4. 灌肠溶液　镇静、催眠用 10% 水合氯醛;抗肠道感染用 0.5%~1% 新霉素或其他抗生素溶液;中药汤剂。溶液量不超过 200ml,温度为 39~41℃
操作过程	1. 核对、解释　将用物携至床旁,核对病人的床号、姓名、腕带信息,确认病人身份,解释保留灌肠法的目的、作用、操作方法及操作中的配合要点,嘱病人排尿 2. 安置卧位　根据病情选择不同的卧位。如为慢性细菌性痢疾,取左侧卧位;如为阿米巴痢疾,取右侧卧位。双腿屈膝,脱裤至膝部,臀部抬高 10ml 并移至床边 3. 垫巾置盘　臀下垫橡胶单及治疗巾,将弯盘置于臀边(图 3-9) 4. 备液排气　戴手套,用助洗器抽吸灌肠液,连接肛管,润滑肛管前端,排尽管内空气,夹管或将管反折 5. 插管注液　一手分开臀部显露肛门,嘱病人深呼吸,另一手将肛管轻轻插入直肠 10~15cm,固定肛管,松开血管钳,使溶液缓缓流入直肠,灌注完毕后夹管;或取下助洗器再吸取溶液,进行再次推注,如此反复,直至推注完毕 6. 注温开水　注入温开水 5~10ml,抬高肛管尾端,使肛管内溶液全部流入

操作流程	操作步骤
操作过程	7. 拔管　夹管或反折肛管,用卫生纸包裹肛管轻轻拔出后将肛管放入弯盘内,擦净肛门,脱手套,将弯盘移至治疗车下,嘱病人保留灌肠液 1h 以上
操作后处理	1. 整理 (1) 协助病人取舒适卧位,可以下床的病人,协助其如厕排便;不能下床者,将便器、手纸、呼叫器放于病人易取处 (2) 排便完毕后及时取出便盆,擦净肛门,撤去一次性治疗巾 (3) 协助病人穿好衣裤,协助病人取舒适卧位 (4) 整理床单位,开窗通风,分类处理用物 2. 洗手、记录 (1) 洗手:洗手、脱口罩 (2) 记录:记录粪便的性质、量、颜色及病人的反应,必要时留取标本送检,签全名

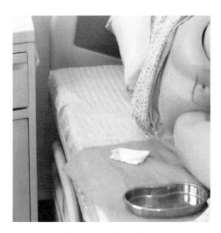

图 3-9　铺巾置盘

(二)护理与健康指导关键点

1. 维护病人的自尊,用屏风遮挡以保护病人的隐私,注意保暖,防止受凉。

2. 根据病人年龄及病情选择灌肠液的种类、量及灌肠的压力。

3. 插管时嘱病人深呼吸,勿做排便动作,尽量延长灌肠液在肠道内的时间。

4. 向病人解释灌肠的目的、作用、操作过程、配合方法及可能引起的不适,如出现气促、心慌、疼痛等异常情况时及时告知并立即停止灌肠。

四、反思与拓展

1. 大量不保留灌肠的器具和灌肠液可以更换吗?

大量不保留灌肠的器具和灌肠液应根据操作环境和条件选择。

(1)**器具的选择**:密闭无菌液体瓶或袋代替灌肠筒,一次性输液器代替连接管,可控式吸痰管代替肛管。

(2)**灌肠液的选择**:灌肠溶液可以选择甘露醇加生理盐水溶液、磷酸钠盐溶液等。

2. 除大量不保留灌肠技术外,还有其他清洁灌肠的方法吗?

有,如小量不保留灌肠、口服全肠道清洁术等。

任务六　留置导尿技能

一、操作目的

留置导尿（indwelling catheterization）的目的是：为需要密切观察病情变化的危重病人记录尿量、测量尿比重；为盆腔手术病人术前留置尿管，保持膀胱空虚，防止手术时误伤膀胱；某些泌尿系统疾病病人手术后留置尿管，便于引流及冲洗，减轻手术切口张力，促进伤口愈合；尿失禁、昏迷等病人引流尿液，保持会阴部和床褥清洁干燥；为尿失禁病人进行膀胱功能训练。

二、护理评估

1. 健康史　评估病人病情、治疗情况，对导尿术相关知识的了解程度。案例二中赵女士患有左肾癌，拟在全麻下行左侧肾癌根治术。

2. 身体状况　案例二中赵女士神志清楚，病情稳定，身体虚弱，贫血貌，术前行留置导尿。

3. 心理-社会状况　案例二中赵女士能够配合治疗，但对手术过程缺乏了解，精神紧张。

三、实施过程

（一）留置导尿技能操作流程

操作流程	操作步骤
操作准备	1. 环境　整洁、宽敞、光线适宜，关闭门窗，调节室温，用屏风遮挡 2. 护士　着装整洁、洗手、戴口罩 3. 用物　治疗盘内：一次性使用导尿包；小橡胶单和治疗巾或一次性尿垫、弯盘、屏风
操作过程	1. 核对、解释　将用物携至床旁，核对病人的床号、姓名、腕带信息，确认病人身份，解释导尿术的目的、作用、操作方法。 2. 安置卧位　松开一侧床尾盖被并折向对侧，协助病人脱对侧裤子，盖在近侧腿上，对侧腿用盖被遮盖，取屈膝仰卧位，两腿略外展，暴露外阴 3. 垫巾开包　将小橡胶单与治疗巾垫于臀下，将弯盘置于会阴处，检查并打开一次性使用导尿包，取出初步外阴消毒用物 4. 初步消毒 （1）女性病人：左手戴手套，将消毒液棉球放入弯盘内，右手持镊子夹消毒液棉球依次消毒阴阜、大阴唇，左手分开大阴唇，消毒小阴唇和尿道口至肛门处，消毒顺序为自上而下、由外至内，每个棉球只用一次，污棉球置于弯盘内。消毒完毕，脱手套，将弯盘及手套放于医疗垃圾桶内 （2）男性病人：一手持镊子夹取消毒液棉球依次消毒阴阜、阴茎、阴囊。另一戴手套的手取无菌纱布裹住阴茎，将包皮向后推，暴露尿道口，自尿道口向外向后旋转擦拭消毒尿道口、龟头、冠状沟数次，每个棉球只用一次，污棉球置于弯盘内，消毒完毕，脱手套，将弯盘及手套放于医疗垃圾桶内 5. 开包备物　在病人两腿之间打开一次性使用导尿包，戴无菌手套，铺孔巾于病人外阴处，暴露会阴部，使孔巾与导尿包内层连成连续无菌区 6. 检查润管　用注射器向导尿管球囊内注入生理盐水 10~15ml，检查球囊无破损后再抽出注入的生理盐水，连接导尿管和引流袋，润滑导尿管前端 7. 消毒插管 （1）女性病人：左手拇指与示指分开并固定小阴唇，右手持镊子夹取消毒液棉球，依次消毒尿道口、两侧小阴唇、尿道口，嘱病人深呼吸，用另一镊子夹持导尿管轻轻插入尿道 4~6cm，见尿后再插入 7~10cm

操作流程	操作步骤
操作过程	（2）男性病人：一手用无菌纱布裹住阴茎并提起，使之与腹壁成 60°角，同时将包皮向后推，暴露尿道口，另一手持镊子夹取消毒液棉球再次消毒尿道口、龟头、冠状沟。将消毒用物移至床尾，将方盘置于洞巾口旁，嘱病人张口呼吸，换另一镊子夹持导尿管对准尿道口轻轻插入 20~22cm，见尿后再插入 7~10cm（图 3-10） 8. 固定引流　连接注射器，根据导尿管上注明的气囊容积向球囊内注入等量的无菌生理盐水，轻拉有阻力感，夹住导尿管尾端，脱手套，移除孔巾，将集尿袋固定于低于膀胱高度的床旁，打开尿管夹子，使尿液引流通畅
操作后处理	1. 整理　将导尿用物弃于医用垃圾桶内，撤除小橡胶单和治疗巾，脱手套，协助病人穿裤，取舒适卧位，整理床单位 2. 处理用物　整理用物，分类处置 3. 洗手、记录 （1）洗手：洗手、脱口罩 （2）记录：记录尿管留置时间

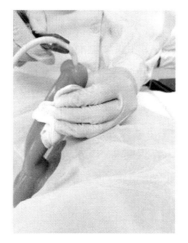

图 3-10　插入导尿管（男性病人）

女性病人留置
导尿技能

（二）护理与健康指导关键点

1. 严格执行无菌操作，预防泌尿系感染。

2. 导尿时用屏风遮挡病人，保护病人的隐私，维护其自尊。

3. 根据病人年龄选择型号合适的导尿管，插管时动作轻柔，以免损伤尿道黏膜。

4. 为女病人导尿时如果导尿管误入阴道，应立即拔出，更换无菌导尿管后再重新插入。

5. 膀胱高度充盈且极度衰弱的病人，第一次放出尿量不可超过 1 000ml，以防引起病人虚脱和血尿。

6. 向病人及家属解释留置导尿管的意义；指导病人摄取足够的水分，减少泌尿系统感染。

四、反思与拓展

1. 如何提高临产妇剖宫产术前的导尿管插入成功率？

临产妇剖宫产术前留置导尿的目的是防止术中误伤膀胱。由于产妇已进入临产状态，有子宫收缩，腹压加大，导尿应在宫缩间歇期进行，同时使导尿管斜向上与会阴约成 45°角，轻轻插入尿道，可避免尿管滑入阴道，提高插入成功率。

2. 如何为老年女性病人准确找到尿道口？

某些老年女性病人因雌激素不足，尿道黏膜萎缩，长度缩短，再加上盆底肌松弛和阴道前壁脱垂，使尿道口回缩进入阴道，导尿时难以找到尿道口。寻找尿道口的技巧是常规消毒后双手戴无菌手套，左手示指、中指并拢，轻轻插入阴道 1.5~2cm，指尖指端关节屈曲，指尖托起阴道前壁，将阴道壁拉紧外翻，即可在外翻的黏膜中找到尿道口。

【评价与转化】

1. 病人及家属的收获　病人及家属理解护士告知的注意事项，并能配合操作；学会部分技能操作的配合措施，身心健康，感觉舒适、安全，无并发症和意外伤害，病人及家属感到满意。

2. 学生的收获　按计划完成了自己小组的基本生活支持技能任务，各项操作流程熟练、规范，未出现任何护理差错，能正确做出护理诊断，采取适当的措施，实施全面护理；能根据病人病情变化及年龄，及时调整工作方案。

3. 护理形式的发展　通过团队合作、反思与拓展，培养了学生的学习能力、管理能力和评判性思维能力，形成了团队合作的护理模式。

【项目考核】

项目名称	基本生活支持技能	
考核案例	郭女士，女，68 岁，因"劳累后突发头痛、呕吐，继而晕倒 1h"来医院就诊。病人 1h 前剧烈活动后突然出现剧烈头痛，继而晕倒，有高血压病史 15 年。体格检查：T 36.3℃，P 52 次 /min，R 14 次 /min，BP 180/130mmHg，浅昏迷，急查计算机断层成像（CT）后诊断为脑出血，为进一步治疗收入院。入院后静脉滴注 20% 甘露醇降低颅内压，并给予留置导尿、鼻饲流质饮食、口腔护理、皮肤护理等基础护理，病人目前神情呆滞，3d 未排大便，腹部可触及坚硬粪块	
步骤	工作过程	考核方法建议
收集资料	详细阅读案例，了解病人的病史和病情资料，评估病人的身心状况，提出护理问题	
计划与决策	1. 讨论分析案例 （1）分析主要护理诊断 / 问题 （2）提出护理要点 （3）制订护理工作方案 （4）任务及角色分配 2. 操作任务　铺床技能、口腔护理、鼻饲技能、留置导尿技能、灌肠技能	自我评价 互评评价 教师评价
任务实施	根据任务和角色分配，合作完成操作任务	
评价	1. 任务完成效果评价（依据操作评价标准进行评价） 2. 针对任务完成效果进行反思	

练习题

（孙先越）

项目四 | 皮肤、伤口、造口护理技能

教学课件

思维导图

流程图及标准

学习目标

1. 掌握乙醇或温水擦浴技能、压力性损伤的预防及护理、基本止血与包扎技能、伤口护理、造口护理的操作流程、护理与健康指导关键点。

2. 熟悉乙醇或温水擦浴技能、压力性损伤的预防及护理、基本止血与包扎技能、伤口护理、造口护理的操作目的、护理评估。

3. 了解乙醇或温水擦浴技能、压力性损伤的预防及护理、基本止血与包扎技能、伤口护理、造口护理的反思与拓展、相关案例讨论。

4. 学会分析案例，提出问题，做出计划及决策。

5. 具备无菌观念、爱伤观念、慎独修养、人文关怀精神。

【导入情境】

案例一：李先生，60岁，因"突发左上下肢无力，跌倒30min"来医院就诊。病人晨起锻炼时突发左侧上下肢无力，继而跌倒，有高血压病史15年，未规律服药，有时饮酒。体格检查：T 37.1℃，P 90次/min，R 20次/min，BP 180/110mmHg，病人神志清楚，言语尚可，左侧鼻唇沟变浅，伸舌偏左，左侧肢体肌力为2级、针刺觉减退。无头部摔伤，无恶心、呕吐等不适。头颅CT示：右侧基底节区及侧脑室旁出血。门诊以"脑出血"收入院。入院后第3天，病人出现咽痛、发热，伴头痛、乏力、全身肌肉酸痛，体温39.8℃，诊断为"急性上呼吸道感染"。护士遵医嘱为病人进行乙醇擦浴降温。

案例二：刘先生，35岁，因"车祸致右侧下肢开放性损伤1h"来医院就诊。1h前病人外出时不慎遭受轿车撞击右下肢，导致右下肢开放性损伤、出血、伤口污染、疼痛，能站立行走，既往健康。体格检查：T 36.5℃，P 88次/min，R 22次/min，BP 112/68mmHg，病人神志清楚，紧张焦虑。护士遵医嘱立即给予清创止血包扎。

案例三：郭先生，50岁，因"脓血便2周"来医院就诊。近半年来病人无明显诱因出现大便次数增多，每日3~4次，为黏液便，偶有脓血便，伴有里急后重感，无其他不适，未处理，近2周频繁出现脓血便，既往体健，喜食脂肪餐。体格检查：T 36.8℃，P 80次/min，R 20次/min，BP 127/72mmHg，焦虑。结肠镜检查显示：距肛门5cm可见一菜花样肿物，表面凹凸不平，被覆污苔，肿物侵犯肠壁一周。病理结果为直肠低分化腺癌，胸片及腹部CT均未见转移。门诊以"直肠癌"收入院。完善相关检查后行"直肠癌根治术"，术后左下腹留置结肠造瘘口。护士遵医嘱给予造口护理。

【问题】

1. 上述案例中涉及哪些护理技能？

2. 请对案例给予的各种信息进行分析,提出护理问题,并制订出小组护理工作计划。

3. 思考实践中如何灵活地、创造性地设计护理过程;应做好哪些健康宣教;如何使病人得到最佳身心护理。

【计划及决策】

1. 上述案例涉及的皮肤、伤口、造口护理技能 乙醇或温水擦浴技能、压力性损伤的预防及护理、基本止血与包扎技能、伤口护理、造口护理。操作过程中应注意小组协作,可由多人完成。

2. 评估病人的情况 病情、目前身心状况、医疗诊断、护理诊断/问题、局部皮肤情况、操作目的及注意事项等。

(1)案例一中李先生的情况分析及护理要点

1)护理诊断/问题:①躯体移动障碍 与脑出血后左侧肢体肌力减退有关。②体温过高 与急性上呼吸道感染有关。③知识缺乏:缺乏脑出血防治与康复的知识。

2)护理要点:①观察病人的生命体征,按时翻身,避免身体出现压力性损伤,增加营养,提高机体免疫力,促进肢体的血液循环及功能恢复。②使用乙醇或温水擦浴降温时,注意观察病人的病情变化。③向病人及其家属讲解脑出血的病因、临床表现、治疗和康复方法以及预防措施等。

(2)案例二中刘先生的情况分析及护理要点

1)护理诊断/问题:①急性疼痛 与皮肤组织损伤有关。②皮肤完整性受损 与车祸所致局部组织损伤及出现伤口有关。③焦虑 与担心预后不良有关。

2)护理要点:①采用药物止痛或麻醉止痛等方法缓解伤口疼痛和操作中引起的疼痛。②在无菌操作原则指导下,对伤口进行清创、止血、包扎处理。③因车祸致急性创伤,病人担心预后不良,从而引起焦虑。护理过程中应积极有效沟通,做好病人的心理疏导。

(3)案例三中郭先生的情况分析及护理要点

1)护理诊断/问题:①焦虑 与畏惧癌症、担心手术预后及生活方式改变有关。②体像紊乱 与手术造口致排便方式改变有关。③知识缺乏:缺乏有关直肠癌、肠道手术注意事项及造口护理相关的知识。

2)护理要点:①病人得知患癌、手术后造口影响自我形象、生活和工作而焦虑,护理过程中注意与病人进行良好的沟通,做好疾病相关知识的解释,并给予心理疏导。②事先告知病人疾病的相关知识,提高其对形体改变的认识和适应能力,鼓励病人表达形体改变所致的心理感受并提供情感支持。③向病人及其家属讲解病情、肠道手术的注意事项及造口护理相关的知识,增强其对相关知识的了解。

3. 合理设计工作方案 设计综合案例的护理工作方案过程是复杂的,应及时根据病人的情况变化,灵活地、创造性地设计乙醇或温水擦浴技能、压力性损伤的预防及护理、基本止血与包扎技能、伤口护理、造口护理的操作流程并及时调整工作方案。

4. 正确实施工作方案,规范完成下列五项工作任务。

任务一 乙醇或温水擦浴技能

一、操作目的

乙醇或温水擦浴(alcohol or tepid sponge bath)的目的是为高热病人降温。

二、护理评估

1. 健康史　病人病情、治疗情况，有无血液系统和皮肤疾病史，有无乙醇过敏史。案例一中李先生因脑出血入院，入院后第3天出现急性上呼吸道感染。

2. 身体状况　案例一中李先生神志清楚，言语尚可，出现咽痛、发热，伴头痛、乏力、全身肌肉酸痛，体温39.8℃。

3. 心理 – 社会状况　案例一中李先生神志清楚，情绪低落，能配合治疗。

三、实施过程

（一）乙醇或温水擦浴操作流程

操作流程	操作步骤
操作准备	1. 环境　整洁、宽敞、光线适宜，关闭门窗，用床帘或屏风遮挡 2. 护士　着装整洁，洗手，戴口罩 3. 用物　大毛巾、小毛巾、清洁衣裤、便器、冰袋及套、热水袋及套；温水或25%~35%乙醇200~300ml，手消毒液
操作过程	1. 核对、解释　核对病人的床号、姓名、腕带信息，确认病人身份，向病人或家属介绍乙醇或温水擦浴的目的、过程、方法、配合事项及操作中可能出现的不适，取得病人的配合 2. 安置病人　协助病人移向护士，取舒适平卧位，遮挡病人，按需使用便器 3. 放置冰袋、热水袋　冰袋置于病人头部，热水袋置于病人足底部 4. 擦拭双上肢　病人取仰卧位，协助病人脱上肢衣袖，先脱近侧后脱远侧（先脱健侧后脱患侧），露出一侧上肢，下垫大毛巾，将浸有乙醇或温水的小毛巾拧至半干呈手套状缠于手上，按照以下顺序擦拭：①颈外侧→肩→上臂外侧→前臂外侧→手背。②侧胸→腋窝→上臂内侧→前臂内侧→手心（图4-1），擦拭后用大毛巾擦干皮肤（图4-2）。同法擦拭对侧上肢 5. 擦拭背部　协助病人取侧卧位，露出背部，下垫大毛巾，由颈下肩部到臀部擦拭（图4-3），擦拭后用大毛巾擦干皮肤，更换上衣 6. 擦拭下肢　病人取仰卧位，协助病人脱裤子，先脱近侧后脱远侧（先脱健侧后脱患侧），露出一侧下肢，下垫大毛巾，将浸有乙醇或温水的小毛巾拧至半干呈手套状缠于手上，按照以下顺序擦拭：①外侧：髂骨→下肢外侧→足背。②内侧：腹股沟→下肢内侧→内踝。③后侧：臀下→下肢后侧→腘窝→足跟（图4-4），擦拭后用大毛巾擦干皮肤。同法擦拭对侧下肢 7. 严密观察　擦浴过程中注意观察病人的反应，如出现寒战、面色苍白、脉搏和呼吸异常等情况，应立即停止擦浴，及时处理 8. 撤热水袋　擦浴结束后，取下热水袋 9. 撤冰袋　30min后测体温，体温降至39℃以下时取下冰袋，在体温记录单上记录降温后的体温
操作后处理	1. 整理　协助病人取舒适卧位，整理床单位 2. 用物处理　用物分类消毒、处理 3. 洗手、记录 （1）洗手：洗手，脱口罩 （2）记录：记录乙醇或温水擦浴的时间、反应及效果，签全名

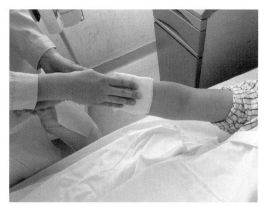

图 4-1　擦拭上肢

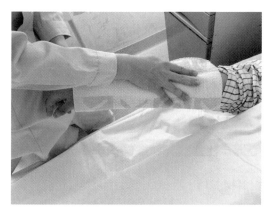

图 4-2　擦干上肢

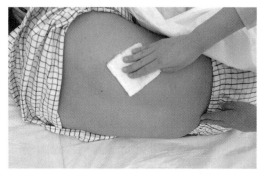

图 4-3　擦拭背部

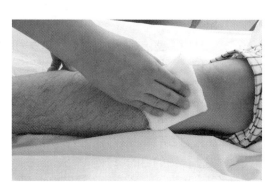

图 4-4　擦拭下肢

（二）护理与健康指导关键点

1. 严格执行查对制度。

2. 擦浴过程中应注意的要点

（1）观察局部皮肤情况及病人的反应。

（2）每侧肢体或背部擦拭 3min，擦浴全过程不宜超过 20min。

（3）以擦拭（轻拍）的方式进行，避免摩擦方式生热。

（4）胸前区、腹部、后颈及足底等部位禁忌擦浴；乙醇擦浴禁用于新生儿及患血液病的高热病人。

（5）头部置冰袋，有利于降温并防止头部充血而致头痛；足部放热水袋，促进足底血管扩张，减轻头部充血，使病人感觉舒适。

（6）擦拭腋窝、肘窝、腹股沟、腘窝等血管丰富处时，稍用力并延长停留时间，以促进散热。

3. 健康指导要点

（1）护理人员对病人及家属解释乙醇或温水擦浴降温的目的、作用、方法，消除病人的紧张心理，取得病人及家属的配合。

（2）乙醇擦浴时，要随时观察病人的变化，如果发现病人有寒战、面色苍白或脉搏、呼吸异常的现象，应该立即停止擦浴，并给予相应的处理。

（3）擦拭部位不要一次暴露太多，按照擦浴顺序依次露出擦拭部位，避免病人受凉。

四、反思与拓展

物理降温的方法除乙醇或温水擦浴外，还有其他方法吗？

还有其他方法，应根据不同病人选择不同的降温方法。

1. 低室温法　适用于患病儿童发热情况下的降温，将患儿置于室温约 24℃ 的环境中，使皮肤与外界空气接触,缓慢降温,但若患儿伴有寒战,不宜使用此方法。

2. 头部冷湿敷 适用于低热或中度发热情况下的降温,将毛巾用 20~30℃ 冷水浸湿后敷在病人前额,每隔 3~5min 更换一次,持续 15~20min。

3. 盐水灌肠 适用于婴幼儿发热不适合用药物降温的情况,准备温度为 28~32℃ 的生理盐水 200~500ml,尽量保留 30min 后排出。

4. 退热贴 广泛适用于病人发热、消暑和高温作业等情况,属于物理降温用品,勿贴于敏感性及创伤性皮肤,需在医生指导下使用。

任务二　压力性损伤的预防及护理

一、操作目的

压力性损伤预防及护理(stress injury prevention and care)的目的是维持身体的完整性,促进舒适,预防感染,防止压力性损伤及其他并发症发生。

二、护理评估

1. 健康史 病人病情、治疗情况,有无血液系统和皮肤疾病史,有无乙醇过敏史。案例一中李先生因脑出血入院。

2. 身体状况 案例一中李先生神志清楚,言语尚可,左侧肢体肌力为 2 级、针刺觉减退,活动受限。

3. 心理－社会状况 案例一中李先生神志清楚,情绪低落,能配合治疗。

三、实施过程

（一）压力性损伤的预防及护理操作流程

操作流程	操作步骤
操作准备	1. 环境　整洁、宽敞、光线适宜,用床帘或屏风遮挡 2. 护士　着装整洁,洗手,戴口罩 3. 用物　清洁盘、治疗车、皮肤护理记录卡、温水、非碱性肥皂或清洁剂、脸盆、大毛巾、R 型翻身垫、多层硅胶泡沫敷料
操作过程	1. 核对、解释　核对病人的床号、姓名、腕带信息,确认病人身份,向病人或家属介绍压力性损伤预防及护理的目的、过程、方法、配合事项及操作中可能出现的不适,取得病人的配合 2. 评估皮肤　协助病人翻身侧卧、俯卧及仰卧,暴露皮肤,观察易受压部位的情况,如有无红斑及受压范围,盖上大毛巾 3. 皮肤护理　①保持皮肤和床铺清洁、干燥,避免局部不良刺激。②清洁易受压部位皮肤时,避免用力擦洗,防止皮肤损伤。③大小便失禁病人建议使用高吸水性失禁产品,定期检查失禁情况,及时处理排泄物。④使用柔软的多层硅胶泡沫敷料等皮肤保护用品,保护易受压部位皮肤。⑤摆放体位时避免红斑区进一步受压 4. 营养评估及支持　采用营养筛选工具进行全面营养评估,制订个体化营养支持计划 5. 体位变换　定时翻身是长期卧床病人最简单而有效的解除受压部位压力的方法。一般每 2h 翻身一次,必要时 30min 翻身一次 6. 选择和使用合适的支撑面　如使用泡沫床垫、气垫床等设备,有利于病人身体的压力再分布,防止局部长时间受压

操作流程	操作步骤
操作过程	7.鼓励病人早期活动 鼓励病人在病情允许时尽早开始肢体功能锻炼和下床活动,可有效预防压力性损伤的发生
操作后处理	1.整理 协助病人取舒适卧位,整理床单位 2.用物处理 拉起床挡,清理用物 3.洗手、记录 (1)洗手:洗手,脱口罩 (2)记录:在皮肤护理记录卡上记录病人皮肤情况及护理措施,签全名

（二）护理与健康指导关键点

1. 操作时应根据人体力学原理,遵循节力原则,采取节力措施。

2. 更换体位时避免拖、拉、拽,注意观察局部皮肤情况。

3. 皮肤清洗频率应根据病人情况确定,在清洗、擦干和使用防护产品时,避免过度用力,以免损伤皮肤。

4. 健康指导要点

(1) **饮食指导**:给予高蛋白、高热量、富含维生素的饮食,必要时可少食多餐。

(2) **日常生活指导**:床铺应松软平整,经常检查病人受压部位皮肤情况,一般每 2h 翻身一次,翻身时避免用推、拖、拉、拽等方法,以防损伤皮肤,大小便失禁的病人要及时清洁,保持皮肤和被褥的清洁、干燥。

四、反思与拓展

1. 压力性损伤易患人群及部位有哪些?

(1) **易出现压力性损伤的人群**

1) 长期卧床或处于坐位不动者:当身体长时间处于同一位置时,皮肤受到持续压力而导致血液循环受阻,容易引发压力性损伤。

2) 血管或神经疾病者:血管和神经系统的功能受损,可能导致血液供应不足或感觉减退,增加发生压力性损伤的风险。

3) 老年人:随着年龄增长,皮肤弹性和再生能力减弱,老年人的皮肤更容易受到损伤。同时,老年人常出现体力下降、活动能力减退,长时间处于同一位置也会增加压力性损伤的风险。

4) 重度肥胖者:肥胖会增加对局部皮肤的压力,特别是在长时间处于坐位或卧床时,对皮肤的压力更大,容易导致压力性损伤的发生。

5) 慢性疾病病人:某些慢性疾病,如糖尿病、心血管疾病、恶性肿瘤等,会导致血液循环不畅或免疫系统功能下降,增加压力性损伤的风险。

(2) **易患压力性损伤的部位**

1) 仰卧位:好发于枕骨粗隆、肩胛骨、肘部、脊柱隆突处、骶尾部及足跟部。

2) 侧卧位:好发于耳郭、肩峰、肋骨、肘部、膝关节内外侧及内外踝处。

3) 俯卧位:好发于面颊部、耳郭、肩部、女性乳房、男性生殖器、髂嵴、膝部及足尖处。

4) 坐位:好发于坐骨结节处。

2. 压力性损伤的分期及表现有哪些?

(1) **I 期**:皮肤完整,局部出现压之不变白的红斑,在深色的皮肤变化可能不同。在可见的变化之前,可能出现压之变白的红斑或感觉、温度、硬度的变化。

（2）**Ⅱ期**：出现部分皮层缺损，伴真皮暴露，创面有活力，呈粉红色或红色，湿润，也可表现为完整的或溃破的浆液性水疱。

（3）**Ⅲ期**：全层皮肤缺损，可见皮下脂肪，通常可见肉芽组织和伤口边缘卷曲，可出现腐肉和／或焦痂，可出现潜行及窦道，但未见筋膜、肌肉、肌腱、韧带和骨骼。组织损伤的深度因解剖位置而异。脂肪丰富的区域可发展成较深的伤口。

（4）**Ⅳ期**：全层皮肤和组织缺失，伴有筋膜、肌肉、肌腱、韧带和骨骼的暴露或可直接触及；可出现腐肉和／或焦痂，通常会有边缘卷曲、潜行及窦道，损伤深度因解剖位置而异；有潜在的骨髓炎风险。

（5）**不可分期压力性损伤**：全层皮肤和组织缺失，因创面被腐肉和／或焦痂覆盖，组织损伤程度无法确定。如果清除腐肉和／或焦痂，将表现为Ⅲ期或Ⅳ期压力性损伤。位于缺血下肢或足跟部的稳定型焦痂（干燥、黏附、完整而无红斑或波动感）不应被软化或去除。

（6）**可疑深部组织压力性损伤**：由于压力和／或剪切力造成的皮下组织损伤，局部完整的皮肤出现紫色或褐红色改变，或充血性水疱。

3. 用于压力性损伤治疗的人工合成敷料有哪些？

（1）**海绵敷料**：目前常用的海绵敷料成分主要为聚乙烯醇和聚氨酯两种，聚乙烯醇为亲水性的细网孔结构，适用于创面有较多渗液、腔隙较深或植皮术前创面准备的病人；聚氨酯则为疏水性的大网孔结构，适用于需要保护的深部组织，以及水肿、污染较为严重的创面。

（2）**泡沫敷料**：泡沫敷料的主要成分为聚氨基甲酸乙酯或不透明的硅酮海绵状聚合物，分为自粘型和需二级敷料固定的非自粘型，适用于中重度渗出创面、新生肉芽创面、压力性创面以及供皮区创面。

（3）**水胶体敷料**：水胶体敷料的主要成分为羧甲基纤维素，同时辅以人工橡胶及各种黏性物质复合而成，适用于皮肤挫伤、Ⅰ~Ⅱ度烧伤、供皮区创面以及新生肉芽创面等。

（4）**水凝胶敷料**：水凝胶敷料是由其主要成分水凝胶与其他成分复合加工制备而成，适用于新生肉芽创面以及形状和层次不规则、不统一的创面。

4. 什么是医疗器械相关性压力性损伤？

医疗器械相关性压力性损伤是指因使用诊断或治疗所用的医疗器械而导致的压力性损伤，损伤部位的形状多与医疗器械形状接近或一致，其好发部位常为与医疗器械相接触的皮肤或黏膜处。产生原因与医疗器械本身的材质和设计、病人身体状况和病情、医护人员相关意识和技能等有关。可引起医疗器械相关性压力性损伤的医疗器械主要包括氧气输送设备、监护设备、鼻饲管、气管内设备、辅助排泄设备等。

任务三　基本止血与包扎技能

一、操作目的

基本止血与包扎（hemostasis and dressing）的目的是防止受伤者失血过多，避免伤口再污染和损伤。

二、护理评估

1. 健康史　案例二中刘先生因车祸导致右侧下肢开放性损伤。

2. 身体状况　案例二中刘先生生命体征平稳，神志清楚，右侧下肢开放性损伤，伤口出血、污染、疼痛，能站立行走。

3. 心理－社会状况 案例二中刘先生心理状态为焦虑，积极配合治疗。

三、实施过程

（一）基本止血与包扎操作流程

操作流程	操作步骤
操作准备	1. 环境　整洁、宽敞、光线适宜 2. 护士　着装整洁，洗手，戴口罩 3. 用物　治疗车、治疗盘、不同类型止血带、消毒肥皂水、消毒软毛刷、胶布、绷带、敷料、纱布、生理盐水、3% 过氧化氢、无菌手套、换药包 1 个、垃圾桶 1 个
操作过程	1. 核对、解释　核对病人的年龄、姓名、身份信息，向病人或家属介绍基本止血与包扎的目的、过程、方法、配合事项及操作中可能出现的不适，取得病人的配合 2. 安置卧位　协助病人取舒适且利于包扎的体位 3. 暴露伤口　暴露出血部位、托扶受伤的肢体 4. 伤口处理（图 4-5） (1) 清洗皮肤：操作者洗手、戴手套，用无菌纱布覆盖伤口，再用汽油或乙醚去除周围皮肤的油污，用消毒软毛刷蘸消毒肥皂水擦洗伤口周围皮肤并用生理盐水冲洗。更换手套及纱布，同法清洗第二遍，用消毒纱布擦干皮肤。 (2) 清洗伤口：去掉覆盖伤口的纱布，以生理盐水冲洗伤口，用消毒镊子或小纱布球轻轻除去伤口内的污血、血凝块和异物 (3) 消毒伤口：用碘伏棉球由内向外环行消毒伤口，范围达伤口周围 15cm 5. 包扎固定　伤口消毒后，沿伤口长轴覆盖敷料，面积超过伤口周边至少 3cm，一般沿敷料垂直方向贴胶布，包扎时一手持绷带，一手打开绷带，在原处环绕 2 周（图 4-6），然后卷带折角斜旋，由远心端向近心端包扎，缠绕绷带时下一圈应压住上一圈的 1/3~1/2，伤口完全包扎后，环绕 2 圈，反折绷带成三角形，确定包扎松紧合适、患肢末端血液循环良好后，胶布与肢体纵轴垂直粘贴固定 6. 抬高患肢　用软枕（垫）抬高患肢，以促使血液回流（图 4-7）
操作后处理	1. 整理　协助病人取合适体位 2. 用物处理　按医院规定分类消毒、处理 3. 洗手、记录 (1) 洗手，脱口罩 (2) 记录伤口情况，签全名

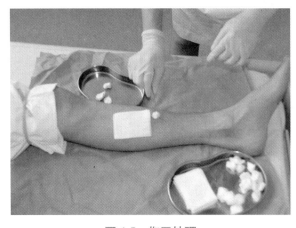

图 4-5　伤口处理

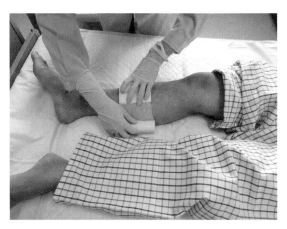

图 4-6　伤口包扎

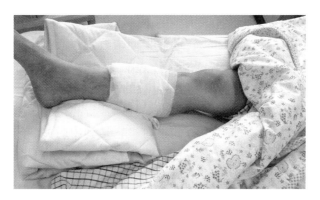

图 4-7 抬高患肢

（二）护理与健康指导关键点

1. 严格执行查对制度和无菌技术操作原则。

2. 伤口必须反复用大量生理盐水清洗后再做止血包扎。

3. 伤口处理时既要彻底切除已失去活力的组织，又要尽量保护和保留有活性的组织，避免伤口感染，促进伤口愈合。

4. 包扎时松紧要适宜，以能容纳一指为宜，定时放松包扎物。

5. 健康指导要点

（1）采用压迫止血法时，应根据不同的受伤部位，正确选择指压点；采用止血带止血时，注意止血带不能直接和皮肤接触，必须先用纱布、棉花或衣服垫好。每隔 1h 松解止血带 2~3min，然后在另一稍高的部位扎紧。

（2）扎止血带的部位不要离出血点太远，以免使更多的肌肉组织缺血、缺氧。严重挤压的肢体或伤口远端肢体严重缺血时，禁止使用止血带。

（3）包扎时要做到快、准、轻、牢。"快"就是包扎动作要迅速、敏捷、熟练；"准"就是包扎部位要准确；"轻"就是包扎动作要轻柔，不能触碰伤口，打结也要避开伤口；"牢"就是要牢固，不能过紧或过松，过紧会妨碍血液流动，影响血液循环，过松容易造成绷带脱落或移动。

（4）头部外伤和四肢外伤一般采用三角巾包扎和绷带包扎。如果抢救现场没有三角巾或绷带，可用衣服、毛巾等物代替。

（5）在急救中，如果病人出现大出血或休克情况，则必须先进行止血和人工呼吸，不要因为忙于包扎而耽误了抢救时间。

四、反思与拓展

1. 常用的止血方法有哪几种？

常用的止血方法主要有压迫止血法、止血带止血法、加压包扎止血法和加垫屈肢止血法等。

（1）**压迫止血法**：这是一种最常用、最有效的止血方法，适用于头、颈、四肢动脉大血管出血的临时止血。当发生外伤出血时，用手指或手掌将伤口近心端的动脉紧压在骨头上，便能达到临时止血的效果。若头部前面出血，可压迫耳前对着下颌关节点的颞动脉止血。若头部后面出血，可压迫耳后乳突附近的枕动脉止血。若颈部动脉出血，可压迫颈总动脉止血，但禁止同时压迫两侧的颈总动脉，以免引起大脑缺氧。若上臂动脉出血，可压迫锁骨上方，胸锁乳突肌外缘，用手指向后方第一肋骨压迫。若前臂动脉出血，可压迫肱动脉止血，方法为用手指掐住上臂肌肉并压向肱骨。若大腿动脉出血，可压住股动脉止血，压迫点在腹股沟皱纹中点搏动处，用手掌向下方的股骨面压迫。

（2）**止血带止血法**：适用于四肢大出血的止血。用止血带绕肢体绑扎打结固定。上肢受伤可扎在上臂上部 1/3 处；下肢受伤将止血带扎于大腿的中部。若现场没有止血带，也可以用纱布、毛巾、布带等环绕肢体打结，在结内穿一根短棍，转动此棍使带绞紧，直到不流血为止。在绑扎和绞止血带时，不要过紧或过松，过紧造成皮肤或神经损伤，过松则起不到止血的作用。

（3）**加压包扎止血法**：适用于小血管和毛细血管的止血。先用消毒纱布或干净毛巾敷在伤口上，再垫上棉花，然后用绷带紧紧包扎，以达到止血的目的。若伤肢有骨折，还要另加夹板固定。

（4）**加垫屈肢止血法**：多用于小臂和小腿的止血。它是利用肘关节或膝关节的屈曲功能，压迫血管达到止血目的。在肘窝或腘窝放入棉垫或布垫，然后使关节屈曲到最大限度，再用绷带把前臂与上臂（或小腿与大腿）固定。

2. 常用的包扎法有哪几种？

（1）绷带包扎

1）环形包扎法：适用于颈部、腕部和额部等处的包扎，绷带每圈需完全或大部分重叠，末端用胶布固定，或将绷带尾部撕开，打一活结固定。

2）螺旋包扎法：多用于前臂和手指包扎，先用环形法固定起始端，把绷带渐渐斜旋上缠或下缠，下圈压上圈的一半或 1/3，呈螺旋形，尾端在原位缠两圈予以固定。

3）"8"字包扎法：多用于肘、膝、腕和踝等关节处的包扎，包扎时以关节为中心，从中心向两边缠，按照一圈向上，一圈向下的方法包扎。

4）回返包扎法：用于头部的包扎，自右耳上开始，经额、左耳上、枕外隆凸下，然后回到右耳上始点，缠绕两圈后到额中时，将绷带反折，用左手拇指、示指按住，绷带经过头顶中央到枕外隆凸下面，由病人或助手按住此点，绷带在头顶中央绷带的两侧回返，直到包盖住全头部，然后缠绕两圈加以固定。

（2）三角巾包扎

1）头部包扎法：将三角巾底边折叠成两指宽，中央放于前额并与眼眉平齐，顶尖拉向脑后，两底角拉紧，经两耳的上方绕到头的后枕部打结。

2）面部包扎法：先在三角巾顶角打一结，套在下颌处，罩于头面部，形似面具。底边拉向后脑枕部，左右角拉紧，交叉压住底边，再绕至前额打结。包扎后，可根据情况，在眼、口处剪开小洞。

3）上肢包扎法：上臂受伤时，可把三角巾一底角打结后套在伤臂的手指上，把另一底角拉到对侧肩上，用顶角缠绕伤臂并用顶角上的小布带结扎，然后把受伤的前臂弯曲到胸前，成近直角形，最后把两底角打结。

4）下肢包扎法：膝关节受伤时，应根据伤肢的受伤情况，把三角巾折成适当宽度，使之成为带状，然后把它的中段斜放在膝的伤处，两端拉向膝后交叉，再缠绕到膝前外侧打结固定。

3. 新型加压止血弹力绷带的原理是什么？

新型加压止血弹力绷带是一种由自然纤维组成的具有四层结构的绷带：止血棉层内部含有止血药物，可起到止血作用；防水层可有效阻挡水分进入，发挥防水的效果；正反两面的粘扣对绷带起到较好的固定作用；绷带边缘的可充气气囊既方便固定绷带，又能够防止绷带卷曲对皮肤造成的损伤，提高舒适度。

任务四　伤口护理

一、操作目的

伤口护理（wound care）的目的是为病人伤口更换敷料，保持伤口清洁，预防及控制感染，促进伤口愈合。

二、护理评估

1. 健康史　评估病情、治疗情况。案例二中刘先生因车祸导致右侧下肢开放性损伤,行清创止血包扎。

2. 身体状况　案例二中刘先生生命体征平稳,神志清楚,右侧下肢开放性损伤,伤口出血、污染、疼痛,能站立行走。

3. 心理-社会状况　案例二中刘先生心理状态为焦虑,积极配合治疗。

三、实施过程

(一) 伤口护理操作流程

操作流程	操作步骤
操作准备	1. 环境　整洁、宽敞、光线适宜 2. 护士　着装整洁,洗手,戴口罩 3. 用物　治疗车、治疗盘、胶布、绷带、纱布、生理盐水、3% 过氧化氢、无菌手套、一次性使用无菌换药包 1 个、棉签、剪刀、探针、刮匙、引流条、垃圾桶 1 个
操作过程	1. 核对、解释　核对病人的床号、姓名、腕带信息,确认病人身份,向病人或家属介绍伤口护理的目的、过程、方法、配合事项及操作中可能出现的不适,取得病人的配合 2. 病人准备　取合适体位以充分暴露伤口部位 3. 揭除敷料 (1)去除外侧敷料:揭去皮肤上的胶布(图 4-8),取下外层敷料,将污染敷料内面向上放于弯盘中,伤口有血液或渗出时戴手套 (2)打开换药包:检查换药包的完整性和有效期,打开换药包,戴无菌手套,在换药操作区域铺上无菌巾。摆放无菌弯盘、无菌镊子、棉球及纱布,将碘伏棉球放置于弯盘中,清点棉球数量 (3)去除内侧敷料:用镊子揭去伤口内层敷料(图 4-9),将敷料放置于弯盘内 (4)查看伤口:查看伤口的类型、大小、深度、弹性、基底颜色,伤口渗液量、液体性状及异味,周围皮肤有无浸渍、伤口有无红肿等 4. 清理伤口 (1)消毒:左手持无菌镊子传递消毒棉球,用接触伤口的镊子以持笔式夹住消毒棉球,沿伤口纵向由内向外消毒 3 遍,消毒范围距伤口不小于 5cm,用过的棉球放到弯盘内,清点棉球数量 (2)清洗:用 3% 过氧化氢溶液或生理盐水冲洗伤口,再用生理盐水棉球轻拭伤口 5. 换新敷料 (1)敷纱布:根据伤口情况,敷以药物纱布、油纱或引流条 (2)覆盖:双手持镊子展开无菌敷料,覆盖 6~8 层于伤口处,必要时加棉垫或泡沫敷料 (3)固定:用胶布或绷带沿与肢体或躯体长轴垂直的方向妥善固定(图 4-10)
操作后处理	1. 整理　协助病人取舒适卧位 2. 用物处理　用物分类消毒、处理 3. 洗手、记录 (1)洗手:洗手,脱口罩 (2)记录:病人及伤口情况,签全名

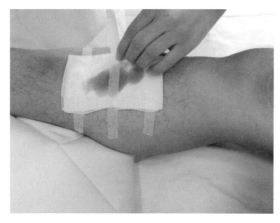

图 4-8 揭去胶布

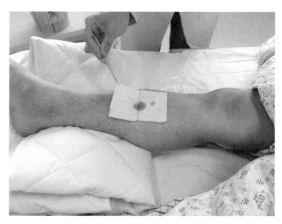

图 4-9 揭去内层敷料

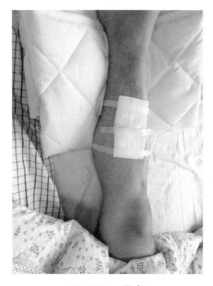

图 4-10 固定

伤口护理操作

（二）护理与健康指导关键点

1. 换药过程中，严格遵循查对制度和无菌技术操作原则，防止交叉感染，用一只镊子接触伤口，另一只镊子传递无菌物品，两镊子不可交叉使用。

2. 操作过程注意事项

（1）取与伤口粘住的最里层敷料时，应先用生理盐水浸润后再揭去，以免损伤肉芽组织或引起创面出血。

（2）换药前后要清点棉球数量，防止棉球遗落在深部伤口内而引起伤口难愈合。

（3）感染伤口换药时应做好床边隔离，传染性伤口的换药器械、敷料应专用。

（4）多种伤口换药时，应遵循先换清洁伤口，其次换污染伤口，再换感染伤口，最后换特殊感染伤口的顺序。

3. 健康指导要点

（1）换药后保持伤口清洁干燥，如出现伤口渗出液量过多、伤口剧烈疼痛、敷料潮湿等情况，应立即来医院复查，切不可擅自处理。伤口完全愈合后方可洗澡，洗澡时宜采用淋浴方式。

（2）对伤口较大的病人，应给予高热量，高蛋白，富含维生素、矿物质和微量元素的食物，避免进食辛辣刺激性食物，戒烟限酒。

（3）**个人卫生与休息**：病人应保持皮肤清洁，保持伤口清洁，防止伤口被污染。

四、反思与拓展

1. 不同情况的伤口如何处理？

（1）**分泌物少的浅表创面**：用盐水纱布覆盖。

（2）**分泌物少而较深的创面**：一般以盐水纱条引流。

（3）**分泌物较多且较深的创面**：可选用皮管或卷烟条引流，必要时采用负压吸引。如果坏死组织较多、有异物，需清创去掉坏死组织，用3%过氧化氢消毒溶液冲洗。当怀疑有厌氧菌感染时，如破伤风杆菌感染，需清创、用3%过氧化氢溶液冲洗，敞开伤口。

（4）**高出皮肤或不健康的肉芽组织**：可用剪刀剪平或先用硝酸银腐蚀，再用生理盐水中和；或先用纯石炭酸腐蚀，再用75%乙醇中和。

（5）**肉芽组织水肿**：可用3%~5%氯化钠溶液湿敷。

2. 什么样的伤口需要去医院处理？

（1）压迫止血时间超过5min仍未止血的伤口。

（2）被动物或人咬伤出血的伤口。

（3）较深或者较大的伤口。

（4）被玻璃或金属嵌入、扎入的伤口。

（5）有红肿热痛和脓液，出现感染迹象的伤口。

任务五　造口护理

一、操作目的

造口护理（stoma care）的目的是保持造口周围皮肤的清洁、减轻炎症反应，使肠道内的排泄物排出通畅。

二、护理评估

1. 健康史　病人病情、治疗情况。案例三中郭先生为直肠癌根治术后。

2. 身体状况　案例三中郭先生左下腹留置结肠造瘘口。

3. 心理－社会状况　病人心理状态为焦虑，能配合护理。

三、实施过程

（一）造口护理操作流程

操作流程	操作步骤
操作准备	1. 环境　整洁、宽敞、光线适宜，用床帘或屏风遮挡 2. 护士　着装整洁，洗手，戴口罩 3. 用物　治疗车、温水、棉签、治疗盘、造口底盘、造口袋、造口袋夹、皮肤保护膜、粘胶去除剂、防漏环、造口护肤粉、造口固定腰带、剪刀、造口度量尺、纱布或棉球、弯盘、治疗碗及镊子、治疗巾、无菌生理盐水
操作过程	1. 核对、解释　核对病人的床号、姓名、腕带信息，确认病人身份，向病人或家属介绍造口护理的目的、过程、方法、配合事项及操作中可能出现的不适，取得病人的配合 2. 安置铺巾　协助病人取舒适体位，铺治疗巾于造口旁

操作流程	操作步骤
操作过程	3.撤造口袋　由上向下撤离已用的造口袋,观察内容物颜色(图4-11),并放入医用垃圾袋内 4.清洁　用温水清洁造口及周围皮肤,沿造口环形由内向外清洁3遍,范围距伤口不小于5cm,观察周围皮肤及造口的情况 5.测量　用造口度量尺测量造口的大小、形状 6.做记号和修剪底盘　绘线,做记号;沿记号(绘线)修剪造口袋底盘,保证边缘光滑,并使造口底盘与造口黏膜之间保持适当的空隙(1~2cm),必要时可涂防漏环、保护膜(图4-12) 7.贴造口底盘　撕去修剪好的底盘的粘贴纸,按照造口位置,由下而上将造口底盘贴上,用双手按压底盘3~5min后,用棉签擦干环形贴底盘内侧(图4-13) 8.贴(扣)造口袋　撕去粘贴面上的纸,按照造口位置由下而上将造口袋贴(扣)上,夹好造口袋(图4-14),撤去治疗巾
操作后处理	1.整理　协助病人取舒适卧位,整理床单位 2.用物处理　用物分类消毒、处理 3.洗手、记录 (1)洗手,脱口罩 (2)记录病人情况及造口情况,签全名

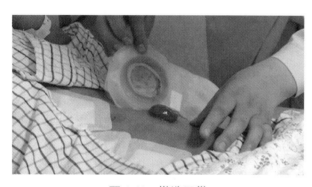

图4-11　撤造口袋

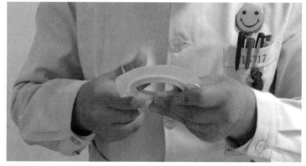

图4-12　修剪底盘

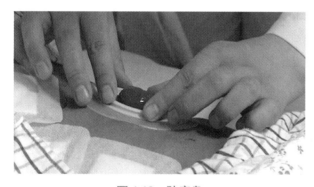

图4-13　贴底盘

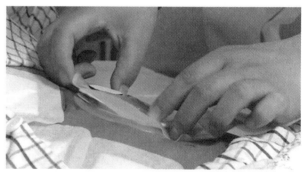

图4-14　贴造口袋

(二)护理与健康指导关键点

1.造口袋更换时间应根据造口的恢复情况而定,可隔天或3~5d换一次,更换造口袋时防止袋内容物排出,污染伤口。贴造口袋前要保证造口周围皮肤干燥,撤离造口袋时注意保护皮肤,防止皮肤损伤。

2.造口袋底盘与造口黏膜之间应保持适当空隙,以1~2mm为宜,缝隙过大,粪便刺激皮肤易引起皮炎，缝隙过小，底盘边缘与黏膜摩擦会引起不适甚至出血。

3. 使用造口辅助用品时，在使用前认真阅读产品说明书。

4. 健康指导要点

（1）饮食应从流质逐渐过渡到普食，少进食容易产气和产生异味以及容易引起腹泻的食物，高纤维食物应避免或减少食用。

（2）避免提重物及从事重体力劳动，以防止造口旁疝等并发症发生，活动时可使用造口腰带增加腹部支撑力，避免裤带压迫造口。

（3）加强造口括约肌功能训练，每日做收缩腹肌的锻炼，增强腹肌收缩力。

四、反思与拓展

1. 造口袋的种类有哪些？

（1）粘贴型造口袋

1）按结构可分为一件式造口袋和二件式造口袋。一件式造口袋的造口袋和底盘连成一体，可直接贴于腹壁，一次性使用，底盘薄、柔软，与皮肤相容性和顺应性好。二件式造口袋包括造口袋和底盘两部分。底盘粘贴于腹壁，造口袋可换下清洗，重复使用。

2）按功能可分为肛肠造口袋和泌尿造口袋。肛肠造口袋的适用对象为肛肠造口者，用于排泄物是大便的病人。泌尿造口袋的适用对象为尿路造口者，用于造口排出水性液体状排泄物的病人。

3）按开口方式可分为开口造口袋和闭口造口袋。开口造口袋便于排空，更换次数相对减少，适用于粪便较多、较稀的情况，多用于回肠造口、手术后病人及粪便较稀的结肠造口病人，也可用于手术后引流物的收集。闭口造口袋一次性使用，方便、免洗，适用于粪便比较成型的情况，故多为结肠造口者选用。

4）按颜色可分为透明袋和非透明袋。透明袋可观察造口和排泄情况，尤其适用于造口手术早期和年纪大的病人。非透明袋隐蔽，减少对病人视觉的刺激，增强病人的自信心和心理承受力，适用于各种造口病人。

（2）**非粘贴型造口袋**：非粘贴型造口袋制作材料和工艺相对简单，价格便宜，但因其必须借助腰带使用，有密封性差、易泄漏等缺点，不适用于腹泻、粪便稀薄或回肠造口者。

（3）**特殊种类造口袋**：除粘贴型造口袋与非粘贴型造口袋，还有独立包装的灭菌造口袋、两件式无环底盘造口袋、预留孔径的造口袋以及迷你型造口袋等特殊种类造口袋。

2. 造口护理常见的并发症及护理措施有哪些？

（1）**接触性皮炎及皮肤机械性损伤**：造口周围皮肤易发生接触性皮炎及皮肤机械性损伤，可适当裁剪造口贴大小，使用造口护理粉，慢慢剥离黏胶等措施。

（2）**造口出血**：更换造口袋时发生刮伤、造口黏膜与皮肤连接处的毛细血管及小静脉破裂、肠系膜小动脉结扎线脱落等原因都可引起造口出血，可对刮伤或出血量小的部位用棉球和纱布压迫止血，出血较多者用药物外敷并及时就诊。

（3）**造口回缩**：手术拆线过早、支撑管过早滑脱、炎症刺激以及肥胖都可引起造口回缩，造成粪便横流，污染手术切口，严重回缩至腹腔内可造成腹膜炎，轻者可用凸面底板，并用皮肤保护剂填于凹陷部位，再装上人工肛门袋，并佩戴专用腰带，严重者需外科修复。

（4）**造口脱垂**：腹壁松弛、造口过大、过度用力以及腹压过高都可引起造口脱垂，轻者可加强对局部黏膜的清洁与护理，局部辅助使用药物，促进局部造口黏膜的愈合，严重者需保护脱出的肠管，及时就诊。

（5）**造口疝**：造口肠管的长期持续蠕动使造口旁孔隙变大，如合并剧烈咳嗽、排尿困难、腹水等使腹压升高可引起造口疝。轻者可采用造口专用腹带，重者可进行修补。

【评价与转化】

1. 病人及家属的收获 理解护士告知的注意事项，并能配合操作；学会了乙醇或温水擦浴、造口袋更换等部分操作技能，促进病人身心健康；病人感觉舒适、安全，无并发症和意外伤害，病人及家属感到满意。

2. 学生的收获 按计划完成了自己小组的皮肤、伤口、造口护理技能任务，各项操作流程熟练规范，未出现任何护理差错，能正确做出护理诊断，采取适当措施，实施全面护理。根据病人病情变化及护理新技术的广泛应用，及时调整工作方案。

3. 护理形式的发展 通过团队合作、反思与拓展，培养了学生的学习能力、管理能力和评判性思维能力，形成了团队合作的护理模式。

【项目考核】

项目名称	皮肤、伤口、造口护理技能	
考核案例	吴先生，61 岁，因"高热 2d、左下肢外伤 1h"来医院就诊。病人 2d 前淋雨受凉后出现高热、全身酸痛、乏力、食欲缺乏等症状，休息后未见好转，遂到医院就诊，在去医院就诊的路上不慎发生车祸，伤及左下肢，病人 4 个月前行经腹直肠癌切除、近端造口、远端封闭术。体格检查：T 39.9℃，P 98 次/min，R 26 次/min，BP 136/85mmHg，病人神志清楚，紧张恐惧，左下肢见一约 8cm×7cm 的开放性伤口，出血较多，伤口处疼痛。实验室检查：WBC 16×10⁹/L，N 87%。门诊以"左下肢腓骨骨折、急性上呼吸道感染、直肠癌术后、结肠造口"收入院。入院后遵医嘱给予伤口清创止血包扎、石膏固定、乙醇擦浴、压力性损伤预防、伤口护理、造口护理	
步骤	工作过程	考核方法建议
收集资料	详细阅读案例，了解病人的病史和病情资料，评估病人的身心状况，提出护理问题	自我评价 互评评价 教师评价
计划与决策	1. 讨论分析案例 (1) 分析主要护理诊断/问题 (2) 提出护理要点 (3) 制订护理工作方案 (4) 任务及角色分配 2. 操作项目 乙醇或温水擦浴、压力性损伤预防及护理、基本止血与包扎、伤口护理、造口护理	
任务实施	根据任务和角色分配，合作完成操作任务	
评价	1. 任务完成效果评价（依据操作评价标准进行评价） 2. 针对任务完成效果进行反思	

ER 4-5

练习题

（高希海）

项目五 | 常用监测护理及身体评估技能

教学课件

思维导图

流程图及标准

学习目标

1. 掌握生命体征、毛细血管血葡萄糖、心电图、心电监护与血氧饱和度监测以及护理体检的操作流程、护理与健康指导关键点。

2. 熟悉生命体征、毛细血管血葡萄糖、心电图、心电监护与血氧饱和度监测以及护理体检的操作目的、护理评估。

3. 了解生命体征、毛细血管血葡萄糖、心电图、心电监护与血氧饱和度监测以及护理体检的反思与拓展、相关案例讨论。

4. 学会分析案例，提出问题，做出计划及决策。

5. 具有爱伤观念、严谨细致的工作作风、乐于探究的科学精神。

【导入情境】

案例一：沈先生，18 岁，因"多尿、多饮、多食和体重减轻"症状加重 3d，恶心呕吐，伴头痛、嗜睡、烦躁 1d，来医院就诊。病人有"1 型糖尿病"病史 6 年，以餐前注射胰岛素控制血糖，血糖不规律，喜食荤餐，很少运动，3d 前受凉后出现咳嗽、咳痰，继而出现乏力、"三多一少"症状加重、食欲减退、恶心呕吐，伴头痛、嗜睡、烦躁、呼吸深快且有烂苹果味。体格检查：T 37.5℃，P 120 次 /min，R 28 次 /min，BP 90/50mmHg，嗜睡，消瘦，皮肤黏膜干燥、弹性差。实验室检查：空腹血糖 22mmol/L，尿酮体 +++。门诊以"糖尿病酮症酸中毒"收入院。入院后给予糖尿病饮食，以及补液消酮、降血糖、纠正电解质及酸碱平衡失调等治疗，严密监测生命体征和血糖的变化。

案例二：刘先生，36 岁，因"晨起锻炼时突发心悸、胸闷、乏力、心前区剧烈疼痛无法缓解"急诊入院。病人今晨在社区打乒乓球时突然出现心悸、胸闷、乏力、心前区剧烈疼痛，伴恶心呕吐和上腹胀痛，休息并含化硝酸甘油不能缓解。体格检查：T 36.5℃，P 110 次 /min，R 26 次 /min，BP 120/80mmHg，神志清楚，恐惧，面色苍白，呼吸急促，心率增快，心尖区第一心音减弱，可闻及粗糙的收缩期杂音。心电图检查发现Ⅱ、Ⅲ、aVF 导联 ST 段抬高呈弓背向上型，Ⅰ、aVL、V_1、V_2 导联 ST 段压低，病人有高血压病病史 5 年，冠心病病史 3 年。门诊以"急性下壁心肌梗死"收入院。医生立即给予绝对卧床休息、吸氧、心电监护、血氧饱和度检测及止痛等治疗。

【问题】

1. 上述案例中涉及哪些监测护理技能？

2. 请对案例给予的各种信息进行分析，提出护理问题，并制订出相应的小组护理计划。

3. 护理实践中如何创造性地设计护理工作过程？应做好哪些健康宣教？怎样才能使病人得到最佳的身心护理？

【计划及决策】

1. 上述案例涉及的监测护理技能 生命体征监测、毛细血管血葡萄糖监测、心电图检查、心电监护及血氧饱和度监测、护理体检等。在操作过程中可由多人完成,实施中注意小组成员之间的协作。

2. 评估病人的情况 病情、皮肤、肢体活动情况、医疗诊断、护理诊断/问题、用药情况以及身心状况。

(1)**案例一中沈先生的情况分析及护理要点**

1)护理诊断/问题:①营养失调:低于机体需要量 与胰岛素分泌不足及作用缺陷有关。②活动耐力下降 与糖代谢障碍、蛋白质分解消耗过多有关。③焦虑 与担心预后有关。④知识缺乏:缺乏糖尿病的有关饮食、运动、用药等方面的知识。⑤潜在并发症:低血糖反应。

2)护理要点:①指导病人改变不良生活习惯,饮食方面要控制总热量、平衡膳食、定时定量并合理进行餐次分配,限盐限酒,维持理想的体重;适度运动,以有氧运动为主,并做好运动日记,以便观察疗效和不良反应。②卧床休息、对症治疗,注意皮肤护理。根据病人的身高、体重和活动量制订糖尿病饮食计划,并督促病人实施饮食计划。③给予心理辅导,指导病人保持良好的心理状态。④向病人讲解糖尿病的病因、临床表现、并发症以及治疗等方面的知识,介绍日常饮食、运动原则、用药和自我护理的相关知识,使病人树立战胜疾病的信心。⑤教会病人自我监测血糖和注射胰岛素的方法,指导病人在日常生活中要注意观察低血糖的症状并及时采取应对措施。

(2)**案例二中刘先生的情况分析及护理要点**

1)护理诊断/问题:①急性疼痛 与心肌缺血、缺氧导致心肌坏死有关。②心输出量减少 与心肌缺血、缺氧导致心肌收缩力下降有关。③潜在并发症:心律失常、心力衰竭和心源性休克。④恐惧 与担心病情及预后有关。

2)护理要点:①急性期绝对卧床 12h,给予 2~5L/min 氧气吸入,纠正缺氧状态,增加心肌供氧,减轻疼痛。②明确病因后可遵医嘱给予止痛药物,观察药物的不良反应。③给予心电监护,密切监测生命体征及病情变化。④安慰病人,给予心理支持,向病人介绍疾病的相关知识,稳定病人的情绪。

3. 合理设计工作方案 完成综合案例的护理是复杂的,应根据病人的病情,做好相关监测护理及身体评估,及时发现病情变化,灵活地、创造性地设计工作方案,及时调整护理计划并正确实施,客观评价护理效果,对病人进行个性化优质护理。

4. 正确实施工作方案,规范完成下列五项工作任务。

任务一 生命体征监测

一、操作目的

生命体征监测(vital signs monitoring)的目的是动态监测病人的体温、脉搏、呼吸、血压变化,为疾病的发生、发展、转归、治疗和护理提供依据。

二、护理评估

1. 健康史 病人病史、治疗情况。案例一中沈先生因"糖尿病酮症酸中毒"收入院,有"1 型糖尿病"病史 6 年。

2. 身体状况 案例一中沈先生咳嗽、咳痰、乏力、"三多一少"症状加重 3d,伴食欲减退、恶心呕吐、头痛、嗜睡、烦躁、呼吸深快且有烂苹果味。30min 内病人有无进食、洗澡、冷疗或热疗、灌肠、剧烈运动、吸烟、情绪紧张等影响监测结果的因素存在。

3. 心理－社会状况　病人紧张焦虑。

三、实施过程

（一）生命体征监测操作流程

操作流程	操作步骤
操作准备	1. 环境　整洁、宽敞、光线适宜，用床帘或屏风遮挡 2. 护士　洗手、戴口罩 3. 用物　治疗盘、弯盘 2 个（其中一弯盘内垫纱布，盛装消毒好的体温计）、血压计、听诊器、纱布、记录单、笔、表。如测量肛温，另备石蜡油、卫生纸、棉签
操作过程	1. 核对、解释　核对病人的床号、姓名、腕带信息，确认病人身份，向病人介绍生命体征监测的项目、目的、方法及操作过程中的配合要点 2. 体位　协助病人取舒适体位，安静休息 20~30min，保持自然呼吸状态，根据病情、年龄等因素选择合适的测量部位 3. 体温监测 (1) 检查体温计：检查体温计有无破损、水银柱是否在 35℃ 以下 (2) 监测体温：协助病人解开衣扣，用纱布擦干腋下，将体温计水银端放于腋窝正中深处，紧贴皮肤，嘱病人夹紧屈肘过胸，防止体温计脱落，保持 10min（图 5-1） 4. 测量脉搏　护士以示指、中指、无名指的指端按压桡动脉，压力适中，以能感觉到脉搏搏动为宜，计数 30s×2，如有异常测量 1min（图 5-2） 5. 测量呼吸　保持测量脉搏姿势，观察病人胸腹部起伏情况，一起一伏为 1 次呼吸，计数 30s×2，如有异常测量 1min（图 5-3）。记录脉搏、呼吸次数 6. 测量血压 (1) 体位：协助病人取坐位或仰卧位，被测手臂肱动脉位置与心脏在同一水平，暴露上臂 1/2 以上，肘部伸直、手掌向上，手臂外展 30°~45° (2) 放置血压计：血压计零点、肱动脉和心脏处于同一水平线，坐位时平第 4 肋，仰卧位时平腋中线；打开血压计盒盖，垂直放妥，开启水银槽开关，驱尽袖带内空气（图 5-4） (3) 缠袖带：将袖带平整地缠于病人上臂中部，袖带下缘距离肘窝 2~3cm，松紧以能容纳一指为宜（图 5-5） (4) 置听诊器：戴听诊器，触摸肱动脉搏动，将听诊器胸件置于肱动脉搏动最明显处，一手稍加固定，另一手握加压气球，关闭气门（图 5-6） (5) 充气：匀速向袖带内充气至肱动脉搏动音消失后再升高 20~30mmHg (6) 放气：缓慢放气，速度以水银柱下降 4mmHg/s 为宜，注意水银柱的刻度和肱动脉声音的变化 (7) 判读数值：视线与水银柱上端保持水平，观察水银柱所指刻度，以听到第一声搏动音的水银柱刻度为收缩压，继续放气，当搏动音突然变弱或消失，此时水银柱刻度为舒张压 (8) 整理血压计：测量完毕，取下袖带，驱尽袖带内余气，关闭气门，卷平放于盒内，将血压计盒右倾 45°，使水银全部流入槽内，关闭水银槽开关，盖上盒盖，放回治疗盘（图 5-7），记录血压值 7. 读取并记录体温：取出体温计，用消毒纱布擦拭后读取测量值，将体温计置于弯盘中放于治疗车下层，记录体温

操作流程	操作步骤
操作后处理	1. 安置病人　协助病人整理好衣服, 取舒适体位, 整理床单位, 进行健康指导 2. 处理　体温计浸泡于消毒液中, 30min 后取出, 用清水冲洗后再用纱布擦干, 甩至 35℃ 以下, 置于清洁容器中备用 3. 洗手、记录 (1) 洗手: 洗手, 脱口罩 (2) 记录: 绘制体温单或录入移动护理信息系统的终端设备。绘制体温单时腋温以 "×" 表示, 相邻两次温度以蓝线相连; 脉搏以红 "●" 表示, 相邻脉搏以红线相连, 脉搏与体温重叠时, 在腋温 "×" 外用红笔画 "○" 表示; 呼吸以红色阿拉伯数字记录, 相邻 2 次呼吸上下错开记录, 免写单位; 血压值按收缩压 / 舒张压 mmHg 记录, 如 120/80mmHg, 当变音与消失音之间有差异时, 两个读数均应记录, 记录方式为收缩压 / 变音 / 消失音, 如 130/78/60mmHg。护士签全名

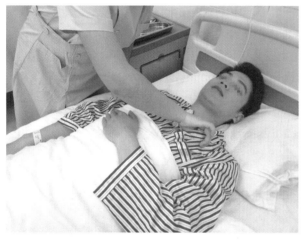

图 5-1　测腋温

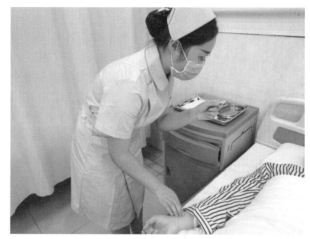

图 5-2　测脉搏

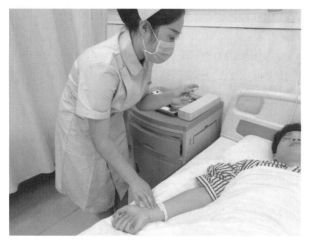

图 5-3　测呼吸

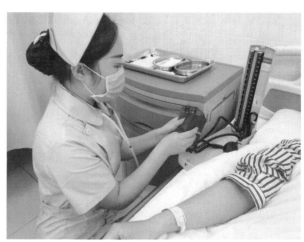

图 5-4　放置血压计

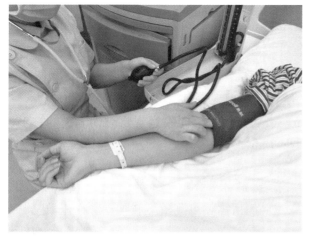

图 5-5　缠袖带

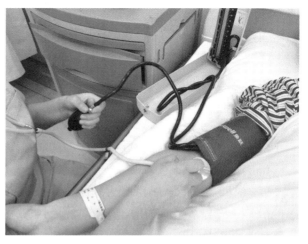

图 5-6　固定听诊器

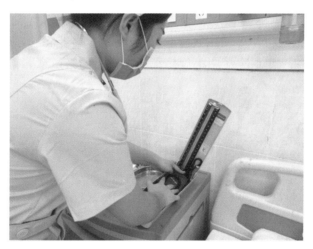

图 5-7　整理血压计

（二）护理与健康指导关键点

1.严格执行查对制度。

2.病人若有进食、沐浴、坐浴、灌肠、剧烈运动、精神紧张等，应让病人安静休息 30min 后再测量，以免影响测量结果。

3.测量体温时应根据病人的病情选择合适的测温部位和方法。

（1）婴幼儿、口腔疾患、精神异常、口鼻术后、张口呼吸、意识不清或不合作的病人不宜测量口温，可选择测量腋温或肛温，测温时护士需在病人身边看护并托扶体温计，防止意外发生。

（2）腋下有创伤、手术、炎症者，腋下出汗较多者，肩关节受伤或消瘦夹不紧体温计者不宜测量腋温。

（3）洗胃、灌肠、导泻后的病人，行直肠、肛门手术的病人，心肌梗死的病人，不宜测量肛温。

（4）偏瘫的病人应选择健侧肢体测量腋温。

4.测量脉搏的注意事项

（1）勿用拇指测量脉搏，因拇指小动脉搏动较强，易与病人的脉搏相混淆。

（2）测量脉搏时应注意脉搏的频率、节律、强弱及动脉壁的弹性。

（3）一般情况下脉搏测量时间为 30s，测得数值乘以 2。危重病人或脉搏异常者应测量 1min。脉搏细弱难以触诊时应用听诊器测量心率 1min。脉搏短绌的病人应由两名护士同时测量，一人听心率,一人测脉搏,由听心率者发出"开始"和"停止"口令,测量1min。

（4）偏瘫病人测量脉搏时应选择健侧肢体测量。

（5）脉搏测量部位除桡动脉以外,可选择颞动脉、肱动脉、颈动脉、股动脉、腘动脉、足背动脉等。

5. 测量呼吸的注意事项

（1）呼吸的频率易受意识影响,测量呼吸前无需解释,避免病人紧张影响测量结果的准确性。

（2）呼吸不规则的病人或者婴幼儿应计时1min。当病人呼吸微弱不宜观察时,可将少许棉花置于病人鼻孔前,观察棉花纤维被吹动的次数,应计时1min。

6. 测量血压的注意事项

（1）根据病人的病情选择合适的血压测量部位,偏瘫、肢体外伤或手术病人应选择健侧肢体。一侧肢体正在输液或输血时,应在对侧肢体测量血压。如病情需要可测量下肢腘动脉血压,记录时需标注下肢血压。

（2）测量血压时血压计的零点和肱动脉与心脏应在同一水平面。血压计零点和肱动脉位置高于心脏平面测得数值偏低,低于心脏平面测得数值偏高。

（3）测量血压时应根据病人的年龄、上臂围等指标选择合适的袖带,袖带宽度一般占上臂的2/3。大多数成年人的臂围为25~35cm,可使用气囊长22~26cm、宽12cm的标准规格。肥胖者或者臂围大者应使用大规格气囊袖带,儿童应使用小规格气囊袖带。袖带过窄测得数值偏高,袖带过宽测得数值偏低。

（4）测量血压时袖带松紧要适宜,袖带过松测得数值偏高,袖带过紧测得数值偏低。

（5）测量血压时充气放气要匀速。充气过猛、过快容易造成水银溢出和病人不适;充气不足或过度充气会影响测量结果。放气过快易导致听不清动脉搏动音,造成读取数值不准确,放气过慢可使静脉充血,舒张压值偏高。

（6）读取血压数值时测量者视线应与水银柱上端保持水平,视线高于水银柱平面时读数偏低,视线低于水银柱平面时则读数偏高。

（7）当动脉搏动音听不清时需要重复测量,应先驱尽袖带内空气,待水银柱降至零点,稍等片刻后再重新测量。

（8）**需长期观察血压时应做到四定**:定时间、定部位、定体位、定血压计。

7. 健康指导要点

（1）向病人解释生命体征测量的目的及注意事项,指导病人测量血压前30min避免出现影响生命体征监测结果的因素。

（2）指导病人测量腋温时上臂要夹紧;测量口温时闭口用鼻呼吸,不要用牙齿咬体温计,如果病人不慎咬破体温计,立即清除口腔内玻璃碎屑以免损伤唇、舌、口腔、食管和胃肠道的黏膜,然后口服蛋清或牛奶以延缓汞的吸收,若病情允许可食含粗纤维的食物以促进汞的排出。

（3）指导病人测量血压前安静休息20~30min,衣袖过紧或过厚时应脱掉上衣,以免影响测量结果。告知病人充气时袖带部位会有紧缩感,不必紧张,手臂放松,勿紧握拳。

知识链接

毫米波智能生命体征监测系统

毫米波智能生命体征监测系统是基于77G毫米波雷达技术,采用高性能芯片、新型天线设计和智能数据处理等先进技术,将微振动探测分辨率提高到微米级别的高精度测量,能够在无束缚的情况下实时准确监测人体心率、呼吸,同时还具有跌倒监测功能,实现了对身体运动和生命体征的精准监测。通过毫米波雷达对心跳、呼吸进行实时监测,并将监测结果上传到物联网云平台，通过与云平台连接的终端设备可随时随地了解监测结果，提供全面和无缝的康养安全服务。系统通过智能感知，摆脱可穿戴设备束缚，适用于多种应用场景，如室内居家健康监测、居家安全监测、新生儿健康监测等。

四、反思与拓展

1. 为婴幼儿监测体温、脉搏、呼吸时与成人有什么不同呢？

（1）婴幼儿不宜测量口温，测量腋温或肛温时均需护士扶托体温计，陪伴在身旁。

（2）婴幼儿测量脉搏、呼吸，计数均需 1min。

（3）婴幼儿哭闹会影响测量数值的准确性，需安抚患儿，分散其注意力，待患儿哭闹停止后再行测量。

2. 不同类型体温计的特点是什么？

（1）**电子体温计**：采用电子感温探头测量体温，测得的温度值直接由数字显示。

（2）**前额体温计**：将体温计黑色面贴在前额，室温下 15s 后可报告结果，适用于小儿。

（3）**红外测温仪**：红外测温仪依据测量部位的不同，分为耳温仪和额温仪，具有测量结果准确、操作方便、安全性能高、用时短、不影响病人休息和睡眠的特点。

1）红外耳温仪：又称红外耳温枪，测温范围为 34.0~44.0℃，是通过测量耳朵鼓膜的辐射亮度，非接触地实现对人体温度的测量。使用红外耳温仪测温时只需将探头对准内耳道，按下测量钮，仅需几秒就可得到测量数据，适合急重病病人、老人、婴幼儿等使用。

2）额温仪：测温范围为 30.0~50.0℃，是通过红外线照射到额头表面反射回来的情况与光谱温度对应表对照，从而得出准确的温度值，常用于人群聚集处。

3. 如何使用电子血压计测量血压？

电子血压计因操作简单、使用方便，成为日常家庭测量血压的首选，主要包括腕式和臂式两种。臂式血压计测量的是肱动脉的波动情况，测量血压值相对准确，测量时保持坐位或仰卧位，将袖带捆绑于上臂（位置及方法同水银血压计），保证袖带高度与心脏高度处于同一水平，按下血压计开关，仪器能自动读出血压的数值。

4. 不同体位、不同部位的血压值有差异吗？

（1）通常立位血压高于坐位血压，坐位血压高于卧位血压，这与重力引起的代偿机制有关。对于长期卧床或使用某些降压药物的病人，若由卧位改为立位时，可出现头晕、心慌、站立不稳甚至晕厥等直立性低血压的表现。

（2）右上肢血压高于左上肢血压，原因是右侧肱动脉来自主动脉弓的第一大分支无名动脉，而左侧肱动脉来自主动脉的第三大分支左锁骨下动脉，由于能量消耗，右侧血压比左侧高 10~20mmHg。下肢血压高于上肢 20~40mmHg，与股动脉的管径较肱动脉粗，血流量大有关。

5. 如何进行下肢血压的测量？

下肢血压测量部位一般为腘动脉，具体方法如下：

（1）协助病人取仰卧位或俯卧位，腘动脉与心脏处同一水平，卷起裤腿或脱一侧裤腿，暴露大腿。

（2）将袖带平整地缠于大腿下部，袖带下缘距离腘窝 3~5cm。

（3）将听诊器胸件置于腘动脉搏动最明显处，其余同肱动脉血压测量法。

（4）记录时注明下肢血压。

6. 高血压的诊断标准是什么？

高血压的诊断标准为：未使用降压药情况下，非同日 3 次测量诊室血压，收缩压≥140mmHg 和 / 或舒张压≥90mmHg；既往有高血压史，现正在服降压药，虽血压＜140/90mmHg，仍可诊断为高血压。

2022 年发布的《中国高血压临床实践指南》推荐我国高血压的诊断标准为收缩压≥130mmHg 和 / 或舒张压≥80mmHg。我国成人高血压病人按血压水平分为 1 级高血压（收缩压 130~139mmHg 和 / 或舒张压 80~89mmHg）和 2 级高血压（收缩压≥140mmHg 和 / 或舒张压≥90mmHg）

任务二　毛细血管血葡萄糖监测

一、操作目的

毛细血管血葡萄糖监测（capillary blood glucose monitoring）的目的是监测病人的血糖变化，了解血糖水平，为调整饮食、运动和药物剂量提供依据。

二、护理评估

1. 健康史　病人的病史、治疗情况。案例一中沈先生因"糖尿病酮症酸中毒"收入院，有"1 型糖尿病"病史 6 年。

2. 身体状况　案例一中沈先生咳嗽、咳痰、乏力、"三多一少"症状加重 3d，伴食欲减退、恶心呕吐、头痛、嗜睡、烦躁、呼吸深快且有烂苹果味。体格检查：T 37.5℃，P 120 次 /min，R 28 次 /min，BP 90/50mmHg，嗜睡，消瘦，皮肤黏膜干燥、弹性差。

3. 心理－社会状况　病人紧张焦虑。

三、实施过程

（一）毛细血管血葡萄糖监测操作流程

操作流程	操作步骤
操作准备	1. 环境　整洁、宽敞、光线适宜 2. 护士　洗手，戴口罩 3. 用物　治疗盘、弯盘、75% 乙醇、棉签、血糖仪、血糖试纸、采血笔、一次性无菌采血针、记录单、笔
操作过程	1. 核对、解释　核对病人的床号、姓名、腕带信息，确认病人身份，向病人介绍毛细血管血葡萄糖监测的目的、方法及操作过程中的配合要点 2. 体位　协助病人取坐位或平卧位，安静休息 3~5min，暴露采血部位（无名指指尖） 3. 装采血针　拧开采血笔，将采血针嵌入芯杆内，去除护帽，套回笔帽，根据皮肤情况选择穿刺深度，刻度"1"穿刺深度最浅，刻度"5"穿刺深度最深，旋紧调整套 4. 消毒皮肤　用 75% 乙醇消毒采血部位两遍，待干 5. 开机准备 （1）开机查看：打开血糖仪，查看试纸开启日期，并将试纸插入血糖仪测试区 （2）调校代码：调校血糖仪中的试纸代码与试纸一致（图 5-8） 6. 采血　捏住病人的指腹，用采血针刺入已消毒的指尖侧面（图 5-9A），用无菌棉签擦拭第一滴血 7. 滴血　待血糖仪显示屏出现滴血标志时，将第二滴血滴入或轻触试纸顶端吸满血样（图 5-9B） 8. 读取结果　滴血后用干棉签按压采血部位，读取显示屏上的血糖值并告知病人，取出血糖试纸，关闭血糖仪

操作流程	操作步骤
操作后处理	1. 安置病人　协助病人取舒适体位,整理床单位,进行健康指导 2. 用物处理　用过的采血针置于锐器盒内,试纸及棉签置于医疗垃圾桶内 3. 洗手、记录 (1)洗手:洗手,脱口罩 (2)记录:将血糖监测结果、监测时间记录在护理记录单上,签全名

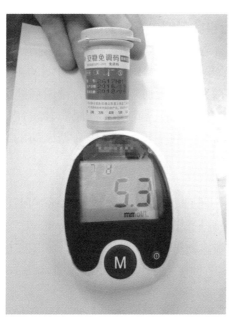

图 5-8　调校试纸代码

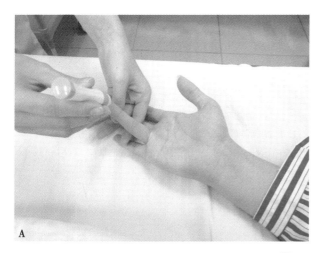
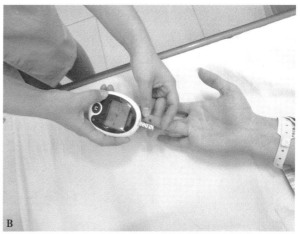

图 5-9　采血

（二）护理与健康指导关键点

1. 严格执行查对制度及无菌操作原则。

2. 血糖试纸需密封保存,避免长时间暴露在空气中,造成测试区酶被氧化,导致血糖测试结果不准确;每更换一盒试纸,必须更换匹配的条形码,以免影响血糖检测结果。

3. 采血量不能少于 0.05ml，切勿以过度挤压采血部位的方式获得血样，以免大量组织间液混入血样而影响血糖测试结果。

4. 严格掌握采血时间，如空腹、餐后 1h、餐后 2h 等。

5. 健康指导要点

（1）指导病人监测血糖前应空腹或按化验要求进食。

（2）教会病人正确应用血糖仪进行血糖监测，根据病人的血糖结果，遵医嘱调整治疗方案并给予恰当的饮食、运动、心理指导。

四、反思与拓展

1. 糖尿病病人为何需要进行自我毛细血管血葡萄糖监测？

自我毛细血管血葡萄糖监测是糖尿病综合管理和教育的组成部分，能反映实时血糖水平，评估饮食、运动、情绪、应激等生活事件以及疾病和药物对血糖的影响，有助于提高治疗的有效性和安全性。通过监测和记录病人的毛细血管血糖水平，为糖尿病病人和医护人员提供动态数据，以便及时调整治疗方案，在一定程度上可延缓或预防糖尿病并发症的发生。需要注意的是，毛细血管血葡萄糖和静脉血糖存在一定程度的差异，不能作为糖尿病的诊断标准指标，只能作为病情监测指标。

2. 糖尿病诊断的标准是什么？

（1）**诊断标准**：糖尿病症状 + 任意时间血浆葡萄糖水平≥11.1mmol/L，或空腹血浆葡萄糖水平≥7.0mmol/L 和 / 或口服葡萄糖耐量试验中 2h 血糖≥11.1mmol/L，和 / 或糖化血红蛋白≥6.5%。

（2）仅 1 次血糖值达到糖尿病诊断标准者，必须在另一天重测上面 3 个血糖指标中的任意 1 个，如果复测的结果未达到糖尿病诊断标准，应让病人定期复查。

3. 什么是动态血糖监测？

动态血糖监测是一种可持续监测病人血糖水平的新型血糖监测方式，可通过埋植在皮下组织内的血糖探头和记录器，将电缆与探头相连，每 3~5 分钟自动记录 1 次组织间液血糖值，可连续 24h 动态监测 288 个血糖值，使用者可直接通过接收器或智能手机实时获知血糖水平。动态血糖监测可了解传统血糖监测方法难以发现的餐后高血糖、夜间低血糖、黎明现象等，协助分析个性化或规律性的血糖波动特点，寻找血糖波动的原因，一般监测 24~72h 内的动态血糖变化。

4. 能否无创测量血糖？

可以，有无创血糖监测仪。

2019 年，我国自主研发的"无创血糖仪"获批上市，该血糖仪可无创监测血糖，使用时将示指或中指放入指夹式探头内便可实现血糖监测，其优势在于无需针刺采血，避免创伤带来的感染风险，极大地减轻了病人的痛苦，在降低血糖管理综合成本的同时，也为血糖的连续监测提供了可能。

任务三　心电图监测

一、操作目的

心电图监测（ECG monitoring）的目的是检查心脏电生理变化，为临床诊断、治疗和护理提供依据。

二、护理评估

1. 健康史　病人的病情、治疗情况。案例二中刘先生因"急性下壁心肌梗死"入院，有高血压病史 5 年、冠心病病史 3 年。

2. 身体状况 案例二中刘先生出现心悸、胸闷、乏力、心前区剧烈疼痛,伴恶心呕吐和上腹胀痛,休息并含化硝酸甘油不能缓解。体格检查:T 36.5℃,P 110 次 /min,R 26 次 /min,BP 120/80mmHg。病人心率增快,心尖区第一心音减弱,可闻及粗糙的收缩期杂音。

3. 心理－社会状况 案例二中刘先生神志清楚,恐惧。

三、实施过程

(一)心电图监测操作流程

操作流程	操作步骤
操作准备	1. 环境 整洁、宽敞、光线适宜,用床帘或屏风遮挡 2. 护士 洗手,戴口罩 3. 用物 治疗车、心电图机、导联线、电极板地线、心电图纸、导电膏、棉签、弯盘、笔
操作过程	1. 核对、解释 核对病人的床号、姓名、腕带信息,确认病人身份,向病人介绍心电图监测的目的、方法及操作过程中的配合要点 2. 体位 协助病人取平卧位、放松,取下身上金属饰品及手表、手机等电子设备 3. 开机 打开心电图机电源开关,检查心电图机性能,暴露病人四肢末端,解开上衣,暴露胸部 4. 连接肢体导联 分别在病人双侧腕关节屈侧上方 3cm 处和双侧内踝上方 7cm 处涂抹适量导电膏,按照"红色－右上肢(图 5-10A)、黄色－左上肢(图 5-10B)、黑色－右下肢(图 5-10C)、绿色－左下肢(图 5-10D)"的关系连接导联电极至四肢涂抹导电膏处 5. 连接胸导联 在病人胸部涂抹导电膏,连接 V_1~V_6 6 个胸导联,导联连接位置如下(图 5-11): V_1:胸骨右缘第 4 肋间 V_2:胸骨左缘第 4 肋间 V_3:在 V_2 与 V_4 连线的中点 V_4:左锁骨中线与第 5 肋间交接处 V_5:左腋前线与 V_4 同一水平 V_6:左腋中线与 V_4 同一水平 可根据需要连接特殊导联 6. 选择标准 调节标准电压控制按钮,校对标准电压,一般为 1mV = 10mm(图 5-12A),选择走纸速度,一般为 25mm/s(图 5-12B) 7. 切换导联,描记波形 启动导联选择按钮,按开始键,依次描记 I、II、III、aVR、aVL、aVF、V_1、V_2、V_3、V_4、V_5、V_6 12 个导联心电图(图 5-13A),每个导联描记 3~4 个完整的心动周期(图 5-13B)
操作后处理	1. 安置病人 描记完毕按停止键,轻轻取下电极并擦净皮肤,协助病人穿好衣服,取舒适体位,整理床单位 2. 用物处理 切断电源,整理导联线,洗净电极并分类整理用物 3. 洗手、记录 (1)洗手,脱口罩 (2)记录:取下心电图纸,注明病人的姓名、性别、年龄、描记日期和时间,标记各导联,签全名

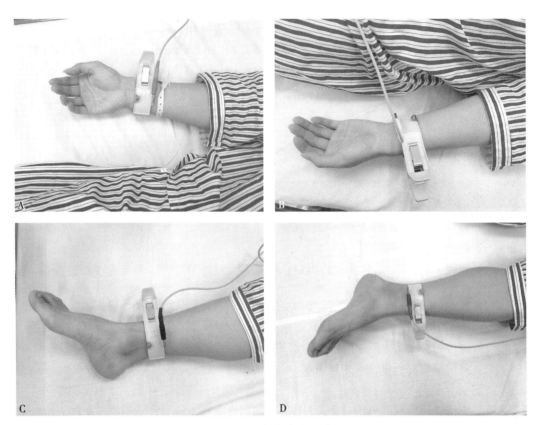

图 5-10　连接肢体导联

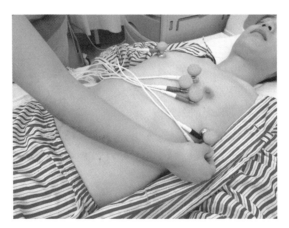

图 5-11　连接胸导联

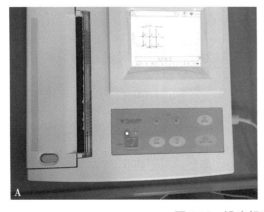
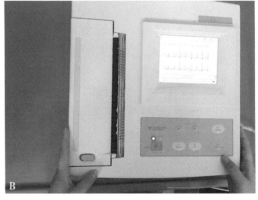

图 5-12　设定标准电压、走纸速度

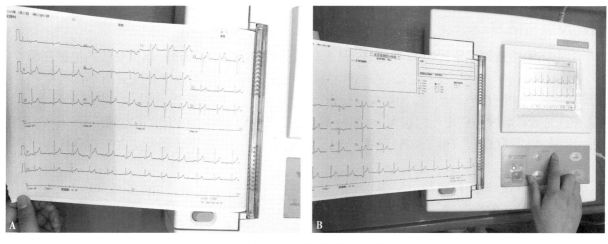

图 5-13　切换导联、描记波形

（二）护理与健康指导关键点

1. 严格执行查对制度。

2. 避免干扰

（1）**室内温度**：室内温度适宜，以免因寒冷而引起肌电干扰。

（2）**检查床规格**：心电图检查床宽度不宜过窄，应大于80cm，避免因肢体紧张而导致的肌电干扰。

（3）**导电剂**：尽量不要使用生理盐水、75%乙醇或自来水代替导电膏，以免引起基线不稳。

（4）**心电图机摆放**：心电图机旁不要摆放其他电器用具。

（5）**地线**：使用交流电源的心电图机必须接地线。

（6）**排除干扰**：检查前应指导病人去掉随身手表、手机等电子设备以排除干扰。

3. 乳房下垂的女性病人胸导联电极安放位置　乳房下垂者应托起乳房，将 V_4、V_5、V_6 导联电极安放在乳房下面的胸壁上，而不应安置在乳房上。

4. 健康指导要点

（1）指导病人心电图检查前需安静休息，一般不在饱餐后或吸烟后检查。

（2）心电图检查前需取下病人四肢佩戴的手表、金属饰品及手机等设备，检查中平静呼吸、全身放松、肢体及躯干勿用力或移动，必要时需屏气记录胸导联。

> ### 知识链接
>
> ## 植入式心脏监测器（ICM）
>
> 　　植入式心脏监测器（insertable cardiac monitor, ICM）也称为植入型心脏记录仪，是一种植入皮下的无线单导联心电图监测设备，可及时发现心律失常，并自动存储记录到心电图数据库，具有创口小、可床边操作、操作时间短的优点，在临床中主要应用于不明原因的晕厥、隐匿性脑卒中、心源性猝死的防治及房颤的筛查与管理等。ICM 小巧精细，植入方便，在病人胸部皮下切开约 1cm 的小口，通过注射方式将 ICM 插入左侧胸部皮下，植入后，病人的生活、出行、做检查都不受影响。ICM 能准确记录房颤、室速、室颤、心动过缓、心脏停搏等恶性心律失常，可以连续工作 2~4 年，能及时、准确、完整地记录症状发作时的心电情况，有效解决了动态心电图监测时间短、监测不连续、病人依从性差等问题。

四、反思与拓展

1. 心电图检查除了常规的 12 个导联, 是否有其他的导联呢? 如果有, 电极安放的位置在哪?

(1) 对疑有右心室肥大、右位心、右心室心肌梗死的病人, 可以加做 $V_3R \sim V_6R$ 导联的心电图, 电极安放在右侧胸壁相当于 $V_3 \sim V_6$ 相对应的位置。

(2) 对疑有后壁心肌梗死的病人, 可加做 $V_7 \sim V_9$ 导联。V_7 导联电极安放于左腋后线, 与 V_4 导联同一水平, V_8 导联电极安放于左肩胛线, 与 V_4 导联同一水平, V_9 导联电极安放于左脊柱旁线, 与 V_4 导联同一水平。

2. 如何进行心电图判读?

(1) **全面的一般性阅读**: 查看 12 导联描记是否正确和完整、病人信息、设定的标准电压及走纸速度。

(2) **判定心电轴方向及钟向转位**: 根据 I、III 导联 QRS 波群主波方向判断有无电轴偏移; 根据胸导联的 QRS 波群过渡波形所在何导联判读有无钟向转位。

(3) **计算心率**: 寻找 P 波, 测量 P-P 间期被 60 除, 即得心率。

(4) **观测 P 波**: 观察和测量 P 波的方向、形态、电压、时间, 判断是否为窦性心律、有无房性心律失常。

(5) **判断有无房室传导阻滞**: 观察 P 波和 QRS 波形的相互关系, 注意各导联 P 波和 QRS 波群的形态、时间、电压变化, 测量 P-R 间期, 判断有无房室传导阻滞。

(6) **观测 QRS 波群**: 观察和测量 QRS 波群的方向、形态、电压、时间, 测量 Q-T 间期, 判断有无室性心律失常及高电压和低电压。

(7) **观测 ST-T**: 观察 ST 段的移位情况和移位形态, T 波的形态改变, 判断有无心肌缺血。

(8) 根据测算结果, 系统而重点地列出心电图特征, 至少考虑心脏在心律、传导、房室肥大和心肌四个方面有无异常, 然后紧密结合病史、临床表现及其他检查资料做出具体、明确的心电图诊断。

3. 心电图检查结果容易受到哪些因素的影响?

(1) 检查前病人是否服用心血管类药物或其他能影响心脏活动的药物。

(2) 病人身上有无干扰心电信号采集的物品, 如金属物品、电子产品等。

(3) 心电图机的设置是否正常。

(4) 电极安放位置是否正确。

(5) 对心电图检测结果的分析是否准确。

任务四　心电监护与血氧饱和度监测

一、操作目的

心电监护 (electrocardiogram monitoring) 和血氧饱和度 (oxygen saturation, SpO_2) 监测的目的是了解和监测病人的心电活动、生命体征、血氧饱和度等参数变化, 为监测病情、诊断、治疗和护理提供依据。

二、护理评估

1. 健康史　病人病情、治疗情况。案例二中刘先生因"急性下壁心肌梗死"入院, 有高血压病史 5 年、冠心病病史 3 年。

2. 身体状况　案例二中刘先生出现心悸、胸闷、乏力、心前区剧烈疼痛, 伴恶心呕吐和上腹胀痛。

病人面色苍白,呼吸急促,心率增快。

3. 心理-社会状况 案例二中刘先生神志清楚,担心预后,情绪焦虑,恐惧。

三、实施过程

(一)心电监护与血氧饱和度监测操作流程

操作流程	操作步骤
操作准备	1.环境 整洁、宽敞、光线适宜,无电磁干扰,用床帘或屏风遮挡 2.护士 洗手,戴口罩 3.用物 治疗车、治疗盘、多功能心电监护仪及监测模块、导联线、配套的血压袖带、血氧饱和度传感器、电极片、75%乙醇棉球、纱布、弯盘、记录单、笔
操作过程	1.核对、解释 核对病人的床号、姓名、腕带信息,确认病人身份,向病人介绍心电监护与血氧饱和度监测的目的、方法及操作过程中的配合要点 2.体位 协助病人取平卧位、放松,取下身上的金属饰品、手表、手机等 3.开机预检 接通电源,打开监护仪开关,检查监护仪性能,校准监护仪上的时间,选择成人模式 4.连接导联和插件 将心电导联线与主机连接,电极片与导联线连接;分别将血氧饱和度插件和血压袖带连接到主机上 5.安放电极片 暴露胸部,用75%乙醇棉球清洁安放电极片部位的皮肤,正确安放电极片,保证电极片与皮肤紧密接触(图5-14),电极片安放位置为: 右上(RA,白):胸骨右缘锁骨中线第1肋间 右下(RL,绿):右锁骨中线剑突水平处 左上(LA,黑):胸骨左缘锁骨中线第1肋间 左下(LL,红):左锁骨中线剑突水平处 胸导联(C,棕):胸骨左缘第4肋间 6.测血压 被测肢体与心脏在同一水平线上,伸肘稍外展,排尽袖带内气体,将袖带平整地缠于上臂中部,袖带下缘距离肘窝2横指,松紧以能容纳一指为宜,启动测压 7.测血氧饱和度 清洁病人中指指端皮肤及指甲,将血氧饱和度传感器夹在中指末端,红外线指示灯正对手指甲床部位,保证接触良好(图5-15) 8.调节波形、设置报警参数 选择P波清晰的Ⅱ导联,波幅设定为1mV,打开报警系统,逐项设定心率、血压、血氧饱和度及心电各波形报警参数,根据病人病情设置血压监测方式(图5-16) 9.观察、告知 观察并记录各项监测数值,告知病人注意事项 10.停止监护 (1)查对解释:查对停止监护医嘱,向病人说明,取得病人的合作 (2)关机:关监护仪开关,切断电源,取下血氧饱和度传感器和血压袖带,除去病人胸前电极片并用纱布清洁皮肤
操作后处理	1.安置病人 协助病人穿衣,取舒适体位,整理床单位 2.用物处理 拔下导联线,对监护仪、导联线、血压袖带等进行清洁维护,分类整理用物 3.洗手、记录 (1)洗手,脱口罩 (2)记录:记录停止监护时的数值及时间,签全名

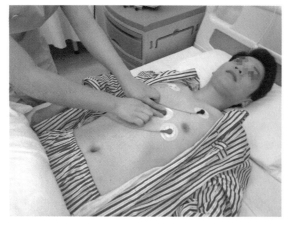
图 5-14　安放电极片

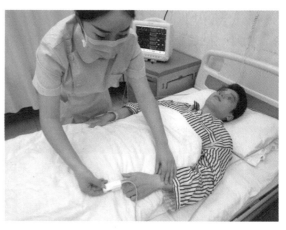
图 5-15　安放血氧饱和度传感器

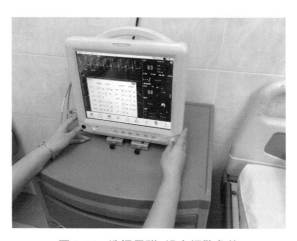
图 5-16　选择导联、设定报警参数

（二）护理与健康指导关键点

1. 严格执行查对制度。

2. 密切观察各项监测项目并做好记录，发现异常及时报告医生；观察粘贴电极片部位的皮肤情况，定时更换电极片；观察病人末梢循环情况，定时更换传感器位置，防止压伤皮肤。

3. 正确设置各项报警参数，不能关闭报警声音，发现参数报警应及时处理。

4. 休克、体温过低、使用血管活性药物、贫血、周围环境光照太强、电磁干扰及涂抹指甲油等可影响监测结果，应正确分析。

5. **健康指导要点**

（1）告知病人不要随意摘取血氧饱和度传感器，不要自行移动或取下电极片，更换体位时防止血氧饱和度传感器及电极片脱落。

（2）告知病人如粘贴电极片部位皮肤出现瘙痒、疼痛，勿抓挠，及时报告医生或护士进行处理。

（3）告知病人及家属不要在监护仪旁使用手机等电子设备，以免影响监护效果。

知识链接

穿戴式长程动态心电监测设备

　　穿戴式长程动态心电监测设备采用最新的微型电子电路技术及无线网络技术，将传统的动态心电产品微缩化、小型化，并结合高新生物材料，如同创可贴一般舒适小巧，实现最长

120h 人体活动情况下的实时心电监测。该设备可捕捉短暂的异常心电变化，传输心电波形，协助医生远程实时观察病人的相关心血管参数，可提高心脏隐匿性和一过性疾病的检出率。

四、反思与拓展

1. 如何观察和判断床边心电监护波形变化呢?

（1）**心律失常及心律失常的类型**：监测心房及心室的频率、节律，每一个心动周期是否有 P 波，P 波与 QRS 波之间的关系，P 波与 QRS 波群形态有无异常等。

（2）**有无致命性心律失常的发生**：致命性心律失常是指能危及生命，必须紧急处理的心律失常。如频发、多形、联律及 R-on-T 的室性期前收缩，室性心动过速，心室颤动，心室扑动，二度Ⅱ型或三度房室传导阻滞等，一旦发现，要及时汇报医生处理。

（3）**有无 ST-T 改变及异常 Q 波**：ST-T 改变可见于心肌缺血，异常 Q 波主要见于心肌梗死。

（4）**血氧饱和度的情况**：反映病人缺氧的情况，正常应为 95%~100%。

2. 心电监护电极安放与心电图检查时有何区别?

（1）心电监护电极不需要在肢体进行连接，连接更为简单、方便。

（2）电极安放的部位也与普通心电图胸导联的位置不同，由于病人病情较重，电极放置时要考虑不妨碍抢救，如不影响电除颤、静脉插管等，因此要避开心脏。

任务五　护理体检

一、操作目的

护理体检（nursing physical examination）的目的是全面评估病人的健康状况，结合健康史等资料，及时发现被检者现存或潜在的健康问题，确立护理诊断/问题，为制订护理计划提供依据。

二、护理评估

1. 健康史　病人病情、治疗情况。案例二中刘先生因"急性下壁心肌梗死"入院，有高血压病史 5 年、冠心病病史 3 年。

2. 身体状况　案例二中刘先生出现心悸、胸闷、乏力、心前区剧烈疼痛，伴恶心呕吐和上腹胀痛，休息并含化硝酸甘油不能缓解。病人面色苍白，呼吸急促，心率增快。

3. 心理－社会状况　案例二中刘先生神志清楚，担心预后，情绪焦虑，恐惧。

三、实施过程

（一）护理体检操作流程

操作流程	操作步骤
操作准备	1. 环境　整洁、宽敞、光线适宜，用床帘或屏风遮挡 2. 护士　洗手，戴口罩 3. 用物　治疗盘、弯盘、纱布、体温计、听诊器、血压计、护士表、压舌板、手电筒、叩诊锤、软尺、音叉、棉签、记录单、笔

操作流程	操作步骤
操作过程	1. 核对、解释　核对病人的床号、姓名、腕带信息,确认病人身份,向病人介绍护理体检的目的、方法及操作过程中的配合要点 2. 体位　协助病人取舒适体位,安静休息 20~30min,避免进食、剧烈运动、洗澡等影响护理体检结果的因素 3. 测量生命体征 (1)体温:根据病情选择测温部位和方法,正确测量体温 (2)脉搏:触摸桡动脉搏动,注意频率、节律及动脉壁弹性 (3)呼吸:胸式或腹式呼吸,注意频率、节律和深度 (4)血压:测量上肢肱动脉 4. 评估发育与营养状态 (1)发育与体型:测量身高,判断体型(匀称、瘦长或矮胖型) (2)营养状态:测量体重,检查皮脂厚度,在上臂背侧下 1/3 处,两指间距离 3cm 捏起脂肪,用皮脂卡测量脂肪厚度,观察肌肉发育情况,判断营养状态(良好、中等或不良) 5. 检查意识状态　是否清楚,有无嗜睡、意识模糊、昏睡、昏迷 6. 检查面容与表情　面容是否正常,有无典型病容,表情是否自然 7. 检查体位与步态　是否正常,有无强迫体位、异常步态 8. 检查皮肤、黏膜、浅表淋巴结 (1)皮肤、黏膜:颜色、湿度、弹性有无异常,是否有皮疹、蜘蛛痣、出血点、水肿、溃疡和瘢痕;检查口唇、鼻尖、耳垂、颊部、甲床是否存在发绀;检查巩膜、软腭、手掌、前额、足底是否存在黄染;用示指和拇指捏起手背或上臂内侧部位皮肤再放松,检查皮肤弹性;检查小腿胫骨前、内外踝、足背及腰骶部是否有水肿 (2)浅表淋巴结:检查耳前、耳后、乳突、枕骨下区、颌下、颏下、颈部、锁骨上窝、腋窝、滑车上、腹股沟、腘窝淋巴结能否被触及,同时注意检查淋巴结的部位、大小、硬度、活动度以及有无压痛 9. 检查头颈部 (1)眼:有无眼睑下垂、眼球突出、结膜充血,角膜是否透明,瞳孔大小、对光反射(图 5-17)。①直接对光反射:用手电筒直接照射瞳孔,观察反应(正常反应为瞳孔缩小);②间接对光反射:一手在两眼之间挡住光线,一手拿手电筒照射一侧瞳孔,观察另一侧瞳孔的反应(正常反应为对侧瞳孔缩小) (2)耳:耳郭、外耳道、乳突、听力有无异常 (3)鼻:鼻外形、鼻中隔、鼻黏膜有无异常,鼻腔是否通畅,有无压痛 (4)口:牙齿、唇、舌、口腔黏膜有无异常,扁桃体有无肿大 (5)颈:有无颈静脉怒张、甲状腺肿大,气管是否居中 10. 检查胸部 (1)胸壁、胸廓:视诊胸廓外形左右是否对称、有无桶状胸、静脉曲张、皮下气肿,观察呼吸运动、呼吸频率及节律 (2)肺和胸膜:①触诊:胸廓扩张度、语音震颤、胸膜摩擦感是否正常;②肺部叩诊、听诊:呼吸是否正常,有无异常叩诊音、呼吸音、啰音、胸膜摩擦音 (3)心脏:触诊有无心尖搏动移位、震颤、心包摩擦音,叩诊心浊音界范围,听诊心率和心律有无异常,各瓣膜区有无额外心音、杂音

操作流程	操作步骤

操作过程

11. 检查腹部

(1)视诊：腹部外形平坦/膨隆/凹陷，有无静脉曲张

(2)触诊：①腹壁紧张度，有无压痛和反跳痛（图 5-18）；②麦氏点触诊：在脐与右髂前上棘连线中、外 1/3 交界处检查有无压痛及反跳痛；③肝脏触诊：病人取仰卧位，两膝关节屈曲，腹壁放松，检查者将右手四指并拢，掌指关节伸直，与肋缘大致平行地放在右上腹肝下缘处，随病人呼气时，手指压向腹壁深部，吸气时，手指缓慢抬起，朝肋缘向上迎触下移的肝缘，如此反复进行，直到触及肝缘或肋缘为止。了解肝脏下缘的位置和肝脏的质地、边缘、表面及搏动等；④脾脏触诊：采用双手触诊法，病人仰卧，两腿稍屈曲，检查者左手置于左胸下，将脾脏从后向前托起，右手掌平放于脐部，如肝脏触诊一样迎向脾尖，正常情况下脾脏不能触及；⑤胆囊触诊（墨菲征检查）：病人仰卧，下肢屈曲，检查者用左手拇指按压于右腹直肌外缘与右肋缘交点，中等以上力度，其余四指及手掌平放于右前下胸壁，嘱病人缓慢深吸气，如在吸气过程中因拇指压迫处疼痛而突然屏气者为阳性

(3)叩诊：肝脏上、下界，腹部鼓音区，有无移动性浊音

(4)听诊：①肠鸣音强弱、次数：取右下腹为听诊点，听诊 1min；②血管杂音：听诊腹中部和腹部两侧

12. 检查脊柱、四肢　外形是否正常，有无活动度异常

13. 检查神经反射

(1)生理反射：角膜反射、腹壁反射、肱二头肌反射、膝腱反射是否正常（图 5-19）。①角膜反射：用棉絮轻触角膜外缘，观察反应（正常反应：眼睑迅速闭合）；②腹壁反射：病人仰卧屈膝，用钝头竹签从上中下，由外向内轻划腹壁皮肤，观察反应（正常反应：局部腹肌收缩）；③肱二头肌反射：病人前臂屈曲，检查者左手拇指置于病人肘部肱二头肌肌腱上，右手持叩诊锤叩击左手拇指（正常反应：前臂快速屈曲）；④肱三头肌反射：病人外展前臂，半屈肘关节，检查者用左手托住其前臂，右手用叩诊锤直接叩击鹰嘴上方的肱三头肌肌腱（正常反应：肱三头肌收缩，前臂稍外展）；⑤膝腱反射：病人取坐位，小腿下垂放松，叩击髌骨下方的股四头肌肌腱（正常反应：小腿伸展）

(2)病理反射：有无巴宾斯基征、奥本海姆征、戈登征、查多克征、霍夫曼征、脑膜刺激征阳性。①巴宾斯基征检查：用叩诊锤钝头沿病人足底外侧缘，由后向前至小趾转向内侧（阳性反应：跚趾背伸，其余四趾呈扇形展开）；②奥本海姆征检查：用拇指及示指沿病人胫骨前缘由上向下用力滑压（阳性反应：同巴宾斯基征）；③戈登征检查：用手以一定的力量捏压腓肠肌（阳性反应：同巴宾斯基征）；④查多克征检查：病人取平卧位，双下肢伸直，用一钝尖物由后向前轻划足背外侧部皮肤（阳性反应：跚趾背屈，其余四指呈扇形展开）；⑤霍夫曼征检查：左手持病人腕关节上方，右手以中、示指夹持病人中指，稍向上提，使病人腕部轻度过伸、掌指放松微屈，然后以右拇指迅速弹刮病人中指甲背（阳性反应：除中指外的其余四指轻微掌屈）；⑥脑膜刺激征检查：包括颈强直、克尼格征（Kernig sign）、布鲁津斯基征（Brudzinski sign）

操作后处理

1. 安置病人　协助病人取舒适体位，整理床单位

2. 用物处理　分类处理用物

3. 洗手、记录

(1)洗手，脱口罩

(2)记录：详细记录体检结果，签全名

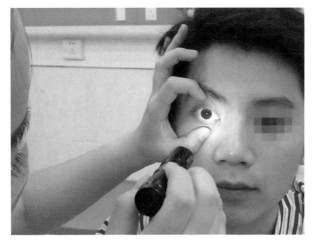

图 5-17 检查瞳孔

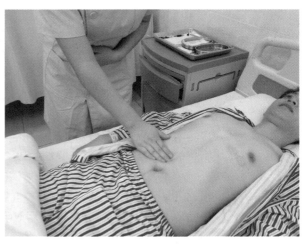

图 5-18 腹部触诊

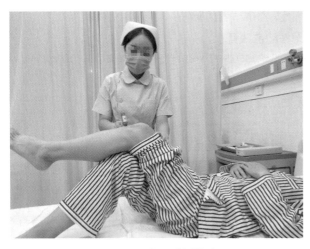

图 5-19 生理反射检查

护理体检

（二）护理与健康指导关键点

1. 严格执行查对制度，遵守体检原则。

2. 体检时环境应安静舒适，注意保暖、保护病人的隐私。

3. 视诊时光线自然，触诊时护士的手要温暖，叩诊时力度应均匀适中，注意对称部位的对比，听诊时听诊器耳件放置方向要正确，胸件紧贴皮肤，注意力要集中，也应注意左右对称部位对比，检查不同部位时注意正确转换体位。

4. 护理体检要按一定的顺序进行，通常先观察一般状态，再依次检查头、颈、胸、腹、脊柱、四肢及神经系统，避免不必要的重复和遗漏。

5. 体检中严格执行各项消毒隔离措施，护士做好自身防护，预防医院感染的发生。

6. 发现体检结果与病情不符时，应重新体检。

7. **健康指导要点**　根据检查目的和部位，指导病人采取便于体检的体位；腹部检查前指导病人排尿、排便；胸腹部检查时指导病人做深而均匀的呼吸。

四、反思与拓展

1. 护理体检的基本方法有哪些？

护理体检的基本方法包括视诊、触诊、叩诊、听诊和嗅诊。

（1）**视诊**：是护士以视觉来观察病人全身或局部健康状况的评估方法，分全身视诊和局部视诊两种。全身视诊是观察病人的一般状态，如性别、发育情况、营养状况、意识、面容等；局部视诊是观察病人身体局部的状态和体征，如瞳孔、甲状腺、头颈等。

（2）**触诊**：是护士通过手与被检查部位接触后的感觉，或观察病人的反应来判断身体某部位有无异常的一种检查方法，分浅部触诊法与深部触诊法两种。

（3）**叩诊**：是护士用手指叩击或以手掌拍击病人体表某部位，使之震动而产生音响，根据震动和声响的特点来判断病人的脏器状态有无异常的检查方法，分直接叩诊法与间接叩诊法两种。

（4）**听诊**：是护士用耳或借助听诊器在病人体表听取心脏、肺、胃肠等脏器运动时发出的声响，以帮助判断脏器功能状态及病理生理改变的一种评估方法，分为直接听诊法和间接听诊法。

（5）**嗅诊**：是护士用嗅觉来辨别发自病人的各种气味与其健康状况关系的一种评估方法。病人的气味可来自皮肤、黏膜、呼吸道、消化道、分泌物、排泄物、脓液等。

2. 胸部正常听诊音有哪些？请描述听诊位置。

（1）**支气管呼吸音**：喉部，胸骨上窝，背部第6、7颈椎及第1、2胸椎附近。

（2）**支气管肺泡呼吸音**：胸骨两侧第1、2肋间隙，肩胛间区第3、4胸椎水平及肺尖部。

（3）**肺泡呼吸音**：除支气管呼吸音和支气管肺泡呼吸音听诊区以外的大部分肺野。

3. 各心脏瓣膜听诊区的听诊顺序及位置是什么？

（1）**听诊顺序**：按照二尖瓣听诊区、肺动脉瓣听诊区、主动脉瓣听诊区、主动脉瓣第二听诊区、三尖瓣听诊区的顺序进行听诊。

（2）**听诊位置**：二尖瓣听诊区位于心尖部；肺动脉瓣听诊区位于胸骨左缘第2肋间；主动脉瓣听诊区位于胸骨右缘第2肋间；主动脉瓣第二听诊区位于胸骨左缘第3肋间；三尖瓣听诊区位于胸骨体下端左缘第4、5肋间。

4. 深反射减弱和亢进有什么临床意义？

（1）深反射减弱或消失多见于末梢神经炎、周期性瘫痪、骨关节病、肌营养不良等。

（2）深反射亢进多见于中枢性瘫痪。

5. 冲击触诊法适用于哪些情况？

冲击触诊法又称浮沉触诊法，检查时，右手并拢的示指、中指、环指三个手指取70°~90°角，放置于腹壁拟检查的相应部位，做数次急速而较有力的冲击动作，在冲击腹壁时指端会有脏器或包块浮沉的感觉。这种方法一般适用于大量腹水时肝、脾及腹腔包块难以触及者。手指急速冲击时，腹水在脏器或包块表面暂时移去，故指端易于触及肿大的肝脾或腹腔包块。检查时病人一般采取仰卧屈膝位，两腿略分开，必要时可采用半坐位、立位和侧卧位。

【评价与转化】

1. 病人及家属的收获　能知晓护士告知的操作目的和注意事项，并学会操作中的配合技巧；掌握与疾病有关的知识，能积极配合治疗和护理。

2. 学生的收获　通过对两位病人实施生命体征监测、毛细血管血葡萄糖监测、心电图检查、床边心电监护和血氧饱和度监测以及护理体检，收集到了两位病人详细的健康资料，各项操作流程熟练、规范，未出现任何护理差错，为做出正确护理诊断/问题、实施恰当的护理措施提供了有利的依据，并能根据病人的病情变化，及时调整工作方案。

3. 护理形式的发展　通过团队合作、反思与拓展，培养了学生的学习能力、管理能力，提高了学生的评判性思维能力，形成了团队合作的护理模式。

【项目考核】

项目名称	常用监测护理及身体评估技能	
考核案例	高先生,36岁,因"突然晕倒在讲台2h"被同事紧急送往医院。病人1年来因工作繁忙,常感到头晕、头痛、口渴、乏力,饮食后缓解,未诊治,近1个月来出现多饮、多食、多尿,体重下降明显,平时运动少,既往体健,父母均有高血压、糖尿病、冠心病。体格检查:T 36.3℃,P 105次/min,R 20次/min,BP 160/95mmHg,即时血糖13.2mmol/L,听诊心尖区可闻2/6级收缩期杂音。护士遵医嘱立即给予心电图检查、毛细血管血糖监测、护理体检、心电监护、血氧饱和度监测	
步骤	工作过程	考核方法建议
收集资料	详细阅读案例,了解病人病史和病情资料,评估病人身心状况,提出护理问题	自我评价 互评评价 教师评价
计划与决策	1. 讨论分析案例 (1)分析主要护理诊断/问题 (2)提出护理要点 (3)制订护理工作方案 (4)任务及角色分配 2. 操作任务 护理体检、心电图检查、毛细血管血糖监测、床边心电监护、血氧饱和度监测	
任务实施	根据任务和角色分配,合作完成操作任务	
评价	1. 任务完成效果评价(依据操作评价标准进行评价) 2. 针对任务完成效果进行反思	

练习题

（李 津）

项目六 | 给药护理技能

教学课件

思维导图

流程图及标准

学习目标

1. 掌握注射给药、静脉输液、静脉输血、雾化吸入技能的操作流程、护理与健康指导关键点。

2. 熟悉注射给药、静脉输液、静脉输血、雾化吸入技能的操作目的、护理评估。

3. 了解注射给药、静脉输液、静脉输血、雾化吸入技能的反思与拓展、相关案例讨论。

4. 学会分析案例，提出问题，做出计划及决策。

5. 具有无菌观念、慎独意识、爱伤观念、安全和防护意识。

【导入情境】

案例一：王先生，64岁，因"阵发性胸部不适1个月，加重3d"来医院就诊。病人近1个月来出现劳累后胸闷、不适，呈间断性，持续时间约为2min，休息后缓解，近3d上述症状加重，发作频次增加，病人有冠心病病史10年。体格检查：T 36.8℃，P 86次/min，R 18次/min，BP 140/90mmHg，恐惧，为进一步检查和治疗收入院。入院后完善各项检查及术前准备，于今日9:00行冠状动脉造影术，术前给予静脉留置针输液。10:00手术结束，安返病房，遵医嘱持续吸氧、心电监护，左侧桡动脉伤口处用弹力绷带加压包扎。30min后心电监护仪显示血压降低、心率减慢，伴恶心呕吐，立即通知医生，保留静脉通道，遵医嘱立即静脉推注阿托品0.5mg，肌内注射甲氧氯普胺10mg，皮内注射低分子量肝素4 100U。

案例二：许先生，62岁，因"左肺上叶切除术后1年，发热、咳嗽，咳痰3d"来医院就诊。病人1年前诊断为"肺癌"并手术，术后恢复良好，3d前受凉后出现发热、咳嗽、咳痰困难，活动后气促。体格检查：T 38.1℃，P 96次/min，R 26次/min，BP 110/70mmHg，极度消瘦、贫血貌。血常规检查显示：血红蛋白76g/L。为进一步治疗收入院。医嘱：0.9% NaCl 20ml＋盐酸氨溴索120mg/iv，bid；0.9% NaCl 2ml＋乙酰半胱氨酸0.3g/雾化吸入，bid；0.9% NaCl溶液100ml＋哌拉西林钠他唑巴坦钠4.5g/ivgtt，bid；0.9% NaCl溶液100ml＋红细胞悬液200ml/ivgtt st；经外周静脉置入中心静脉导管（PICC）后行NP方案（N长春新碱；P铂类）化疗。

【问题】

1. 上述案例中涉及哪些给药护理技能？

2. 请对案例给予的各种信息进行分析，提出护理问题，并制订小组护理计划。

3. 护理实践中如何创造性地设计护理工作过程？应做好哪些健康宣教？怎样才能使病人得到最佳的身心护理？

【计划及决策】

1. 上述案例涉及的给药护理技能　皮内注射、皮下注射、肌内注射、静脉注射、静脉留置针输液、静脉输血、经 PICC 输液、雾化吸入等。在操作过程中应注意小组协作,可由多人完成。

2. 评估病人的情况　病情、目前身心状况、医疗诊断、护理诊断 / 问题、注射部位的皮肤情况及用药的目的、药物性质及副作用。

(1)案例一中王先生的情况分析及护理要点

1)护理诊断 / 问题:①有心脏组织灌注不足的危险　与冠状动脉阻塞有关。②潜在并发症:心绞痛、心肌梗死。③活动耐力减少　与冠状动脉痉挛导致心肌暂时缺血、缺氧有关。④恐惧　与对疾病的发展及预后不了解有关。⑤知识缺乏:缺乏冠状动脉造影的知识。

2)护理要点:①注意观察胸闷不适等心肌缺血的表现是否改善,监测生命体征及心电图变化,观察有无不稳定型心绞痛、心律失常、心肌梗死等发生。②及时处理迷走神经反射出现的症状。③嘱病人卧床休息,降低心肌耗氧量。④加强对病情和冠状动脉造影相关知识的讲解,安慰病人。⑤用药时注意观察药物的副作用,如使用阿托品时注意观察有无出现口干、便秘、视力模糊、瞳孔散大等症状。

(2)案例二中许先生的情况分析及护理要点

1)护理诊断 / 问题:①清理呼吸道无效　与化疗后肺部感染、痰液黏稠有关。②营养失调:低于机体需要量　与肺癌晚期及化疗期间机体消耗有关。③活动耐力下降　与机体营养不足、活动后气促有关。

2)护理要点:①注意保持呼吸道通畅。遵医嘱给予雾化吸入以稀释痰液,指导病人做有效咳嗽,经常给予翻身叩背,以利于痰液松动咳出。②关注病人营养的补充,给予高热量、高蛋白、高维生素饮食。③建议病人减少活动,注意卧床休息。④病人肺癌晚期,肺部感染及贫血,注意在护理过程中的沟通,做好心理指导。⑤用药时注意观察病人的反应,使用抗生素及做过敏试验时严密观察生命体征,化疗时注意观察化疗药物的副作用。⑥PICC 穿刺前给予讲解,留置 PICC 后注重管道的维护和宣教。

3. 合理设计工作方案　完成综合案例的护理是复杂的,应根据病人的情况变化,灵活地、创造性地设计工作方案,及时调整护理计划并正确实施护理措施,客观评价护理效果,真正对病人进行个性化优质护理。

4. 正确实施工作方案,规范完成下列八项工作任务。

任务一　皮内注射

一、操作目的

皮内注射(intradermal injection,ID)的目的是做药物过敏试验、预防接种及局部麻醉的前驱步骤。

二、护理评估

1. 健康史　病人病情、意识、治疗情况、用药史、过敏史及家族史。

2. 身体状况　注射部位无破损、红肿、硬结、瘢痕、出血点;病人无空腹、无需排大小便。案例二中许先生处于肺癌晚期,行左肺上叶切除术后肺部感染,持续咳嗽半个月,痰液黏稠,咳痰困难;神志清楚,极度消瘦,贫血貌。

3. 心理-社会状况　家属关心病人,病人能配合治疗。

三、实施过程

（一）皮内注射操作流程

操作流程	操作步骤
操作准备	1. 环境　整洁、宽敞、光线适宜，符合无菌操作要求 2. 护士　着装整洁、洗手、戴口罩 3. 用物　注射盘、注射器、药液、注射单、无菌巾、治疗盘、急救盒（内含 0.1% 盐酸肾上腺素、2ml 注射器），备好抢救休克病人的设备 4. 药液 （1）查对标签：药名、剂量、浓度、有效期 （2）检查质量：密封瓶瓶口无松动，安瓿无破损，药液无变质 （3）铺无菌盘 （4）配制皮试液：检查注射器、针头，抽吸 0.9% NaCl 溶液，逐步稀释青霉素粉剂至每毫升含青霉素 200~500U，置于无菌盘内
操作过程	1. 核对、解释　核对病人的床号、姓名、腕带信息，确认病人身份，向病人介绍皮内注射的过程、方法及配合事项，确定病人无青霉素过敏史 2. 病人体位　卧位舒适 3. 定位消毒　选择注射部位：药物过敏试验常选用前臂掌侧下段内侧，卡介苗预防接种常选用上臂三角肌中部略下处，局部麻醉则选择麻醉处，用无菌干棉球蘸 75% 乙醇以注射点为中心环形消毒皮肤，直径大于 5cm，待干 4. 注射 （1）进针：再次查对病人、医嘱和药物，注射器内排空空气，一手绷紧局部皮肤，另一手持注射器，针尖斜面向上，与皮肤呈 5° 角刺入皮内（图 6-1） （2）固定、推药：待针尖斜面完全进入皮内后，放平注射器，一手拇指固定针栓，另一手推注 0.1ml 药液，局部隆起形成一皮丘，皮肤发白并显露毛孔（图 6-2） （3）拔针：注射完毕，迅速拔出针头，切勿按压，看表计时 （4）核对、宣教：再次核对，询问病人感觉如何，嘱病人勿按揉注射部位，20min 后观察结果，其间不离开病室，若出现呼吸困难、出冷汗、头晕等不适症状，立即通知护士
操作后处理	1. 整理　协助病人取舒适体位，整理床单位 2. 用物处理　针头放入锐器盒，注射器及医用垃圾弃于医用垃圾袋内，其他置入生活垃圾袋 3. 洗手、记录 （1）洗手：洗手，脱口罩 （2）记录：记录执行时间，签全名 4. 判断结果　20min 后两人判断皮试结果，做好记录，及时告知病人皮试结果

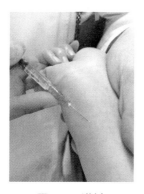　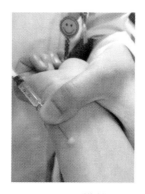

图 6-1　进针　　　　　图 6-2　推药

（二）护理与健康指导关键点

1. 严格执行查对制度，遵守无菌技术操作原则、标准预防原则。

2. 做好青霉素过敏反应的预防和应对措施，试验前须询问"三史"，即用药史、过敏史及家族史。皮试液现配现用，以防放置过久使药物效价降低，并分解产生各种致敏物质，导致过敏反应发生。试验前准备好0.1%盐酸肾上腺素、注射器、氧气、吸痰器等抢救用物。

3. 为保证结果判断正确，试验前不宜空腹，以防低血糖反应与过敏症状混淆；忌用含碘消毒剂消毒皮肤，以免皮肤着色，影响对局部反应的观察或与碘过敏反应相混淆；皮试液的浓度和注射剂量应准确；注射时进针深度以针尖斜面全部进入皮内为宜，进针角度不宜超过5°，以免将药液注入皮下，影响皮试结果的观察。做青霉素过敏试验后认真判断结果并准确记录，结果阳性时应及时报告医生，并将试验结果告知病人及其家属。对青霉素过敏试验结果不能确认时，可在对侧前臂掌侧下段内侧，皮内注射0.9% NaCl溶液0.1ml，20min后观察对照反应，确认青霉素试验结果为阴性时方可用药。

4. 指导病人及家属青霉素过敏试验观察期间勿按揉注射部位，以免影响对结果的判断；20min后观察结果，其间不离开病室；如有呼吸困难、出冷汗、头晕等不适症状，立即通知护士。告知阳性者在今后就诊时，应主动说明过敏史，并禁止使用各种青霉素制剂。

四、反思与拓展

1. 皮内注射的手法是固定不变的吗？

皮内注射的手法不是固定不变的，技巧有很多，为减少注射的疼痛感，介绍两种注射技巧。

（1）**横刺进针法**：一手绷紧病人前臂掌侧皮肤；另一手持注射器，使针尖斜面向上；进针部位为腕横纹近侧3横指正中，针头刺入皮肤的方向与前臂长轴垂直。此法进针方向与皮纹方向一致，机械性损伤较小，可减轻疼痛。

（2）**环形按压法**：常规消毒后，嘱病人用一只手握住另一手的前臂，在距离穿刺点2cm处，用拇指用力按压，护士再行皮内注射。此法通过瞬时阻断痛觉传导，减少痛觉信号的传递，从而减轻痛感。

2. 临床常需做皮试的药物介绍

（1）**青霉素类**：青霉素钾注射剂、青霉素钠注射剂、青霉素V钾片剂、普鲁卡因青霉素注射剂、苄星青霉素注射剂。

（2）**抗毒素类**：白喉抗毒素注射剂、破伤风抗毒素注射剂、多价气性坏疽抗毒素注射剂、肉毒抗毒素注射剂。

（3）**血清类**：抗蛇毒血清注射剂、抗炭疽血清注射剂、抗狂犬病毒血清注射剂。

（4）**酶类**：降纤酶注射剂、门冬酰胺酶注射剂、抑肽酶注射剂、玻璃酸酶注射剂、α-糜蛋白酶注射剂。

（5）**其他**：细胞色素C注射剂、胸腺素注射剂、鱼肝油酸钠注射剂、链霉素、结核菌素、盐酸普鲁卡因、有机碘造影剂等。

青霉素类与头孢菌素类药物存在交叉过敏现象。头孢菌素类抗菌药物不推荐进行常规皮试，但以下两种情况需要做皮试：①既往有明确的青霉素或头孢菌素I型（速发型）过敏史；②药品说明书中规定需进行皮试。

任务二　皮下注射

一、操作目的

皮下注射（hypodermic injection，H）的目的是用于某些不宜口服给药，又需要在短时间内发挥药效的小剂量药物治疗；此外，还用于预防接种、局部麻醉用药。

二、护理评估

1. 健康史 病人病情、意识、治疗情况、用药史，案例一中王先生患有冠心病，本次间断胸闷1个月余，加重3d。

2. 身体状况 案例一中王先生注射部位皮肤无破损、红肿、硬结、瘢痕、出血点，病人神志清楚，冠状动脉造影术后，出现血压低、心率慢、恶心呕吐，术后伤口位于左侧桡动脉，以弹力绷带加压包扎。

3. 心理 – 社会状况 案例一中王先生不了解病情及造影相关知识，有恐惧心理。家属关心病人，病人能配合治疗。

三、实施过程

（一）皮下注射操作流程

操作流程	操作步骤
操作准备	1. 环境 整洁、宽敞、光线适宜，符合无菌操作要求，用床帘或屏风遮挡 2. 护士 着装整洁、洗手、戴口罩 3. 用物 注射盘、注射器及药液、注射单、无菌巾、治疗盘 4. 药液 (1) 查对标签：药名、剂量、浓度、有效期 (2) 检查质量：密封包装无破损、药液无变质 (3) 铺无菌盘 (4) 准备药液：将内含药液的注射器置于无菌盘内
操作过程	1. 核对、解释 核对病人的床号、姓名、腕带信息，确认病人身份，向病人介绍皮下注射的过程、方法及配合事项 2. 病人体位 卧位舒适 3. 定位消毒，选择注射部位 常选择上臂三角肌下缘，也可选择后背、腹部、大腿前侧和外侧，用安尔碘皮肤消毒液常规消毒皮肤，待干 4. 注射 (1) 进针：再次查对病人的信息、医嘱和药物，取无菌干棉签，持注射器再次排气，一手绷紧局部皮肤，另一手以握式持注射器，示指固定针栓，针尖斜面向上，与皮肤呈 30°~40° 角（图 6-3），刺入针梗 1/2~2/3；若接受注射者过瘦或在腹部进行皮下注射，进针前可捏起皮肤（图 6-4，图 6-5） (2) 固定、抽回血、推药：固定针栓，回抽无回血，缓慢均匀推注药液，观察病人的反应 (3) 拔针：注射完毕，迅速拔出针头，用无菌干棉签按压进针点至不出血 (4) 核对、观察：再次核对，询问病人的感觉，观察病人有无不良反应
操作后处理	1. 整理 协助病人取舒适体位，整理床单位 2. 用物处理 针头放入锐器盒，注射器及医用垃圾弃于医用垃圾袋内，其他置入生活垃圾袋 3. 洗手、记录 (1) 洗手：洗手、脱口罩 (2) 记录：记录执行时间，签全名

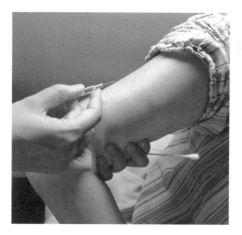

图 6-3　皮下注射进针手法

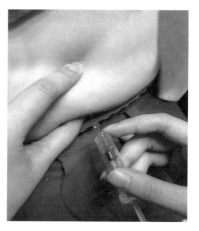

图 6-4　过瘦者进针手法

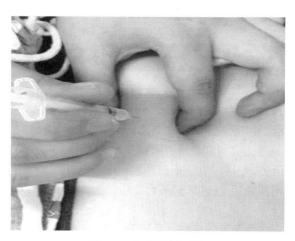

图 6-5　腹部进针手法

（二）护理与健康指导关键点

1.严格执行查对制度,遵守无菌技术操作原则、标准预防原则。

2.注射前选择合适的注射部位,长期皮下注射者,应有计划地更换注射部位。注射时注意进针深度为针梗的 1/2~2/3,进针角度避免超过 45°,以防将药液注入肌层,还要防止因注射方法不正确造成病人疼痛,出现血肿、硬结。刺激性强的药物不宜行皮下注射。避免浪费药液,保证注入准确的药液剂量。

3.操作时加强与病人的有效沟通,取得病人的配合,注意保护病人的隐私,采用无痛注射技巧缓解病人的疼痛。

4.向病人解释药物应用的目的、作用、操作过程、可能引起的不适及操作的配合要点。

本案例中应用的低分子量肝素是用于冠状动脉造影术后预防血栓栓塞、深静脉血栓形成、肺栓塞及末梢血管病变等。注意观察药物的不良反应、病人有无出血等。

四、反思与拓展

1.皮下注射的方法是固定不变的吗?

皮下注射时可根据不同的药物性质、注射部位、药液剂量采用不同的技巧。

（1）皮下注射选用的部位除上臂三角肌下缘,还有后背、腹部、大腿前侧和外侧。其中,腹部的脐周是皮下注射胰岛素的最佳部位,因为在腹部皮下注射胰岛素,药物吸收快,此外,腹部注射面积大,注射方便,并且不受运动影响,胰岛素吸收较均匀。

（2）为了更准确地将药物注入皮下组织，特别是在后背、大腿前侧和外侧行皮下注射及为过度瘦弱者行皮下注射时，左手拇指和示指应提起注射部位的皮肤和皮下组织，使药物注入皮下组织。该法既可防止因注入过浅，皮内神经受压而加重疼痛，又可防止注入过深，药液进入肌层而使吸收明显增快。

（3）药液推注技巧

1）推注药液剂量较大时，进针深度约为针梗长度的 2/3，边缓慢推注边退针，退针到针梗长度的 1/2 时完成注射。该推注方法可减轻胀痛，减少硬结。推注药液剂量少于 1ml 时，选用 1ml 注射器，并在注射器内药液末端留 0.1ml 气泡，在推完药液后，气泡随着推注而留在注射器乳头部和针梗内。

2）推药速度与药物的浓度、性质、吸收时间有关。如推注低分子量肝素时，速度不可太快，推注时间一般以 45s 为宜。

2. 胰岛素笔注射法介绍 胰岛素笔注射法操作流程见表 6-1。

表 6-1　胰岛素笔注射法操作流程

操作流程	操作步骤
装笔	1. 准备用物　准备胰岛素笔、笔芯、针头，注意胰岛素笔和笔芯应配套使用，且只供 1 人专用 2. 装笔　安装前检查笔芯，要求笔芯完好、无裂缝，笔芯中的药液颜色、性状正常，在有效期内，扭开笔芯架，装入笔芯，用 75% 乙醇消毒笔芯前端的橡皮膜，装上针头
注射过程	1. 注射部位　可选择腹部、上臂外侧的中 1/3、臀部外上侧和大腿前外侧的上 1/3。为防止脂肪萎缩，应在注射区域内轮换注射部位 2. 注射前　排尽空气，充分摇匀胰岛素混悬液，准确调节剂量，用 75% 乙醇消毒注射部位皮肤 3. 注射时　为消瘦者注射时应提起注射部位的皮肤和皮下组织，以减少误入肌层的危险 4. 注射后　注射后针头应在皮下停留至少 10s，以确保胰岛素完全注射入体内；迅速拔针，将外针帽盖上针头，卸下针头后放入锐器盒
存放保养	未启封的胰岛素应储存在 2~8℃的环境中；已启封的胰岛素应储存在 15~30℃的室温下，有效期为开启后 30d 内；用棉球蘸取温和的清洁剂擦拭胰岛素笔后存放于笔盒中

3. 无针注射 我国 20 世纪 80 年代开始引入无针注射的概念。无针注射是利用动力源产生瞬时高压，使无针头注射器内的药物形成高速、高压的喷射流，从皮肤外层穿透至组织层的一种注射方法。目前无针注射常用于疫苗和胰岛素注射，一方面给药速度较快，具有无创、无痛的特点，可帮助病人克服对针头注射的恐惧；另一方面可省去更换针头等流程，避免交叉感染，减少处理医疗垃圾的不便和费用，降低针刺伤的发生率。

任务三　肌内注射

一、操作目的

肌内注射（intramuscular injection，IM）的目的是注入不宜口服或静脉注射，且要求比皮下注射更迅速发挥药效的药物；注入剂量较大或刺激性较强的药物。

二、护理评估

1. 健康史 病人病情、意识、治疗情况、用药史。案例一中王先生患有冠心病，本次间断胸闷 1 个月余。

2. 身体状况 注射部位皮肤无破损、红肿、硬结、瘢痕、出血点。案例一中王先生神志清楚，冠状动脉造影术后出现了迷走神经反射。

3. 心理－社会状况 案例一中王先生不了解病情及造影相关知识，有恐惧心理。家属关心病人，病人能配合治疗。

三、实施过程

（一）肌内注射操作流程

操作流程	操作步骤
操作准备	1. 环境 整洁、宽敞、光线适宜，符合无菌操作要求，用床帘或屏风遮挡 2. 护士 着装整洁、洗手、戴口罩 3. 用物 注射盘、注射器、药液、注射单、无菌巾、治疗盘 4. 药液 (1) 查对标签：药名、剂量、浓度、有效期 (2) 检查质量：密封包装无破损、药液无变质 (3) 铺无菌盘 (4) 抽取药液：查对药液，检查注射器、针头，抽吸药液，排气，然后将注射器置于无菌盘内
操作过程	1. 核对、解释 核对病人的床号、姓名、腕带信息，确认病人身份，向病人介绍肌内注射的过程、方法及配合事项 2. 病人体位 ①臀大肌注射：侧卧位时上腿伸直、下腿弯曲；俯卧位时足尖相对、足跟分开、头偏一侧；危重及不能翻身的病人可采取仰卧位。②上臂三角肌注射：可嘱病人单手叉腰以显露三角肌。③股外侧肌注射：可采用坐位 3. 定位消毒 选择注射部位，用安尔碘皮肤消毒液常规消毒皮肤，待干 4. 注射 (1) 进针：查对，取无菌干棉签，持注射器再次排气，一手绷紧局部皮肤，另一手以执笔式持注射器，中指固定针栓，与皮肤呈90°角，刺入1/2~2/3针梗的长度（图6-6） (2) 固定、抽回血、推药：固定针栓，回抽无回血，缓慢均匀地推注药液，观察病人的反应 (3) 拔针：注射完毕，迅速拔出针头，用无菌干棉签按压进针点至不出血 (4) 核对、观察：再次核对，观察并询问病人有无不良反应
操作后处理	1. 整理 协助病人穿衣裤，取舒适体位，整理床单位 2. 用物处理 针头放入锐器盒，注射器及医用垃圾弃于医用垃圾袋内，其他置入生活垃圾袋 3. 洗手，记录 (1) 洗手：洗手，脱口罩 (2) 记录：记录执行时间，签全名

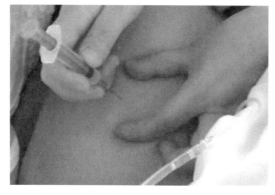

图6-6 肌内注射进针手法

（二）护理与健康指导关键点

1. 严格执行查对制度，遵守无菌技术操作原则、标准预防原则。

2. 注射前选择合适的注射器型号、合适的注射部位，避免损伤血管、神经。进针时切勿将针梗全部刺入，以防针梗从根部折断。推药时注意注射剂量准确，根据药物的性质调整推注药物的速度。同时注射多种药液时，应先注射刺激性较弱的药液。

3. 加强与病人的有效沟通，取得病人的配合，注意保护病人的隐私和保暖，采用无痛注射技巧缓解病人的疼痛。

4. 注射过程中应严密观察病人的反应，注意用药效果及不良反应，并指导病人应对措施。

四、反思与拓展

1. 肌内注射的手法是固定不变的吗？

不是，技巧有很多，因人而异。

（1）**水肿病人**：将注射部位的皮肤及皮下水肿液推向一侧，快速进针；注射毕，按压3min。

（2）**新生儿**：注射应遵循"三快"原则，即进针快、推药快、拔针快。

2. 特殊肌内注射方法介绍

（1）**改良悬浮液肌内注射**：混悬液水溶性差，溶解缓慢，容易堵塞针头而导致一次注射不成功。改良注射法在溶媒中加入一定量空气，在稀释、抽吸、注射药液过程中使针梗内无药液沉积，且让药液充分溶解。注射时注射器内留0.1~0.2ml空气，可使一次注射成功率提高。

（2）**"Z字形"注射技术**：注射前以左手示指、中指和无名指使待注射部位皮肤及皮下组织朝同一方向侧移1~2cm，绷紧并固定皮肤，维持到拔针后，迅速松开左手，此时侧移的皮肤和皮下组织位置复原，原先垂直的针刺通道随即变成"Z字形"。此法可阻止药液外溢，减少局部不良反应。

任务四　静脉注射

一、操作目的

静脉注射（intravenous injection，IV）的目的是从静脉注入药液，使药物通过血液循环到达全身，达到治疗目的。

二、护理评估

1. **健康史**　病人病情、意识、治疗情况、用药史。案例一中王先生患有冠心病，本次间断胸闷1个月余；案例二中许先生为左肺上叶切除术后，多次化疗后肺部感染。

2. **身体状况**　案例一和案例二中的两位病人静脉注射部位皮肤完整，无破损、红肿、硬结、瘢痕、出血点，局部静脉充盈、有弹性，可穿刺；案例一中的王先生留有静脉留置针，留置针通畅，无脱出、断裂，局部无红、肿、热、痛等静脉炎表现，可从留置针推药。案例一中王先生神志清楚，冠状动脉造影术后出现迷走神经反射；案例二中许先生为肺部感染，持续咳嗽半个月，痰液黏稠，咳痰困难，活动后气促，极度消瘦，贫血貌。

3. **心理-社会状况**　案例一中王先生不了解病情及造影相关知识，有恐惧心理。家属关心病人，病人能配合治疗。

三、实施过程

（一）操作流程

1.静脉注射操作流程

操作流程	操作步骤
操作准备	1.环境　整洁、宽敞、光线适宜，符合无菌操作要求 2.护士　着装整洁、洗手、戴口罩 3.用物　注射盘、注射器、一次性头皮针、输液贴、药液、注射单、止血带、软枕、治疗巾、无菌巾、治疗盘 4.药液 （1）查对标签：药名、剂量、浓度、有效期 （2）检查质量：密封包装无破损、药液无变质 （3）铺无菌盘 （4）抽取药液：查对药液，检查注射器、针头，抽吸药液后将注射器针头更换为头皮针，排气，经检查无气泡后将其置于无菌盘内
操作过程	1.核对、解释　核对病人的床号、姓名、腕带信息，确认病人身份，向病人介绍静脉注射的过程、方法及配合事项 2.病人体位　卧位舒适 3.选择静脉、扎止血带　选择粗直、弹性好的血管，避开静脉瓣，在穿刺肢体下垫小枕及治疗巾，在穿刺点上方6cm处扎止血带，选择完毕，松止血带 4.消毒　以穿刺点为中心，用消毒液棉签由内向外呈螺旋形涂擦，直径为5cm以上。第一次消毒皮肤后扎止血带，再次消毒，待干 5.注射 （1）进针：查对，取无菌干棉签，再次排气，嘱病人握拳，一手绷紧静脉下端皮肤，另一手持头皮针针翼，针尖斜面向上，与皮肤呈15°~30°角（图6-7），自静脉上方或侧方刺入皮下和静脉 （2）推注药物：见回血，再进针少许，松开止血带，嘱病人松拳，固定头皮针；先推注少量药液，确定通畅后根据药液性质，以合适的速度注入药液；观察病人用药后的反应 （3）拔针：注射完毕，迅速拔出针头，用无菌干棉签沿着血管走向纵向按压3~5min至不出血 （4）核对、观察：再次核对，观察并询问病人有无不良反应
操作后处理	1.整理　协助病人取舒适体位，整理床单位 2.用物处理　针头放入锐器盒，注射器及医用垃圾弃于医用垃圾袋内，其他置入生活垃圾袋 3.洗手、记录 （1）洗手：洗手，脱口罩 （2）记录：记录执行时间，签全名

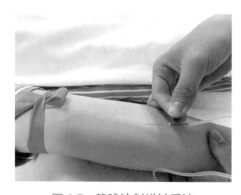

图6-7　静脉注射进针手法

2. 静脉留置针内注药操作流程

操作流程	操作步骤
操作准备	同静脉注射操作准备，另备头皮针和内含封管液的注射器；抽吸药液后，将注射器针头更换为头皮针，排气，经检查无气泡后将其置于无菌盘中
操作过程	1. 核对、解释　核对病人的床号、姓名、腕带信息，确认病人身份，向病人介绍静脉留置针内注药的过程、方法及配合事项 2. 病人体位　通常取卧位，保证有留置针的肢体舒适，便于操作，暴露留置针肝素帽 3. 消毒　以留置针肝素帽中点为中心，用消毒液棉签由内向外呈螺旋形涂擦，消毒两次，待干 4. 注射 (1)进针：查对，再次排气，将头皮针刺入留置针肝素帽内（图6-8） (2)查回血、注药：回抽见回血，推注药液，观察病人用药后的反应 (3)正压封管、拔针：注射完毕，用封管液进行脉冲式正压封管，关闭延长管，迅速拔出头皮针 (4)核对、观察：再次核对，观察并询问病人有无不良反应
操作后处理	同一般静脉注射

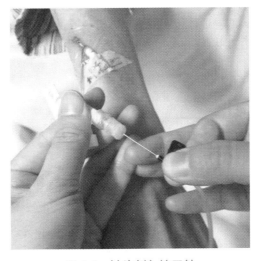

图6-8　针头刺入接口处

3. 微量注射泵静脉注药操作流程

操作流程	操作步骤
操作准备	1. 环境　整洁、宽敞、光线适宜，符合无菌操作要求 2. 护士　着装整洁、洗手、戴口罩 3. 用物　注射盘、注射器、药液、注射单、止血带、软枕、治疗巾、无菌巾、治疗盘、延长管、头皮针、输液贴、微量注射泵 4. 药液　用60ml注射器抽吸药液，抽吸完毕，接上延长管和头皮针，排气，检查后无气泡，将输注执行单贴于注射器上，将准备好的注射器置于无菌盘中
操作过程	1~4. 同静脉注射步骤1~4 5. 注射 (1)进针：同一般静脉注射

操作流程	操作步骤
操作过程	(2)查回血、固定：见回血，再进针少许，松开止血带，嘱病人松拳；用输液贴固定头皮针，安置延长管 (3)调速度：将注射器妥善固定于微量注射泵上（图6-9）；在微量注射泵上按"开机"键，并根据医嘱、药物的性质及病人病情设定输注速率等参数，再按"启动"键 (4)核对、观察：再次核对，观察并询问病人的感觉，交代注意事项
操作后处理	1. 整理　协助病人取舒适体位，整理床单位 2. 用物处理　按医院规定处理 3. 洗手、记录 (1)洗手：洗手，脱口罩 (2)记录：记录执行时间，签全名
观察	输注过程中注意观察输注速度是否正常，病人有无用药不良反应，若出现报警声，针对原因处理后，再按"启动"键
输注完毕	1. 注射完毕时，微量注射泵发出报警声，关机 2. 拔针　取下输液贴，迅速拔出针头，用无菌干棉签沿着血管走向纵向按压3~5min，直至不出血 3. 整理　协助病人取舒适体位，整理床单位，头皮针放于锐器盒内，延长管及注射器弃于医用垃圾袋中，微量注射泵擦拭后放置妥当 4. 洗手、记录 (1)洗手：洗手，脱口罩 (2)记录：记录结束时间，签全名

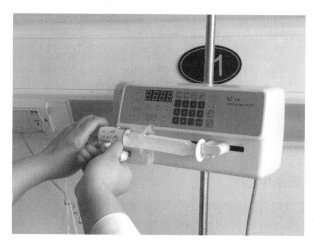

图6-9　注射器置于微量注射泵上

（二）护理与健康指导关键点

1.严格执行查对制度，遵守无菌技术操作原则、标准预防原则。

2.长期注射应有计划更换部位、保护血管；根据药物性质、病情，严格掌握注药速度。注射刺激性强的药物应确保针头在血管内，防止药液外渗引起组织坏死；预防穿刺引起的并发症，如药物外渗性损伤、血肿、静脉炎；预防针刺伤及传染病的传播。

3.使用微量注射泵时应注意几个关键点：安装注射器时，注射器的圈边必须插入注射器座的圈边固定槽中；输注时应加强巡回，密切观察病人的反应、生命体征及注射部位，并及时更换药液，以保持给药的连续性；每次调整输注速率后，勿忘再按"启动"键；熟悉报警信号，能正确、快速地排除故障。

4.操作过程中严密观察病人的反应、用药效果及不良反应。

四、反思与拓展

1.静脉注射的手法是固定不变的吗？

不是，技巧有很多，因人而异。

(1)肥胖病人：穿刺前消毒手指，摸清血管走向后在静脉上方进针，适当加大进针的角度。

(2)脱水病人：可用温水浸泡、局部热敷等方法改善血液循环，待血管充盈后再穿刺。

(3)休克病人：注射时先扎止血带，反复推揉，使血管充盈后再行穿刺。

(4)水肿病人：穿刺前可沿静脉走行的解剖位置，用手按揉局部，暂时驱赶皮下水分，使静脉充分显露后再迅速穿刺。

(5)老年病人：穿刺前，用手指分别固定静脉上、下端，适当减小进针角度，再沿静脉走向穿刺。注意穿刺不可过猛，以防血管破裂。

2.化疗药物注射与血管损伤问题　化疗药物推注的速度、压力与血管损伤有一定的相关性。运用微量注射泵调控推注速度及压力，恒速恒压地进行静脉注射化疗药物，能明显减轻化疗药物对血管内膜的损伤，有效保护血管，减少静脉炎的发生。

任务五　静脉留置针输液

一、操作目的

静脉留置针（vein detained needle）输液的目的是减少病人因反复穿刺而造成的血管损伤及痛苦，也可随时保持静脉通畅，便于急救和给药。

二、护理评估

1.健康史　评估病人年龄、意识状态、主诉、病史、用药史、过敏史。案例一中王先生有冠心病病史，神志清楚，本次反复胸闷1个月，加重3d，伴活动后胸闷。

2.身体状况　评估病人穿刺部位皮肤及血管状况。案例一中王先生上肢皮肤无破损、瘢痕、硬结、红肿，血管清晰、走向直、有弹性，可穿刺。

3.心理-社会状况　案例一中王先生对冠状动脉造影及疾病的发展感到恐惧，病人及家属能积极地配合治疗。

三、实施过程

(一)静脉留置针输液操作流程

操作流程	操作步骤
操作准备	1.环境　整洁、宽敞、光线适宜、符合无菌操作要求 2.护士　着装整洁、洗手、戴口罩 3.用物　注射盘、安尔碘消毒液、无菌棉签、输液器、药液、止血带、软枕、治疗巾、输液胶贴或胶带、输液卡、瓶贴、瓶套（必要时）、输液巡视卡，密闭式静脉留置针1套，无菌透明敷贴，封管用物（2~5ml注射器内抽封管液2~5ml）

操作流程	操作步骤
操作准备	4. 药液 (1)核对：双人核对医嘱、输液卡、药液瓶签 (2)检查质量：查对药名、剂量、浓度、有效期，密封包装有无破损，对光倒置检查药液质量，检查是否有配伍禁忌 (3)贴瓶签：倒贴瓶签，套上瓶套(必要时) (4)消毒、准备药液 1)拉环，启瓶盖 2)常规消毒瓶塞：用无菌棉签蘸消毒液消毒瓶塞至瓶颈 3)根据医嘱加入药物，再次检查液体，并签名 (5)输液器准备：检查输液器包装、有效期与质量，取出输液器针头，将输液器针头插入瓶塞至针头根部，输液袋套于液瓶(袋)上
操作过程	1. 核对、解释　核对病人的床号、姓名、腕带信息，向病人介绍静脉留置针输液的过程、方法及配合事项，并取得病人的合作 2. 病人体位　病人排空大小便，卧位舒适 3. 初步排气 (1)取出输液器：取出输液器，关闭调节夹，旋紧连接处 (2)挂输液瓶(袋)：再次查对无误，将输液瓶(袋)挂于输液架上，展开输液管 (3)倒置滴管：先将茂菲滴管倒置，抬高滴管下段输液管，打开调节夹使液体流入滴管内，当达到1/2~2/3满时(图6-10)，迅速倒转滴管，液体缓慢下降 (4)关闭调节夹：待液体流入头皮针管内即可关闭调节夹，首次排气原则上不滴出液体，确认输液管内无气泡，将输液管放置妥当 4. 留置针、敷贴准备　检查静脉留置针、无菌透明敷贴的型号及有效期，确认包装完好，打开无菌透明敷贴外包装 5. 打开留置针、连接输液器　取出留置针，将留置针与输液器衔接处旋紧 6. 选择静脉、扎止血带　在穿刺肢体下垫小枕及治疗巾，选择粗直、弹性好的血管，避开静脉瓣，在穿刺点上方8~10cm处扎止血带，选择穿刺点，松止血带 7. 皮肤消毒　用安尔碘棉签以注射点为中心，由内向外呈螺旋形涂擦，消毒皮肤直径≥8cm。扎止血带，再次消毒，待干，再次查对 8. 静脉穿刺 (1)进针：取下护针帽，排尽输液管及套管针内空气，关闭调节夹，旋转松动外套管，调整针头斜面(图6-11)，再次核对，嘱病人握拳，一手绷紧静脉下端皮肤，另一手持针柄，针尖斜面向上，进针角度为15°~30°，见导管尾部有回血，降低穿刺角度，顺静脉方向再将穿刺针推进0.2cm(图6-12)。固定留置针后撤出针芯0.5cm，持针座，将套管全部送入静脉，再安全撤出针芯(图6-13)，将针芯放入锐器盒中 (2)"三松"：一手固定针柄，松开止血带，嘱病人松拳，松调节器 (3)固定：待液体流入通畅、病人无不适后，以穿刺点为中心用无菌透明敷贴无张力粘贴塑形做密闭式固定(图6-14)，贴好注明置管日期、时间、签名的管道标签(图6-15)，延长管呈U形且与血管平行，用高举平台法固定，肝素帽Y形接口朝外，输液接头高于导管尖端 (4)调节滴速：根据病人的病情、年龄及药物性质调节滴速，在巡视卡上写上输液开始时间、输液名称、量、滴速及签名 (5)核对、告知：再次核对，告知病人注意事项，将呼叫器置于病人易取处 9. 观察换液　观察输液是否通畅及病人有无不适，若有多袋液体需要输入，及时更换

操作流程	操作步骤
操作过程	10. 封管　输液完毕,关闭调节器,消毒肝素帽,将盛有封管液的注射器针头插入肝素帽,先拔出部分针梗,仅剩下针尖斜面留在肝素帽内,缓慢向留置针导管内推注封管液(2~5ml)进行脉冲式封管(图6-16),剩0.5~1ml时,用边推注边退针的方法正压封管,使留置针内充满封管液,并用小夹子在靠近静脉端卡住延长管后拔出针头 11. 输液泵输液法 (1)装泵开机:将输液泵通过托架固定于输液架上,打开电源开关 (2)置输液管:打开输液泵门,将与已准备好的与输液泵相配套的输液管置入输液泵管道槽内,关闭泵门,连接输液针,遵医嘱设定每毫升滴速、每小时入量和输液总量,按压"开始/停止"键,启动输液 (3)关闭输液泵:当输液量接近预先设定值时,输液量显示键闪烁,提示输液即将结束,按"开始/停止"键,关闭输液泵,打开泵门,取出输液管
操作后处理	1. 整理　协助病人取舒适卧位,整理床单位 2. 用物处理　对输液泵进行清洁消毒后,将其存放于固定地点备用,垃圾按医院规定处理 3. 洗手、记录 (1)洗手:洗手、脱口罩 (2)记录:记录执行时间,并签全名

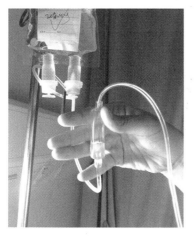

图6-10　排气手法(倒转滴管)

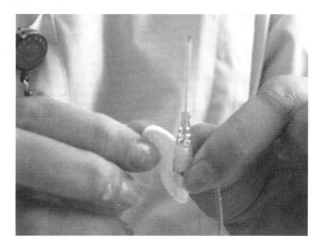

图6-11　旋转针芯

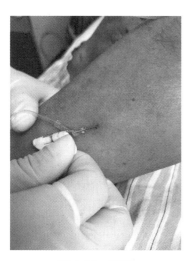

图6-12　穿刺

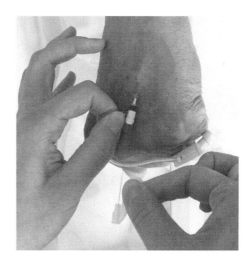

图6-13　撤出针芯

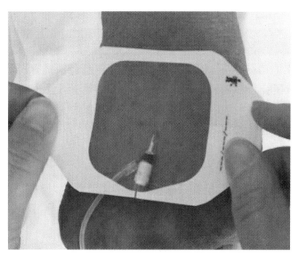

图 6-14　敷贴固定

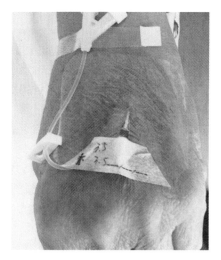

图 6-15　贴标识

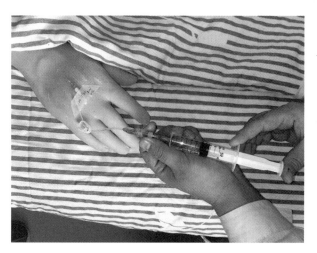

图 6-16　正压封管

（二）护理与健康指导关键点

1. 严格执行查对制度，遵守无菌技术操作原则、标准预防原则。

2. 根据病情及药物性质选择合适的静脉，需长期输液者，注意合理使用静脉，尽量避免在下肢置管。

3. 根据病情、病人静脉条件、治疗需要选择合适型号的留置针。对于休克、大出血、脱水病人，宜选择直径粗的留置针（18~20G）。需长期输液、年老体弱、婴幼儿等病人，尽量选择直径细的留置针（22~24G），以减少对静脉的损伤。

4. 在静脉配制中心或治疗室进行配药，化疗药物和毒性药物应在安全的环境下配制。药物要现用现配，注意配伍禁忌。输注的两种不同药物间有配伍禁忌时，在前一种药物输注后，应冲洗导管或更换输液器，再输注下一种药物。

5. 根据病情需要，应有计划地安排输液顺序，以尽快达到治疗效果。加入药物时，应根据治疗原则，按急、缓和药物在血液中维持的有效浓度等情况进行合理安排。输液过程中要及时更换液体，严防空气进入血管。

6. 留置针护理　保护静脉留置针侧肢体，避免肢体下垂，防止血液回流阻塞针头。有留置针侧肢体不可行血压测量、加压包扎。发现针管有回血，应立即用封管液缓慢冲管，不可强行推注，以免发生小血栓脱落。

7. 输液过程中，定时巡视，耐心听取病人的主诉，密切观察有无输液反应；随时注意观察病人的心态，使病人保持安全和舒适。

8. 指导病人在使用抗凝类药物治疗期间应注意观察有无出血倾向，如牙龈出血、鼻出血等，如有明显的出血症状，应立即向医生或护士报告，拔针后要适当延长按压时间。教会病人保护留置针的方法，减少留置针的脱落及局部渗漏、阻塞、静脉炎等并发症发生。输液完毕，嘱病人适当活动穿刺侧肢体，以防血栓性静脉炎发生。

四、反思与拓展

静脉留置针输液时有哪些技巧呢？

技巧有很多，因人而异。

1. 留置针穿刺置管技巧　对外周静脉充盈不佳的病人采取分次扎止血带的方法，用手轻轻按摩皮肤约 1min，松开止血带片刻，再扎止血带，可提高穿刺成功率。在临床工作中可适时选用红外线静脉显影仪进行留置针穿刺。红外线静脉显影仪可清晰地显现皮下静脉的分布与走行，了解血管有无分支及静脉瓣等，有助于选择最合适的血管进行穿刺。

2. 留置针固定技巧　患儿要选择适当的固定装置来保护穿刺部位，防止留置针移位或脱出；老年病人待穿刺部位的皮肤恢复到原位、输液通畅后，再进行固定；皮肤出汗多不易固定的病人，可用高透气透明敷贴固定后，外加一片大于透明敷贴的增强敷贴，中间剪一圆孔，以便于观察穿刺部位的情况。

3. 特殊病人封管要求　对于需要限制盐的摄入量的病人，应采用每 1ml 含 10~100U 肝素的溶液封管；血小板减少症、血友病以及对肝素过敏的病人不宜使用肝素，可选择生理盐水封管。

任务六　经外周静脉置入中心静脉导管输液

一、操作目的

经外周静脉置入中心静脉导管（peripherally inserted central catheter, PICC）是经上肢的贵要静脉、肘正中静脉、头静脉、肱静脉、颈外静脉（新生儿还可通过下肢大隐静脉、头部颞静脉、耳后静脉等）穿刺置管，尖端位于上腔静脉或下腔静脉的导管。目的是减少病人反复穿刺的痛苦，避免高浓度、高刺激性药物对外周血管的刺激和破坏，为病人提供稳定、快速的静脉通路。

二、护理评估

1. 健康史　评估病人的病史、治疗情况、用药史、过敏史、中心静脉置管史。案例二中许先生为左肺上叶切除术后，无中心静脉置管史。

2. 身体状况　评估病人的全身状况、穿刺部位皮肤及血管情况。案例二中许先生为肺部感染、贫血，目前在控制感染，输血以增加机体抵抗力。病人身体能承受穿刺，肢体活动度良好。穿刺部位皮肤无损伤、红肿、硬结、瘢痕，血管显现，局部静脉充盈、有弹性，可穿刺。

3. 心理－社会状况　病人及家属理解置管的重要性、可能发生的情况及在操作过程中需配合的要点，病人愿意配合穿刺。由医生负责与病人签署知情同意书。

三、实施过程

（一）操作流程

1. 经外周静脉置入中心静脉导管输液操作流程

操作流程	操作步骤
操作准备	1. 环境　整洁、宽敞、光线适宜、符合无菌操作要求 2. 护士 (1) 着装整洁、洗手、戴口罩 (2) 核对置管医嘱，查看相关检验、检查报告和签署的知情同意书 3. 用物　PICC 无菌穿刺套件、PICC 无菌穿刺包（图 6-17）、无菌手套、0.9% 氯化钠注射液 500ml、20ml 注射器 2 个、无菌透明敷贴、皮肤消毒液、抗过敏无菌胶布、卷尺、止血带、无菌手术衣，根据需要另备 2% 利多卡因、1ml 注射器、弹力或自粘绷带、药液
操作过程	1. 核对、解释　核对病人的床号、姓名、腕带信息，确认病人身份，向病人或家属说明置管的目的、作用、操作过程及操作中可能出现的不适，并取得病人的合作 2. 病人体位　协助病人排空大小便，平卧，术侧肢体外展，与躯干呈 45°~90° 角 3. 选择、定位 (1) 选择合适的静脉：在预穿刺部位以上扎止血带；评估病人的血管状况，选择合适的静脉（首选右侧贵要静脉），松开止血带 (2) 测量定位 1) 以上腔静脉测量法为例：从预穿刺点沿静脉走向量至右胸锁关节再向下至胸骨右缘第 3 肋间 2) 测量双侧上臂中段周径（肘窝上 9cm 处），准确记录数值 4. 穿刺 (1) 建立无菌区：打开 PICC 穿刺包，戴无菌手套，备肝素帽，抽吸生理盐水，将治疗巾垫于病人手臂下 (2) 消毒铺巾：首选肘下两横指处为穿刺点，以穿刺点为中心环形消毒皮肤，范围为穿刺点上下各 10cm，两侧至臂缘，共消毒 3 遍。脱手套后进行卫生手消毒，穿无菌手术衣，戴无菌手套，用无菌生理盐水冲净手套上的滑石粉，用无菌纱布擦干，铺孔巾和治疗巾，将注射器、中心静脉导管、肝素帽或正压接头、生理盐水、透明敷料、无菌胶布等无菌物品准备于无菌区 (3) 预冲导管：撤出导丝比预计长度短 0.5~1cm。用生理盐水冲洗导管（图 6-18），确认导管完好、通畅，将导管浸泡于生理盐水中，湿化导丝 (4) 静脉穿刺：嘱助手扎止血带，视情况于穿刺前由助手用 2% 利多卡因在穿刺部位进行局部麻醉。以 15°~30° 角进针（图 6-19），见回血后立即放低穿刺角度，再进针 1~2mm 后送导入鞘，确保导入鞘进入血管 (5) 撤出针芯（图 6-20）：嘱助手松开止血带后，一手拇指固定导入鞘，中指按压导入鞘末端处静脉，另一手撤出针芯 (6) 匀速送管：一手固定导入鞘，另一手缓慢匀速送入导管，当导管送入约 15cm 即将到达病人肩部时，嘱病人头转向置管侧贴近肩部 (7) 抽回血：送管至所需长度，嘱病人头部转回原位，连接生理盐水注射器，抽回血，确认导管在血管内 (8) 撤出导入鞘及导丝：用无菌纱布块压迫穿刺点上方 6cm 处按压固定导管，拔出导入鞘，远离穿刺点，将支撑导丝与导管分离，缓慢抽出导丝 (9) 修剪导管：用无菌剪修剪导管长度，保留体外约 6cm 导管

操作流程	操作步骤
操作过程	（10）安装连接器：先将减压套筒套到导管上，再将导管与连接器相连，确认导管推至根部，但不可出褶皱 （11）冲封管：连接肝素帽或正压接头，使用 20ml 注射器脉冲式注入生理盐水冲管。如为肝素帽，当生理盐水推至最后 5ml 时，用肝素盐水正压封管 （12）导管固定（图 6-21） 1）用生理盐水纱布清洁穿刺点周围的皮肤，然后涂以皮肤保护剂 2）在近穿刺点 0.5cm 处放好白色固定翼，导管出皮肤处逆血管方向呈 U 形或 L 形放置，用思乐扣固定连接器翼形部分，穿刺点上方放置无菌纱布块，用无菌透明敷贴无张力粘贴 3）用已标明穿刺日期、时间、操作者的指示胶带固定透明敷贴下缘，用蝶形胶布交叉固定导管尾端于敷贴上方，再以胶带横向固定导管，再用无菌脱敏胶布固定延长管 （13）确定位置：进行 X 线检查，确定导管尖端位置
操作后处理	1. 整理用物　脱去手术衣、无菌手套，清理用物，协助病人取舒适卧位，整理床单位 2. 用物处理　按医院规定处理 3. 洗手、记录 （1）洗手：洗手、脱口罩 （2）记录：将相关信息记录在护理病历中，内容包括穿刺日期、时间、导管规格和型号、穿刺位置、置管长度、双侧上臂臂围等，签全名

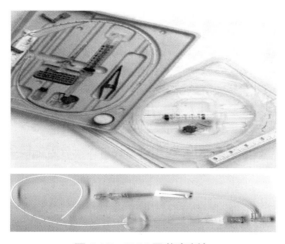

图 6-17　PICC 无菌穿刺包

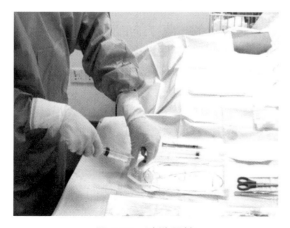

图 6-18　冲洗导管

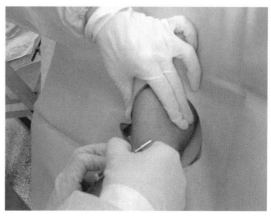

图 6-19　静脉穿刺

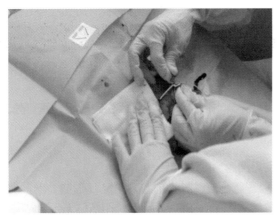

图 6-20　撤出针芯

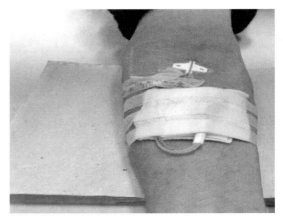

图 6-21　导管固定

2. PICC 维护操作流程

操作流程	操作步骤
操作准备	1. 环境　整洁、宽敞、光线适宜、符合无菌操作要求 2. 护士　着装整洁、洗手、戴口罩 3. 用物　卷尺、一次性使用无菌换药包、无针输液接头、无菌手套、75% 酒精、无菌棉签、思乐扣、20ml 注射器 2 个、无菌透明敷贴、皮肤消毒液
操作过程	1. 核对、解释　核对病人的床号、姓名、腕带信息,确认病人身份,向病人及家属讲解 PICC 维护的目的、方法及配合要点 2. 测量臂围　协助病人取 PICC 置管时的体位,暴露穿刺部位;检查穿刺点有无触痛及分泌物,测量双臂围及导管外露长度并记录,暴露置管区域,打开换药包,取治疗巾垫在病人臂下 3. 预冲输液接头　打开预冲液和无针输液接头的外包装,用预冲液预冲无菌输液接头,放置于无菌区域内 4. 连接新接头　去除旧输液接头,用酒精棉片擦拭导管端口至少 15s,抽回血,判断导管的通畅性,用预冲液脉冲式冲洗导管并正压封管 5. 更换思乐扣 (1) 揭贴膜、溶解保护剂:由导管近心端 0° 或 180° 处由下往上揭敷贴(图 6-22),观察穿刺点周围皮肤及导管外露长度,用酒精棉签充分浸润,溶解思乐扣下方的皮肤保护剂 (2) 去除思乐扣:手消毒后,将思乐扣投入换药包内,戴手套,打开锁扣,从锁扣上移开导管,将思乐扣固定装置从皮肤上移开,去除思乐扣 (3) 消毒:以穿刺点为中心用 75% 酒精棉签按照 "顺 – 逆 – 顺" 方向由内向外螺旋式清洁,去除污渍;再用 2% 葡萄糖酸氯己定消毒棉签,以穿刺点为中心,来回摩擦消毒皮肤 30s,或用含碘消毒棉签以穿刺点为中心,按 "顺 – 逆 – 顺" 由内向外螺旋式消毒皮肤;消毒范围以穿刺点为中心上下各 10cm,两侧至臂缘,自然待干 (4) 安装思乐扣:导管出皮肤处逆血管方向呈 L 形或 U 形摆放;在放置思乐扣处涂抹皮肤保护剂,待干;按思乐扣上箭头所示方向摆放思乐扣,将导管安装在思乐扣的立柱上,固定思乐扣 6. 粘贴透明敷贴　以穿刺点为中心,将透明敷贴无张力粘贴;用蝶形胶布交叉固定导管尾端于敷贴上方,再以胶带横向固定导管,在胶布上记录维护时间以及操作者姓名;用小纱布包裹输液接头并固定

操作流程	操作步骤
整理记录	1. 整理　脱手套,清理用物,协助病人取舒适卧位,整理床单位 2. 洗手、记录 (1)洗手:洗手、脱口罩 (2)记录:填写 PICC 维护手册,记录敷料更换时间、穿刺点局部情况,导管置入体内长度及外露长度等,签全名

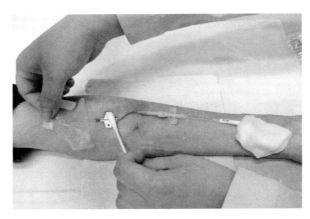

图 6-22　揭贴膜

(二) 护理与健康指导关键点

1. 严格执行查对制度,遵守无菌技术操作原则、标准预防原则。

2. 置管动作应轻柔,避免刺激静脉,如遇阻力,不可强行送入。穿刺时帮助病人放松,必要时遵医嘱给予镇静剂。

3. 因中心静脉压低于大气压力,拔出引入导丝时注意预防空气进入导管。

4. 置管后应密切观察穿刺局部有无红、肿、热、痛等症状,如出现异常,应及时测量置管侧臂围,密切观察置管侧手臂肿胀情况,必要时行 B 超检查。输注化疗药物时应严密观察病人的局部反应和全身反应,以免药物外渗,引起局部组织坏死。

5. 穿刺后 24h 需更换敷料,以后每周常规更换 1 次敷料,揭去敷料时应顺着导管方向往上分离,以免将导管拔出;注意观察导管有无堵塞或破裂等异常情况,疑似导管移位时,应行 X 线检查,以确定导管尖端所处位置。禁止将导管体外部分移入体内。若使用含乙醇和丙酮类物质的溶液清洁护理穿刺部位时,应待溶液完全干燥后再加盖敷料。

6. 指导病人学会置管侧肢体的功能锻炼方法,以促进静脉回流,减轻水肿;可做松握拳、屈伸等动作,但应避免置管侧上肢过度外展、旋转及曲肘运动;置管侧肢体尽量避免被物品及躯体压迫,不提重物。

四、反思与拓展

PICC 置管有哪些技巧呢?

1. **导管的选择技巧**　在导管流速允许的情况下,应尽量选择最小型号(最细)的导管穿刺为佳,以减少静脉炎或血管堵塞的发生。导管的流速与病人静脉壁的完整性、静脉系统的阻力、液体的黏稠度、注射泵的压力、导管的长度与内径等有关,不适当的导管固定也可导致导管打折,影响流速。

2. **导管尖端体表定位**　除上腔静脉测量法外,还有锁骨下静脉测量法,即从预穿刺点沿静脉走向量至右胸骨切迹,再减去 2cm。

3. 穿刺血管的选择

（1）贵要静脉是首选：贵要静脉走行直且粗大，静脉瓣较少，90% 左右的穿刺可通过该血管进入上腔静脉。

（2）肘正中静脉为次选：血管较粗大，但相对较短，个体差异大，静脉瓣较多，因此穿刺前应仔细定位，避开穿刺点前方的静脉瓣。

（3）头静脉为前臂穿刺的第三选择：该血管呈前粗后细，进入腋静脉处有较大的角度，可能会引起推进导管困难，使病人手臂与躯干垂直有助于操作。该静脉走行于肌间沟，可能会因为病人上肢体位变化引起输液速度的变化。

4. PICC 置管禁忌证　患有与插管相关的感染者；身体条件不能承受插管操作者；在预定插管部位有放射治疗史、静脉血栓史、外伤史或血管外科手术史者；穿刺部位或附近组织有感染、皮炎、蜂窝织炎、烧伤等情况者；乳腺癌根治术后患侧；局部组织因素影响导管稳定性或有凝血障碍者，以及免疫抑制者。

5. 超声引导下的 PICC 置管　与传统的 PICC 置管相比较，超声引导下的 PICC 置管可直观地显示血管位置和解剖结构，增加穿刺的精确性，能准确定位并引导导管至正确的位置，亦可以评估 PICC 置管后的血管并发症，具有实时引导、全程可见、穿刺时间短、穿刺成功率高等优势。

6. 完全植入式静脉输液港（TIVPA）　由供穿刺的注射座和静脉导管两部分组成，是利用手术的方法将导管末端经皮下穿刺置于人体的上腔静脉，剩余导管和输液港底座埋藏在皮下组织。治疗时将无损伤针从皮下穿刺到注射座的输液槽，即可输注液体。因注射座和静脉外的导管部分均埋藏于皮下组织，因此是一种植入式、可长期留置的中心静脉输液装置，使用期限一般长达 8~10 年。其适用于长期反复静脉化疗、输血、胃肠外营养的病人及需要支持治疗的肿瘤病人，也可用于血样采集。

任务七　静脉输血

一、操作目的

静脉输血（intravenous blood transfusion）的目的是补充血容量、纠正贫血、增加机体抵抗力、增加蛋白质、输入各种凝血因子等。

二、护理评估

1. 健康史　评估病人的病史、治疗情况、用药史、过敏史、输血史。案例二中许先生为左肺上叶切除术后，有输血史。

2. 身体状况　评估病人全身状况，穿刺部位皮肤及血管情况。案例二中许先生为左肺上叶切除术后，贫血貌，营养缺乏。血常规显示血红蛋白低下。右上肢静脉输液在进行中，肢体活动度良好。

3. 心理－社会状况　案例二中许先生情绪稳定，病人及家属愿意输血并能积极配合。

三、实施过程

（一）静脉输血操作流程

操作流程	操作步骤
操作准备	1. 环境　整洁、宽敞、光线适宜、符合无菌操作要求 2. 护士 （1）着装整洁、洗手、戴口罩

操作流程	操作步骤
操作准备	（2）两人认真做好"三查八对"。三查：血液的有效期、血液的质量和输血装置是否完好。八对：床号、姓名、住院号、血袋号、血型、交叉配血试验结果、血液种类、血量 3. 用物　注射盘、一次性输血器、止血带、软枕、输液卡、治疗盘、输液胶贴、瓶套（必要时）、治疗巾、输液巡视卡，9号以上粗针头、生理盐水、血液制品（根据医嘱准备）、无菌手套 4. 血制品　再次进行"三查八对"，检查生理盐水的质量 5. 消毒、准备生理盐水　去除生理盐水瓶（袋）口中心部分，常规消毒瓶塞至瓶颈（或输液袋上注药口） 6. 输血器准备　再次检查输血器，将输血器针头插入生理盐水瓶塞（或输液袋上注药口）
操作过程	1. 核对、解释　由两名护士核对病人的床号、姓名、腕带信息，确认病人身份，并进行"三查八对"，无误后签名，向病人或家属说明输血的目的、作用、操作过程及操作中可能出现的不适，并取得病人的合作 2. 病人体位　协助病人排空大小便，取舒适的体位 3. 输注生理盐水 （1）排气：同静脉留置针输液法操作步骤3，备输液贴 （2）消毒、穿刺：选择合适的静脉，皮肤消毒同静脉留置针输液法操作步骤7，再次排气，嘱病人握拳，与皮肤呈15°~30°角自静脉上方或侧方进针，见回血后再进针少许 （3）"三松"、固定：一手固定针柄，松开止血带，嘱病人松拳，松调节器，待液体流入通畅，病人无不适后，用输液贴固定 （4）调节滴速：根据病人年龄及病情调节滴速，先输入少量生理盐水 4. 输血 （1）准备血袋 1）戴手套，以手腕旋转动作将血袋内血液轻轻摇匀 2）打开血袋封口，取出血袋，常规消毒开口处塑料管 3）将输血器针头从生理盐水瓶塞上拔下，以15°角刺入已消毒的储血袋塑料管的中点（图6-23），缓慢将血袋倒挂于输液架上 （2）调节滴速：再次核对，打开调节器，最初15min，滴速小于20滴/min。如病人无不良反应，再根据年龄、病情调节滴速，并告知病人注意事项 （3）观察：输血过程严密巡视，持续观察病人有无输血反应 （4）续血：输入两袋以上血液时，两袋血液之间应输入少量生理盐水 （5）拔针：输血完毕，再继续滴入生理盐水，直到将输血器内的血液全部输入体内再拔针，拔针后嘱病人按压3~5min至无出血
操作后处理	1. 整理　脱手套，清理用物，协助病人取舒适体位，整理床单位 2. 用物处理　将输血器针头剪下放入锐器盒中，输血管道放入医用垃圾桶中，血袋及时送回输血科保留24h 3. 洗手、记录 （1）洗手：洗手、脱口罩 （2）记录：记录输血时间、种类、剂量、血型、血袋号、病人生命体征、病人有无输血反应，签全名

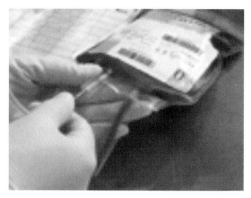

图 6-23　输血器连接储血袋

（二）护理与健康指导关键点

1. 严格执行查对制度，遵守无菌技术操作原则、标准预防原则，确保输血治疗准确无误。

2. 输血前做好输血准备，按要求做血型鉴定和交叉配血试验；冷藏血制品不能加温，禁止加入任何药物，如钙剂、高渗或低渗溶液、酸性或碱性药物等，以防止血制品变质，出现血液凝集或溶解。

3. 输血前、后及输两袋血液之间，应输入少量生理盐水，以免发生不良反应。

4. 输血开始前 15min，滴速小于 20 滴/min，护士应监测病人的生命体征，病人如出现寒战、发热、荨麻疹等反应时，应及时处理。如出现严重反应，应立即停止输入并保留剩余的血液及输血器具。

5. 输成分血时，应合理安排输血顺序，如需同时输入全血与成分血时，应首先输入成分血，其次为新鲜血，最后为库存血，以保证成分血新鲜输入。输血时遵医嘱给予抗过敏药物，以防发生过敏反应。

6. 护士应将病人输血情况记录于护理记录单或输血单中。

7. 做好安全输血指导，对首次输血者应告诉其输血原因，输血时可能出现的症状和反应，有不适及时通知医护人员；有输血经历者应询问其有无输血反应，若有，要告诉医护人员并通知血库；经常输血者应尽可能记住自己的血型，以便与医护人员核对。

四、反思与拓展

临床输血有哪些新观念和新技术？

有很多新观念和新技术，随着医学的迅速发展，这些新观念和新技术为临床输血的科学化、规范化注入了活力。

1. 输血新观念

（1）**全血不全**：血液保存液是针对红细胞设计的，在 4±2℃ 条件下对红细胞有很好的保存作用，而对白细胞、血小板以及不稳定的凝血因子保存作用不佳，因此，全血中除红细胞外，其余成分浓度低，不足一个治疗量。

（2）**新鲜血与库存血**：目前尚缺乏公认的标准定义新鲜全血的新鲜度，输血目的不同，新鲜全血的含义就不一样。输血的目的是补充红细胞，保存期内的全血可视为新鲜血；补充粒细胞，8h 之内的血视为新鲜血；补充血小板，12h 之内的血视为新鲜血；补充凝血因子，24h 之内的血视为新鲜血；新鲜血很难在一天内完成各种检查，对病人不安全；保存良好的库存血在保存期内可满足临床需要，除大量输血（24h 大于 4 000ml）的病人外，无需输注新鲜血。

（3）**输血始终有风险**：无输血指征的输血，对病人有害无益。

2.临床输血新技术

(1)**自体输血**:包括储存式自身输血、稀释式自身输血和回收式自身输血三种方式,根据病人病情选择一种或多种联合应用。

(2)**白细胞过滤血液输注**:用于预防非溶血性输血发热反应;预防输血后发生移植物抗宿主病;预防某些输血相关病毒的传播;预防人类白细胞抗原(HLA)同种异体免疫反应。

(3)**治疗性血液成分置换术**:用于自身免疫性疾病、神经系统疾病、血液系统疾病和感染性疾病等的治疗。

(4)**输注辐照血液**:辐照血液指经 γ 射线或 X 射线辐照后的血液,主要用于预防输血相关性移植物抗宿主病的发生。

(5)**冰冻保存稀有血型红细胞**:用于稀有血型病人的救治。

任务八　雾化吸入

一、操作目的

雾化吸入(nebulization)的目的是利用雾化装置使药液形成细小雾滴以气雾状喷出,通过鼻或口腔吸入呼吸道,从而治疗和预防疾病。

二、护理评估

1.健康史　病人病情、意识、治疗情况、用药史。案例二中许先生为肺癌晚期,左肺上叶切除术后发生肺部感染。

2.身体状况　口腔黏膜完整、无破损。案例二中许先生肺部感染,持续咳嗽半个月,痰液黏稠,咳痰困难,活动后气促,神志清楚,极度消瘦,贫血貌。

3.心理－社会状况　家属关心病人,病人能配合治疗。

三、实施过程

(一)操作流程

1.氧气雾化吸入操作流程

操作流程	操作步骤
操作准备	1.环境　整洁、宽敞、光线适宜,安全,符合安全用氧要求 2.护士　着装整洁、洗手、戴口罩 3.用物　注射盘、氧气雾化吸入器、氧气装置(湿化瓶内不装水)、弯盘、生理盐水、药液、注射器、治疗巾 4.药液 (1)查对标签:药名、剂量、浓度、有效期 (2)检查质量:密封包装无破损、药液无变质 (3)铺无菌盘 (4)注入药液:稀释药液后,注入氧气雾化吸入器内(图6-24)
操作过程	1.核对、解释　核对病人的床号、姓名、腕带信息,确认病人身份,向病人介绍氧气雾化吸入的过程、方法及配合事项

操作流程	操作步骤
操作过程	2. 病人体位　取舒适体位,颌下铺治疗巾,必要时协助病人漱口 3. 连接管道　将雾化器的管口与氧气装置的输出管连接 4. 调节流量　调节氧气流量至 6~8L/min 5. 指导配合　指导病人手持雾化器,将面罩扣住口鼻(图 6-25)或将口含嘴放入口中(图 6-26),用嘴深吸气,再用鼻呼气,如此反复直至吸完药液。一般雾化吸入时间为 10~15min 6. 观察询问　观察并询问病人吸入药液后的反应及效果 7. 吸入完毕　取下口含嘴或面罩,关闭氧气开关
操作后处理	1. 整理　擦去病人面部雾珠,协助病人取舒适体位,整理床单位 2. 用物处理　按医院规定清洁、消毒雾化器、面罩或口含嘴 3. 洗手、记录 (1)洗手:洗手,脱口罩 (2)记录:记录执行时间和病人的反应,签全名

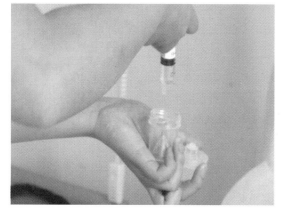

图 6-24　加药(氧气雾化吸入器)

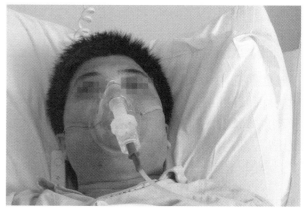

图 6-25　经面罩雾化吸入

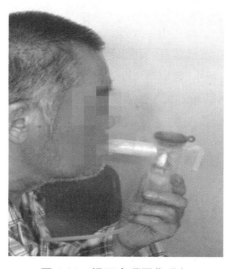

图 6-26　经口含嘴雾化吸入

2. 超声雾化吸入操作流程

操作流程	操作步骤
操作准备	1. 环境　整洁、宽敞、光线适宜 2. 护士　着装整洁、洗手、戴口罩 3. 用物　确保超声雾化吸入器（图 6-27）主机及各附件完好，无松动、脱落，电源正常，水槽内加冷蒸馏水约 250ml，浸没雾化罐底部的透声膜，正确连接超声波雾化吸入器主机与各附件 4. 加入药液　遵医嘱用 0.9% NaCl 溶液将药液稀释至 30~50ml，加入雾化罐内（图 6-28），将雾化罐放入水槽，盖紧水槽盖
操作过程	1. 核对、解释　核对病人的床号、姓名、腕带信息，确认病人身份，向病人介绍超声雾化吸入的过程、方法及配合事项 2. 病人体位　取坐位或半坐卧位，颌下铺治疗巾，协助病人漱口（必要时） 3. 通电定时　接通电源，打开电源开关，调节定时开关至 15~20min 4. 调节雾量　打开雾量开关，调节雾量（大档雾量为 3ml/min，中档雾量为 2ml/min，小档雾量为 1ml/min），药液呈雾状喷出 5. 指导配合　指导病人手持雾化器，将面罩扣住口鼻或将口含嘴放入口中。指导病人深呼吸，吸入药液，如此反复直至吸完药液 6. 观察询问　观察并询问病人吸入药液后的反应及雾化吸入效果 7. 吸入完毕　取下口含嘴或面罩，先关雾化开关，再关电源开关
操作后处理	1. 整理 (1) 清洁：擦去病人面部雾珠，协助漱口（必要时） (2) 体位：协助病人取舒适体位，整理床单位 2. 用物处理　倒掉水槽内的水，将雾化罐、口含嘴和螺纹管浸泡消毒 1h，清洗、晾干备用（1人1套） 3. 洗手、记录 (1) 洗手：洗手，脱口罩 (2) 记录：记录执行时间和病人的反应，签全名

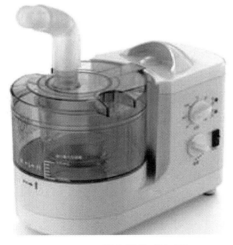

图 6-27　超声雾化吸入器

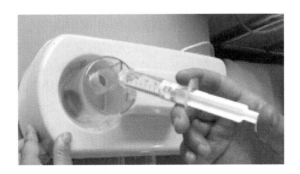

图 6-28　加药（超声雾化吸入器）

（二）护理与健康指导关键点

1. 使用前确保雾化器性能良好，各管道连接紧密、无漏气。

2. 示范并指导病人用嘴深吸气，使药液充分进入支气管和肺内，教会病人正确配合，确保吸入治疗的效果。气管切开的病人，可直接将面罩置于气管切开造口处。

3. 正确使用供氧装置，氧气湿化瓶内勿加水，否则水易进入雾化器内使药液稀释，从而影响疗效。操作时注意用氧安全，严禁接触烟火和易燃、易爆物品，以防发生意外。

4. 向病人解释雾化吸入的目的、作用、操作过程、可能引起的不适及操作的配合要点。

操作过程中严密观察病人的反应、用药效果及不良反应。本案例雾化吸入乙酰半胱氨酸可能出现的不良反应有荨麻疹、支气管痉挛、胃肠不适等，有不良反应时及时汇报医生。

四、反思与拓展

1. 雾化吸入除用于湿化气道、控制感染、改善通气、祛痰镇咳外，还有其他用途吗？

雾化吸入还可用于诱导痰检查、纤维支气管镜检查、高温雾化治疗肺癌、肺动脉高压的治疗、肺源性心脏病的治疗、右心衰竭临床观察及咯血的治疗。

2. 雾化吸入菌苗或疫苗介绍

（1）雾化吸入流感减毒活疫苗、腮腺炎疫苗，可预防呼吸道传染病。

（2）雾化吸入减毒疫苗，可以激发鼻腔和上呼吸道黏膜产生分泌型 IgA 抗体，从而增强呼吸道对感染的防御能力。

【评价与转化】

1. 病人及家属的收获　获得及时、专业的护理服务，理解并掌握用药的注意事项，并能配合操作，病人感觉舒适、安全，无并发症和意外伤害，病人及家属感到满意。

2. 学生的收获　按计划完成了自己小组的给药护理技能任务，各项操作流程熟练规范，未出现任何护理差错，能正确做出护理诊断，采取适当措施，实施全面护理，并能根据病人病情变化及时调整工作方案。

3. 护理形式的发展　通过团队合作、反思及拓展，培养了学生的学习能力、评判性思维能力、应变能力和团队协作精神，形成了团队合作的护理模式。

【项目考核】

项目名称	给药护理技能
考核案例	刘先生，43 岁，因"突发持续性剧烈胸痛，冷汗淋漓 1h"急诊来院。病人半年来反复出现胸痛，近两周出现乏力、胸部不适，活动时心悸、气急、烦躁，胸痛发作频率明显增多且发作时间延长，今晨活动时突发剧烈胸痛，含服硝酸甘油不能缓解。体格检查：T 36.6℃，P 100 次 /min，R 22 次 /min，BP 96/62mmHg，病人烦躁不安、恐惧、有濒死感，心电图和心肌酶检查结果提示为急性前壁心肌梗死，为进一步治疗收入院。入院后遵医嘱给予持续高流量吸氧、心电监护；5% 葡萄糖 500ml＋硝酸甘油 10mg/ivgtt st；盐酸哌替啶 50mg，im，st

步骤	工作过程	考核方法建议
收集资料	详细阅读案例,了解病人的病史和病情资料,评估病人的身心状况,提出护理问题	
计划与决策	1. 讨论分析案例 (1)分析主要护理诊断/问题 (2)提出护理要点 (3)制订护理工作方案 (4)任务及角色分配 2. 操作任务　静脉留置针输液、肌内注射	自我评价 互相评价 教师评价
任务实施	根据任务和角色分配,合作完成操作任务	
评价	1. 任务完成效果评价(依据操作评价标准进行评价) 2. 针对任务完成效果进行反思	

练习题

（何夏阳　杜　鑫）

项目七 | 常用标本采集护理技能

教学课件

思维导图

流程图及标准

学习目标

1. 掌握血液、尿液、粪便、痰、咽拭子标本采集的操作流程、护理与健康指导关键点。
2. 熟悉血液、尿液、粪便、痰、咽拭子标本采集的操作目的、护理评估。
3. 了解血液、尿液、粪便、痰、咽拭子标本采集的反思与拓展、相关案例讨论。
4. 具有沟通、应变能力及评判性思维能力和团队合作能力。
5. 学会分析案例,提出问题,做出计划及决策。
6. 具有无菌观念、慎独修养、爱伤观念。

【导入情境】

案例一:王先生,25 岁,因"在公园游玩时突然出现张口喘息,大汗淋漓,焦虑不安 20min"来医院就诊。王先生自幼年起每年春季均发生类似表现,其母亲患过敏性鼻炎 30 余年。体格检查:T 36.5℃,P 130 次 /min,R 32 次 /min,BP 110/70mmHg。病人神志清楚,说话不连贯,端坐位,口唇发绀,咽喉部疼痛,双肺叩诊呈过清音,呼气时间明显延长,双肺布满哮鸣音,有奇脉。门诊以"支气管哮喘"收入院。护士立即遵医嘱给予氧疗,沙丁胺醇吸入,动脉血气分析,肝功能检查,痰、咽拭子标本送检。

案例二:姚女士,33 岁,因"劳累后突然出现尿频、尿急、尿痛伴高热、寒战 30min"来医院就诊。病人既往体健。体格检查:T 39.5℃,P 92 次 /min,R 23 次 /min,BP 120/70mmHg,精神萎靡。门诊以"尿路感染"收入院。入院后护士遵医嘱进行尿细菌培养、血常规、尿常规、大便常规检查。

【问题】

1. 上述案例中涉及哪些标本采集护理技能?
2. 请根据案例给予的各种信息进行分析,提出护理问题,并制订出小组护理工作计划。
3. 思考护理实践中如何灵活地、创造性地设计护理过程? 做好哪些健康宣教? 如何使病人得到最佳身心护理?

【计划及决策】

1. 上述案例涉及的标本采集技能 动脉血标本采集、静脉血标本采集、尿标本采集、粪便标本采集、痰标本采集、咽拭子标本采集等护理技能。在操作过程中应注意小组协作,可由多人完成。

2. 评估病人的情况 病情、目前身心状况、医疗诊断、护理诊断 / 问题、标本采集的目的等。

(1)案例一中王先生的情况分析及护理要点

1)主要护理诊断 / 问题:①气体交换受损　与支气管平滑肌痉挛、气道炎症、气道阻力增加有关。②焦虑　与哮喘发作时呼吸困难及长期反复发作有关。③有体液不足的危险　与病人张口呼吸、体液消耗过多、大汗淋漓有关。④知识缺乏：缺乏支气管哮喘防治的相关知识。

2）护理要点：①指导病人取坐位，松开衣领，有条件时立即给予氧气吸入。②遵医嘱应用药物治疗哮喘，包括抗炎药和解痉平喘药，如吸入型糖皮质激素、沙丁胺醇等。③确定并减少危险因素接触，找到引起哮喘发作的变应原或其他非特异刺激因素，使病人脱离并长期避免接触这些危险因素是防治哮喘最有效的方法。④给予心理安慰，缓解紧张情绪。⑤病室湿度保持在 50%~60%，定期进行空气加湿。室温维持在 18~22℃，不摆放花草，不使用羽毛制品。⑥补充营养，维持病人水、电解质平衡。⑦采集标本时协助病人取舒适且有利于操作的体位，解释各项操作的目的和配合事项。

（2）案例二中姚女士的情况分析及护理要点

1）主要护理诊断/问题：①体温过高　与尿路感染有关。②排尿障碍：尿频、尿急、尿痛　与泌尿系统感染有关。③知识缺乏：缺乏预防尿路感染的知识。

2）护理要点：①卧床休息，进食高蛋白、高维生素和易消化的清淡食物。鼓励病人多饮水，每日饮水量不少于 2 000ml，督促病人每 2~3h 排尿 1 次。②病人高热时可采用冰敷、酒精擦浴等物理降温措施，并注意观察和记录降温的效果。③密切观察病情变化，如体温、尿路刺激征、腰痛等情况的变化。④教会病人正确留取尿常规和尿培养标本的方法。

3. 合理设计工作方案　完成综合案例的护理是复杂的，应根据病人的情况变化，灵活地、创造性地设计工作方案，及时调整护理计划并正确实施护理措施，客观评价护理效果，真正对病人进行个性化优质护理。

4. 正确实施工作方案，规范完成下列六项工作任务。

任务一　静脉血标本采集

一、操作目的

静脉血标本采集（venous blood collection）是为病人采集全血标本、血清标本及血培养标本。

全血标本采集的目的是用于测定血沉、血常规和血液中某些物质的含量，如血糖、尿素氮、肌酐、尿酸、肌酸、血氨的含量等。

血清标本采集的目的是用于测定血清酶、脂类、电解质和肝功能等。

血培养标本采集的目的是用于查找血液中的病原菌。

二、护理评估

1. 健康史　评估病人的年龄、病情、意识、治疗情况、肢体活动度、采集血标本部位的皮肤及血管、病人的理解能力及合作程度。

2. 身体状况　采血部位皮肤有无皮损、炎症、结痂、瘢痕、硬结，血管弹性，同侧肢体是否正在进行静脉输液等治疗。

3. 心理-社会状况　案例一和案例二中的两位病人神志清楚，焦虑，能配合治疗。

三、实施过程

（一）操作流程

操作流程	操作步骤
操作准备	1. 环境　整洁、宽敞、光线适宜、符合无菌操作要求 2. 护士　着装整洁、洗手、戴口罩

操作流程	操作步骤
操作准备	3. 用物　安尔碘皮肤消毒剂、无菌棉签、一次性采血针、真空采血管、抗凝试管或血培养瓶、试管架、止血带、软枕、胶布
操作过程	1. 核对、解释　核对病人的床号、姓名、腕带信息,确认病人身份,向病人或家属介绍静脉血标本采集的过程、方法及配合事项 2. 病人体位　病人取舒适体位 3. 选静脉　常选的静脉包括贵要静脉、肘正中静脉、头静脉、手背静脉,婴幼儿可选股静脉、头皮静脉、颈外静脉(图 7-1) 4. 消毒　穿刺肢体下垫软枕,用无菌棉签蘸取安尔碘皮肤消毒液以注射点为中心,由内向外呈螺旋形消毒皮肤,直径在 5cm 以上,待干;在穿刺点上方 5.0~7.5cm 处扎止血带;用同样方法再次消毒,待干(图 7-2) 5. 血标本采集 (1)核对:再次核对病人信息,查看试管是否符合标本采集要求 (2)进针:嘱病人轻握拳,左手在穿刺部位下方握住病人的手臂,拇指于穿刺点下方 2.5~5.0cm 处向下牵拉皮肤固定静脉,右手持一次性采血针,针尖斜面向上,与皮肤呈 15°~30° 角刺入静脉(图 7-3) (3)取血:穿刺成功后,固定针头,将采血针末端刺入真空采血管(图 7-4)。当血液流入采血管时,松止血带,采血至需要量。如需采多管血,拔下采血管,接入新的采血管。全血标本采集完毕,迅速轻轻翻转倒置采血管 8~10 次,若用注射器采血,静脉穿刺成功后,抽动活塞,抽血至所需血量,抽血完毕松止血带、嘱病人松拳 (4)拔针、按压:抽血完毕,先分离真空管,再用无菌干棉签轻触穿刺点及上方,迅速拔针,同时沿血管方向按压穿刺点至不出血,凝血功能异常的病人宜适当延长按压时间(图 7-5) (5)核对:再次核对条形码信息是否正确,试管是否符合要求 6. 询问病人情况,向病人交代注意事项,观察病人的反应
操作后处理	1. 整理　协助病人取舒适卧位,整理床单位 2. 用物处理　针头放入锐器盒内,使用后的注射器毁形后弃于感染性垃圾袋内 3. 洗手、记录 (1)洗手:洗手、脱口罩 (2)记录:记录标本采集时间、签全名 4. 送检　血标本及时送检验室

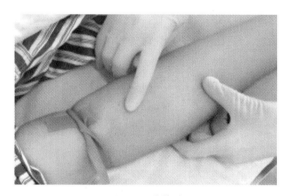

图 7-1　选静脉

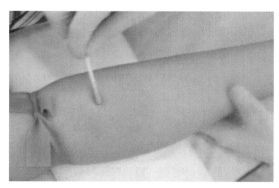

图 7-2　消毒

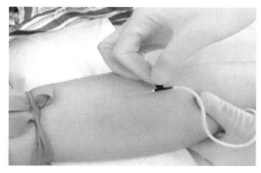

图7-3 进针

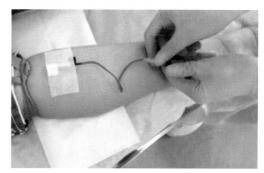

图7-4 取血

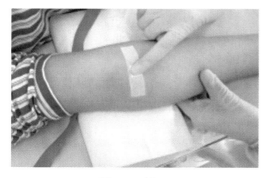

图7-5 按压

ER 7-4

静脉血标本
采集

（二）护理与健康指导关键点

1. 严格执行查对制度，遵守无菌技术操作原则、标准预防原则。

2. 禁忌同时采集两位病人的血标本，不宜在静脉输液、输血侧手臂上采集血标本。

3. 生化检验应在清晨空腹时采血，此时血液中的各种化学成分处于相对恒定状态，检验结果较为准确。

4. 静脉穿刺时，先进针，后插真空管，以防负压消失，采血管位置应低于穿刺部位。

5. 同时抽取几个项目的血标本，一般先注入血培养瓶，其次注入抗凝管，最后注入干燥管，动作应迅速准确。

6. 一般血培养标本采血量为5ml，为提高亚急性细菌性心内膜炎病人血培养的阳性率，采血量应增至10~15ml，且在寒战或发热初起、抗生素应用之前采集最佳。

7. 血清促肾上腺皮质激素浓度检查采血时间一般为8:00、16:00、24:00。

8. **健康指导要点**　向病人及家属解释静脉血标本采集的目的、作用、操作过程及可能引起的不适、配合要求、空腹采血的意义，嘱病人在采血前尽量空腹；采血后，压迫止血时间不宜过短；采集血培养标本前，如已使用抗生素，应向医护人员说明，以免影响检验结果。

四、反思与拓展

1. 静脉采血的部位和技巧是固定不变的吗？ 不是的，采血部位和技巧很多，因人而异。

（1）**部位选择**：新生儿和婴幼儿可选择颞浅静脉、头皮静脉、股静脉、颈外静脉；儿童可选择手臂区静脉、肘部静脉、颈外静脉、内踝静脉；成人首选手臂肘前区静脉，优先顺序依次为正中静脉＞头静脉＞贵要静脉；当无法在肘前区的静脉进行采血时，也可选择手背的浅表静脉；全身严重水肿、大面积烧伤等特殊病人，无法在肢体找到合适的穿刺静脉时，可选择颈部浅表静脉、股静脉。

（2）**采血技巧**

1）肘部浅静脉采血技巧：在穿刺点上方5.0~7.5cm处扎止血带，护士双手握住病人手及前臂，可触及条索状、有弹性感的静脉。如血管走向不清，可用示指指甲轻压痕迹再进行常规消毒。左手拇指在静脉穿刺部位的下端绷紧皮肤，右手持一次性注射器或采血针，针尖斜面与皮肤成 15°~30° 角刺入静脉，待回血后采集所需血量。

2）颈外静脉采血技巧：护士站在病人头端，病人取仰卧位，头偏向一侧向后仰，颈肩部位垫一软枕，使颈部伸展平直，暴露颈外静脉。消毒皮肤，左手拇指适度绷紧以固定穿刺点上方的皮肤，另一个护士用示指轻压颈静脉三角处，使颈外静脉充盈，穿刺点位于下颌角和锁骨上缘中点连线之上 1/3 处，针尖呈 15°~25° 刺入皮肤，入皮后呈 10°~15° 沿静脉方向行走，见回血后降低穿刺针角度，沿颈外静脉走向送入 0.5cm，待回血后抽取所需血量。

3）内踝静脉采血技巧：内踝静脉位于踝骨略前外侧，止血带扎于踝骨上 3cm 处，静脉充盈，常规消毒后，护士持针柄以 15° 角快速向斜下刺入，见回血后采集所需标本量。

2. 临床目前静脉采血方法介绍

（1）**真空采血管采血**：一次性无菌采血针头刺入所选静脉，见回血后将针头另一端插入真空采血管内，此方法应用最为广泛。

（2）**静脉留置针连接真空采血管采血**：选择合适的静脉，消毒待干后使用静脉留置针穿刺，穿刺成功后固定，并将一次性采血针头插入留置针的肝素帽，采血针末端插入真空采血管，使血液自动流入试管进行采血。如需采多管血样，将采血针末端拔出后刺入另一个真空采血管。采血完毕，拔出采血针头，并用生理盐水封管或将头皮针插入肝素帽中进行输液治疗。

3. 临床目前常用的真空负压采血管　不同真空负压采血管的类型及适用检测范围如下：

（1）**无添加剂的试管（白色）和血清分离管（深黄色）**：适用于临床生化检测、临床免疫学检测。

（2）**促凝管（红色）**：适用于临床生化检测、临床免疫学检测、交叉配血。

（3）**肝素钠抗凝管（棕色）**：适用于临床生化检测、细胞遗传学检测。

（4）**草酸盐或乙二胺四乙酸或肝素氟化物管（浅灰色）**：适用于葡萄糖检测。

（5）**肝素锂抗凝管（深绿色）**：适用于血氨检测、血液流变学检测。

（6）**乙二胺四乙酸二钾或乙二胺四乙酸三钾抗凝管（紫色）**：适用于血液学检测、交叉配血。

（7）**凝血管（浅蓝色）**：适用于凝血功能检测、血小板功能检测。

（8）**红细胞沉降率管（黑色）**：适用于红细胞沉降率检测。

（9）**微量元素检测管（深蓝色）**：适用于微量元素检测。

（10）**ACD 管（黄色）**：适用于 HLA 组织分型、亲子鉴定、DNA 检测等。

4. 采血体位

（1）**坐位采血**：要求病人侧身坐，上身与地面垂直，将手臂置于稳固的操作台面上，肘关节置于垫巾上，使上臂与前臂呈直线，手掌略低于肘部，充分暴露采血部位。

（2）**卧位采血**：要求病人仰卧，使上臂与前臂呈直线，手掌略低于肘部，充分暴露采血部位。

任务二　动脉血标本采集

一、操作目的

1. 动脉血标本采集（arterial blood collection）的目的是为病人做血气分析，为诊断、治疗、用药提供依据。

2. 用于乳酸和丙酮酸测定等。

二、护理评估

1. 健康史　评估病人的意识、病情、治疗情况、氧疗或呼吸机使用情况，是否有出血倾向。案例一中张先生入院前张口喘息，口唇发绀，双肺布满哮鸣音。

2. 身体状况 有无沐浴、进食、运动等。案例一中张先生口唇轻度发绀，胸廓呈桶状，采集部位无瘢痕、硬结，同侧肢体未做治疗，动脉搏动好。

3. 心理－社会状况 案例一中张先生神志清楚，心理状态为焦虑，能配合操作。

三、实施过程

（一）动脉血标本采集操作流程

操作流程	操作步骤
操作准备	1. 环境 整洁、宽敞、光线适宜、符合无菌操作要求 2. 护士 着装整洁、洗手、戴口罩 3. 用物 一次性使用动脉血气采血针或预充肝素溶液的注射器 2 个、安尔碘皮肤消毒剂、棉签、弯盘、无菌纱布，根据需要备无菌手套
操作过程	1. 核对、解释 核对病人的床号、姓名、腕带信息，确认病人身份，向病人或家属介绍动脉血标本采集的过程、方法及配合事项 2. 病人体位 取舒适体位，暴露穿刺部位 3. 选动脉和穿刺点 选择合适的动脉，常用的动脉包括股动脉、桡动脉、肱动脉、足背动脉等。以桡动脉穿刺为例：穿刺部位位于前臂掌侧腕横纹上 2cm，动脉搏动明显处（图 7-6） 4. 消毒 （1）用无菌棉签蘸取安尔碘皮肤消毒剂以注射点为中心，由内向外螺旋式消毒皮肤 2 次，直径在 5cm 以上，待干 （2）消毒操作者左手示指和中指 2 次，待干；或戴无菌手套 5. 血标本采集 再次核对无误后，用消毒过的手指触摸动脉搏动处，确定动脉及走向，以两手指固定动脉，右手持血气针或注射器在两指间垂直或与动脉呈 40° 角迅速进针（图 7-7），穿刺成功后，见鲜红色血液自动进入血气针内或注射器内，以右手固定血气针或注射器的方向和深度，抽取血液至所需量（图 7-8），迅速拔出针头，将针尖斜面刺入橡皮塞或专用凝胶针帽以隔绝空气，将血气针轻轻转动，使血液与肝素充分混匀，同时用无菌纱布垂直按压穿刺点至不出血为止（图 7-9） 6. 标注 核对无误后将条形码或病人信息粘贴于血气针或注射器上
操作后处理	1. 整理 病人取舒适卧位，整理床单位 2. 洗手、记录 （1）洗手：洗手、脱口罩 （2）记录：记录标本采集时间、签全名 3. 送检 将动脉血标本及时送检

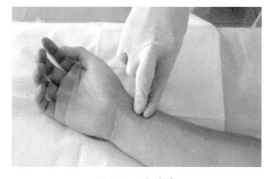

图 7-6 选动脉

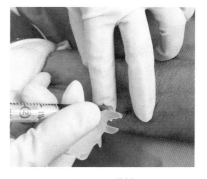

图 7-7 进针

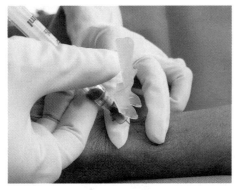
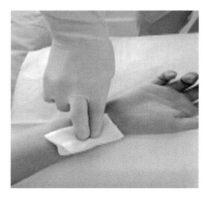

图 7-8　取血　　　　　　　　　　　　　　图 7-9　按压

（二）护理与健康指导关键点

1. 严格执行查对制度，遵守无菌技术操作原则和标准预防原则。

2. 拔针后局部用无菌纱布或沙袋加压止血，以免出血或形成血肿，有出血倾向的病人慎用动脉采血法。

3. 为保证检查结果的准确，病人饮热饮、沐浴、运动后休息 30min 再采血；抽血及进行血气分析时保证注射器内无空气，标本采集后应立即送检，以免影响检验结果。

4. 新生儿动脉采血宜选择桡动脉穿刺，因股动脉穿刺垂直进针时易伤及髋关节。

5. 指导病人抽取动脉血标本时尽量放松，平静呼吸，避免影响血气分析的结果，采血后正确按压穿刺点，并保持穿刺点清洁、干燥。

四、反思与拓展

动脉采血部位和技巧是固定不变的吗？

不是，其实选择技巧有很多，因人而异。

1. 胫后动脉采血　对早产儿而言，胫后动脉采血比桡动脉和股动脉采血穿刺成功率高，所需时间短，对患儿疼痛刺激小。

2. 足背动脉　危重病人足背动脉穿刺点的皮肤瘀斑和血肿发生率较低，在循环稳定、无四肢水肿、护士掌握足背动脉穿刺技术的前提下，可首选足背动脉穿刺采血。

任务三　尿标本采集

一、操作目的

尿标本采集（urine specimen collection）分为三种。

1. 尿常规标本　用于检查尿液的颜色、透明度、比重，检查有无细胞管型，定性检测尿蛋白和尿糖等。

2. 尿培养标本　用于细菌培养或细菌药物敏感性试验，以了解病情，协助诊断和治疗。

3. 12h 或 24h 尿标本　用于各种尿生化检查或尿浓缩查结核分枝杆菌等检查。

二、护理评估

1. 健康史　评估病人的病情、诊断、治疗及检验目的，入院前是否出现腰痛、尿频、尿急、尿痛、发热。

2. 身体状况　评估病人是否需协助留取尿标本。

3. 心理－社会状况　案例二中姚女士神志清楚，焦虑，能配合。

三、实施过程

（一）尿标本采集操作流程

操作流程	操作步骤
操作准备	1. 环境　整洁、宽敞、光线适宜，用床帘或屏风遮挡 2. 护士　着装整洁、洗手、戴口罩 3. 用物　标本容器、必要时备便器或尿壶
操作过程	1. 核对、解释　核对病人的床号、姓名、腕带信息，确认病人身份，向病人或家属介绍尿标本采集的过程、方法及配合事项 2. 常规尿标本采集 （1）能自理的病人：给予标本容器，嘱其留取晨起第一次尿，除测定尿比重需留100ml外，其余检验留取3~5ml （2）行动不便的病人：协助其在床上使用便器或尿壶，收集尿液于标本容器中 （3）留置导尿的病人：夹闭导尿管不超过30min，用酒精棉球消毒导尿管采样部位周围外壁后，用无菌注射器抽取尿液；不得从集尿袋下方引流孔处收集尿液，收集的尿液置于无菌尿杯或试管中；检查杯盖是否密封，避免尿液洒溢 3. 标注　核对无误后将条形码或病人信息粘贴于标本容器上（图7-10）
操作后处理	1. 整理　整理床单位，病人取舒适体位 2. 洗手、记录 （1）洗手：洗手、脱口罩 （2）记录：记录标本采集时间，签全名 3. 送检　尿标本及时送检

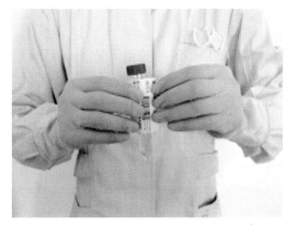

图 7-10　贴条形码

（二）护理与健康指导关键点

1. 严格执行查对制度，遵守无菌技术操作原则和标准预防原则。

2. 尿标本采集方法、量和时间要准确，例如，做早孕诊断试验应留晨尿；女性病人尿标本采集时，若会阴部分泌物过多，应先清洁或冲洗会阴后再收集；女性病人月经期不宜留取尿标本。

3. 向病人及家属解释尿标本采集的目的、作用、操作过程及可能引起的不适、配合要求；提供安全隐蔽的环境，消除病人的紧张情绪。向病人说明正确留取尿标本对检验结果的重要性，教会其留取方法,确保检验结果的准确性。

四、反思与拓展

1. 尿标本采集时间是固定不变的吗?

当然不是,因检验目的而异。

(1)**晨尿**:通常晨尿在膀胱中的存留时间达 6~8h,各种成分较为浓缩,已达检测或培养所需浓度,可用于肾浓缩能力的评价、绒毛膜促性腺激素测定以及血细胞、上皮细胞、管型及细胞病理学检查中有形成分分析。

(2)**随机尿**:是指病人无需任何准备,不受时间的限制,随时排出的尿液标本。

(3)**计时尿**:是指采集规定时间内的尿液标本,如收集治疗后、进餐后、白天或卧床休息后 3h、12h 或 24h 内的全部尿液。准确的计时和规范的操作是确保尿液检查结果准确的重要前提。计时尿通常用于尿液中物质的定量测定、肌酐清除率和细胞学研究。

2. 常用的尿液分析仪器设备 全自动尿液显微镜分析仪、自动尿液分析仪、比重测定装置、自动扫描尿沉渣定量器、离心机和尿液化学分析机等。

任务四　粪便标本采集

一、操作目的

粪便标本(fecal specimen collection)采集分为四种。

1. 粪便常规标本 用于检查粪便的性状、颜色、细胞等。

2. 粪便细菌培养标本 用于检查粪便中的致病菌。

3. 粪便隐血试验标本 用于检查粪便内肉眼不能观察到的微量血液成分。

4. 寄生虫及虫卵标本 用于检查粪便中的寄生虫、幼虫及虫卵并计数。

二、护理评估

1. 健康史 评估病人病情、临床诊断、治疗、排便情况、检验目的。

2. 身体状况 评估病人是否需协助留取粪便标本,案例二中姚女士无需协助。

3. 心理-社会状况 案例二中姚女士神志清楚,心理状态为焦虑,能配合治疗。

三、实施过程

(一)粪便标本采集操作流程

操作流程	操作步骤
操作准备	1. 环境　整洁、宽敞、光线适宜,用床帘或屏风遮挡 2. 护士　着装整洁、洗手、戴口罩 3. 用物　检便盒、便器等
操作过程	1. 核对、解释　核对病人的床号、姓名、腕带信息,确认病人身份,向病人或家属介绍粪便标本采集的过程、方法及配合事项 2. 常规粪便标本采集　嘱病人排便于清洁便器内,用检便匙取中央部分或黏液脓血部分 2~3g,若无黏液、脓血,则在粪便上多点采集后置于检便盒内送检,若为液体粪便则取絮状物 1~3ml 3. 标本留取后向病人交代注意事项,观察病人的反应

操作流程	操作步骤
操作后处理	1. 整理　整理床单位,病人取舒适体位 2. 洗手、记录 (1)洗手:洗手、脱口罩 (2)记录:记录标本采集时间,签全名 3. 送检　粪便标本及时送检

(二)护理与健康指导关键点

1. 严格执行查对制度,遵守标准预防原则。

2. 腹泻病人采集粪便标本时应将腹泻时水样粪便盛于容器中送检。

3. 向病人及家属介绍粪便标本采集的目的、作用、操作过程及可能引起的不适,病人需配合要求,说明正确留取粪便标本对检验结果的重要性,教会病人正确的便标本留取方法,确保检验结果的准确性。

四、反思与拓展

1. 粪便标本采集方法是固定不变的吗?

不是的,应根据检验目的不同采取不同的采集方法。

(1)查找寄生虫虫体及做虫卵计数时应采集 24h 粪便。

(2)日本血吸虫卵检查时应取黏液、脓血部分,孵化毛蚴时至少留取 30g 粪便,且须尽快处理。

(3)检查蛲虫卵时须用透明薄膜拭子于 24:00 或清晨排便前自肛门周围皱襞处拭取并立即镜检。

(4)粪胆原定量检查时,应连续收集 3d 的粪便,每日将粪便混匀称重后取出约 20g 送检,查胆汁成分的粪便标本不应在室温中长时间放置,以免阳性率降低。

(5)脂肪定量检查时,应先食定量脂肪餐,每日进食脂肪 50~150g,连续 6d,从第 3 天起,收集 72h 粪便,也可定时口服色素(刚果红),作为留取粪便的指示剂,将收集的粪便混合称重,从中取出 60g 左右送检;简易法为在正常膳食情况下,收集 24h 的全部粪便,混合称重,从其中取出约 60g 粪便送检,测脂肪含量。

(6)细菌检验时,标本应全部用无菌操作收集,立即送检,无粪便排出而又必须检查时,可经肛门指诊或用采便管拭取标本,灌肠或服油类泻剂的粪便常因过稀且混有油滴等而不适于作为检查标本。

2. 粪便标本采集和运送要求

(1)标本的采集尽可能在应用抗菌药物治疗前。

(2)标本应收集在宽口便盒内,并加盖密封。

(3)如考虑空肠弯曲菌需要无血弯曲菌琼脂培养基;艰难梭状杆菌需在厌氧环境中生存,建议在床旁进行标本的采集及接种,接种后的标本立即放入厌氧袋内,送至实验室。

(4)重复采集标本,可提高阳性检出率。

(5)粪便标本应尽快送检,室温下运送标本时间不超过 2h。若不能及时送检,可加入 pH 7.0 的磷酸盐甘油缓冲保存液或使用 Cary-Blair 运送培养基置于 4℃冰箱保存,保存时间不超过 24h。

(6)高度怀疑霍乱弧菌感染的标本需专人运送,必须符合特殊标本的安全要求。

任务五　痰标本采集

一、操作目的

痰标本采集（sputum specimen collection）分为三种。

1. 痰常规标本　检查痰液的一般性状，涂片检查痰中的细菌、虫卵、癌细胞等。

2. 痰培养标本　检查痰液中的致病菌，为选择敏感抗生素提供依据。

3. 24h 痰标本　检查 24h 痰量，并观察痰液的性状，以协助诊断。

二、护理评估

1. 健康史　评估病人的病情、临床诊断、治疗、检验目的，入院前是否有咳嗽、咳痰、发热。

2. 身体状况　评估病人是否能配合操作。案例一中王先生的身体状况能够配合操作。

3. 心理－社会状况　案例一中王先生神志清楚，心理状态为焦虑，能配合操作。

三、实施过程

（一）痰标本采集操作流程

操作流程	操作步骤
操作准备	1. 环境　整洁、宽敞、光线适宜 2. 护士　着装整洁、洗手、戴口罩 3. 用物　痰杯、24h 痰标本需准备容积约 500ml 的清洁广口容器、培养标本需准备无菌集痰器、漱口溶液
操作过程	1. 核对、解释　核对病人的床号、姓名、腕带信息，确认病人身份，向病人或家属介绍痰标本采集的过程、方法及配合事项 2. 痰常规标本　病人晨起后用清水漱口 2~3 次，有义齿者应先取下，深呼吸数次后用力咳出气管深处的痰液，盛于集痰器中送检，若在痰液中查找癌细胞，应立即送检，或用 95% 乙醇（或 10% 甲醛）固定后送检 3. 为人工辅助呼吸者留取痰标本时戴无菌手套，将痰液收集器连接在负压吸引器上，吸痰时留取标本 4. 痰培养标本　嘱病人晨起后先用复方硼砂溶液漱口，再用冷开水漱口，深呼吸数次后用力咳出气管深处的痰液，吐入无菌集痰器内，加盖送检 5. 24h 痰标本采集法　在广口集痰瓶内加少量清水。自病人起床后进食前漱口后第一口痰开始留取，至次日晨进食前漱口后最后一口痰结束，全部痰液留于集痰瓶内，在容器上注明起止时间 6. 痰标本留取后向病人交代注意事项、观察病人的反应
操作后处理	1. 整理　整理床单位，协助病人取舒适体位 2. 洗手、记录 （1）洗手：洗手、脱口罩 （2）记录：记录标本采集时间，签全名 3. 送检　痰标本及时送检

（二）护理与健康指导关键点

1. 痰标本采集宜在清晨，因此时痰量和痰内细菌较多，可提高检测阳性率。

2. 留取痰标本时不可将唾液、漱口水、鼻涕等混入痰液中。

3. 向病人及家属解释痰标本采集的目的、作用、操作过程、可能引起的不适及配合要点，教会病人正确的痰标本留取方法，确保检验结果准确。

四、反思与拓展

（一）对于不能自行咳痰的病人，我们应如何进行痰标本采集？

1. 盐水雾化吸入诱导排痰法 用于痰液黏稠、不易咳出、咳嗽无力的病人。在病人留取痰标本困难时，用 3%~5% NaCl 溶液雾化吸入 5~10min，病人有咳嗽现象时，停止雾化吸入，休息片刻后变换体位，护士叩背协助其排痰。

2. 吸痰管集痰法 用于气管插管和气管切开不能自行咳痰或昏迷的病人。打开负压吸引器，左手反折吸痰管，右手持吸痰管，待病人呼吸均匀，在吸气时将吸痰管缓慢送入气道深部，待病人出现刺激性剧烈咳嗽时打开负压，将痰液吸入一次性吸痰管，再迅速反折吸痰管，关闭负压吸引器，断开一次性吸痰管，吸痰管再与氧气侧管连接处连接，同时将吸痰管末端放入痰盒内，打开氧气开关，利用氧气正压将痰液吹到痰盒内送检。

3. 标本瓶集痰法 用于不能自行咳痰或昏迷的病人。将塑料标本瓶用胶布与负压吸引器储液瓶上口相连，直接吸痰，痰液会流入标本瓶内，打开储液瓶盖，取出痰标本送检。

（二）为婴幼儿进行痰标本采集的方法

1. 传统婴幼儿痰标本采集法 用生理盐水清洁口腔或鼻腔后，用吸痰管经口腔或鼻腔吸痰，然后将痰液置入无菌痰培养管内送检。

2. 喉镜直视下留取痰标本法 用无菌生理盐水清洁患儿口腔后，用 3% 高渗盐水雾化诱导咳痰；在喉镜直视下用一次性无菌吸痰管（带无菌积痰器）利用负压吸取咽部以下的痰液，将吸取的痰液置于无菌痰液收集器中，再用无菌生理盐水冲洗痰标本表面并充分振荡，标本在 10min 内送检。

（三）痰标本的采集时机

由于肺炎链球菌、流感嗜血杆菌、卡他莫拉菌等是最常见的肺部感染病原体，标本盒内细菌在室温环境下很容易自溶死亡，如不能在采集标本后 2h 内接种将明显影响检出率。因此痰标本的采集时机十分关键，应严格遵循以下原则采集痰标本：

1. 在首次使用抗菌药物前及更换抗菌药物前采集。

2. 标本采集后保证在 2h 内送达实验室并得到接种。

3. 只要有可能得到合格的痰标本，应马上采集、送检。

4. 宜在医护人员直视下留取合格的痰标本。

5. 送检痰标本后 3d 内不主张再次送检。

任务六 咽拭子标本采集

一、操作目的

咽拭子标本采集（throat swab collection）的目的是从病人咽部及扁桃体采集部分分泌物进行细菌培养或病毒分离，以协助诊断。

二、护理评估

1. 健康史 评估病人的病情、诊断、治疗。

2. 身体状况 评估病人是否能够配合操作。案例一中王先生的身体状况能够配合操作。

3. 心理–社会状况　案例一中王先生神志清楚，心理状态为焦虑，能配合标本采集。

三、实施过程

（一）咽拭子标本采集操作流程

操作流程	操作步骤
操作准备	1. 环境　整洁、宽敞、光线适宜 2. 护士　着装整洁、洗手、戴口罩 3. 用物　无菌咽拭子培养管、压舌板
操作过程	1. 核对、解释　核对病人的床号、姓名、腕带信息，确认病人身份，向病人或家属介绍咽拭子标本采集的过程、方法及配合事项 2. 采集时间　避免在病人进食后 2h 内采集 3. 采集标本　嘱病人张口发"a"音，必要时使用压舌板暴露咽喉，用培养管内的长棉签迅速擦拭两腭弓、咽及扁桃体的分泌物，扁桃体有脓点时最好挤破脓点并采集脓性物，棉签插入培养管中，将管塞塞紧
操作后处理	1. 整理　整理床单位，协助病人取舒适体位 2. 洗手、记录 (1)洗手：洗手、脱口罩 (2)记录：记录标本采集时间，签全名 3. 送检　咽拭子标本及时送检

（二）护理与健康指导关键点

1. 做真菌培养时，应在口腔溃疡面上采集分泌物。

2. 避免进食后 2h 内留取标本，以防呕吐。

四、反思与拓展

什么情况下需要采集咽拭子标本？

1. 咽拭子标本的采样指征包括突发的咽痛、扁桃体肿大、颈部或颌下淋巴结肿痛，常伴有发热，通常没有咳嗽和明显的鼻部症状。

2. Centor 标准可作为 A 群链球菌上呼吸道感染的临床预测指标。Centor 标准包括下列 4 项内容：扁桃体脓性渗出；颈部或颌下淋巴结肿大伴压痛；发热；无咳嗽。对符合 3 条或以上 Centor 标准的成年病人建议进行咽拭子培养。

【评价与转化】

1. 病人及家属的收获　理解护士告知的注意事项，并能配合操作；学会了自行正确留取痰、尿、粪便标本的方法；标本采集过程中，病人及家属感觉舒适、安全，无并发症和不适，病人及家属感到满意。

2. 学生的收获　按计划完成了自己小组的标本采集技能任务，各项操作流程熟练规范，未出现任何护理差错，能正确做出护理诊断／问题，采取适当措施，实施全面护理。根据病人病情变化及医嘱，及时调整工作方案。

3. 护理形式的发展　通过团队合作、反思与拓展，培养了学生的学习能力、管理能力和评判性思维能力，形成了团队合作的护理模式。

【项目考核】

项目名称	常用标本采集护理技能	
考核案例	王先生，73 岁，因"发热、咽痛、咳嗽 5d，喘息、胸闷、气促、口唇发绀 1d" 来医院就诊。病人 5d 前受凉后出现发热、咽痛、咳嗽、喘息，1d 前喘息加重，脓痰量增多，出现胸闷、口唇发绀。病人有慢性阻塞性肺疾病病史 7 年。体格检查：T 37.9℃，P 98 次 /min，R 26 次 /min，BP 120/80mmHg。病人精神不振，食欲、睡眠欠佳，双肺呼吸音低，双肺闻及散在湿啰音。门诊以 "慢性阻塞性肺疾病急性加重" 收入院。入院后护士遵医嘱进行血气分析、血常规、尿常规、粪便常规等检查，采集咽拭子标本、痰标本，并给予控制感染、平喘、镇咳祛痰等治疗	
步骤	工作过程	考核方法建议
收集资料	详细阅读案例，了解病人的病史和病情资料，评估病人的身心状况，提出护理问题	
计划与决策	1. 讨论分析案例 (1) 分析主要护理诊断 / 问题 (2) 提出护理要点 (3) 制订护理工作方案 (4) 任务及角色分配 2. 操作任务　静脉血标本采集、动脉血标本采集、尿液标本采集、粪便标本采集、痰标本采集、咽拭子标本采集	自我评价 互评评价 教师评价
任务实施	根据任务和角色分配，合作完成操作任务	
评价	1. 任务完成效果评价（依据操作评价标准进行评价） 2. 针对任务完成效果进行反思	

练习题

（董玲玲）

项目八 | 引流管护理技能

教学课件

思维导图

流程图及标准

学习目标

1. 掌握胃肠减压、腹腔引流、T 管引流、胸腔闭式引流及脑室引流护理技能的操作流程、护理与健康指导关键点。

2. 熟悉胃肠减压、腹腔引流、T 管引流、胸腔闭式引流及脑室引流护理技能的操作目的、护理评估。

3. 了解胃肠减压、腹腔引流、T 管引流、胸腔闭式引流及脑室引流护理技能的反思与拓展、相关案例讨论。

4. 学会分析案例，提出问题，做出计划及决策。

5. 具有爱伤观念、人文关怀精神、安全和责任意识。

【导入情境】

案例一：刘先生，63 岁，因"进行性吞咽困难 2 个月，加重 5d"来医院就诊。病人 1 年来偶有吞咽食物时出现哽咽感，胸骨后烧灼样疼痛，不影响进食，未就医，近 2 个月来出现进行性吞咽困难，体重下降明显，近 5d 干硬食物难以咽下。体格检查：T 37.4℃，P 92 次 /min，R 20 次 /min，BP 119/82mmHg，病人神志清楚、消瘦、贫血、乏力。病人有吸烟史 20 余年，约 20 支 /d，饮酒史 20 余年，约 250ml/d。用纤维食管镜钳取活组织做病理学检查结果为鳞状细胞癌。门诊以"食管癌"收入院。经积极术前准备后在全麻下行食管癌根治术，术后行胃肠减压、胸腔闭式引流和纵隔引流。术后第 2 天，病人神志清楚，生命体征平稳，主诉伤口疼痛、有痰，因怕伤口疼痛不敢咳嗽。

案例二：王女士，46 岁，因"上腹部疼痛、寒战高热、黄疸 1d"来医院就诊。病人近 2 个月来偶发上腹不适，未诊治，1d 前出现右上腹部疼痛、寒战高热、黄疸，伴恶心、呕吐、皮肤瘙痒，病人有胆囊结石病史 13 年。体格检查：T 39.8℃，P 108 次 /min，R 26 次 /min，BP 123/79mmHg，病人神志清楚，皮肤、巩膜黄染。腹部 CT 检查显示胆总管下段有结石，继发性低位胆道梗阻。门诊以"胆总管结石、胆道梗阻"收入院。入院后积极进行术前准备，在全麻下行"胆总管切开取石 +T 管引流术"。

案例三：高先生，48 岁，因"车祸导致头部、腹部多处损伤 20min"来医院就诊。病人骑电动车外出途中突遇车祸，被撞飞 10m 后落地，头部、腹部受伤最重，伤后立即出现意识障碍，被路人送往医院急诊室。体格检查：T 37.2℃，P 59 次 /min，R 17 次 /min，BP 90/70mmHg，昏迷，格拉斯哥昏迷评分（GCS）为 6 分，颜面及腹部软组织广泛挫伤，明显肿胀，双侧瞳孔直径约为 3mm，对光反射迟钝。口鼻腔、左侧外耳道流出血性液体。腹部叩诊呈浊音。颅脑 CT 检查：左侧丘脑出血，破入脑室，双侧侧脑室积血。腹部 CT 检查：脾脏破裂。以"急性重型颅脑损伤、脾脏破裂、腹部损伤"收入院。经积极准备后进行脑室外引流术、脾脏切除术，术后行脑室引流、腹腔引流。

【问题】

1. 上述案例中涉及哪些引流管护理技能？

2. 请分析案例给予的各种信息，提出护理诊断/问题，并制订小组护理计划。

3. 护理实践中如何创造性地设计护理工作过程？应做好哪些健康宣教？怎样才能使病人得到最佳的身心护理？

【计划及决策】

1. **上述案例涉及的引流管护理技能**　胃肠减压、胸腔闭式引流、腹腔引流、T管引流及脑室引流等。在操作过程中应注意小组协作，可由多人完成。

2. **评估病人的情况**　病情、目前身心状况、医疗诊断、护理诊断/问题、引流管固定情况、引流管是否通畅，以及引流液的颜色、性状与量等。

(1) **案例一中刘先生的情况分析及护理要点**

1) 护理诊断/问题：①急性疼痛　与手术伤口有关。②清理呼吸道无效　与害怕咳痰引起手术伤口疼痛有关。③营养失调：低于机体需要量　与进食不足、消耗增加有关。④潜在并发症：吻合口瘘、乳糜胸等。

2) 护理要点：①为病人创造舒适的环境，避免强光、噪声等环境因素诱发或加重疼痛，指导病人通过听音乐、阅读、有节律地呼吸等方式分散注意力，协助病人变换体位、咳嗽，以减轻伤口疼痛。②病人卧床期间加强呼吸道管理，鼓励病人有效咳嗽、咳痰，必要时给予雾化吸入，防止肺不张等并发症发生。③病人术后胃肠减压引流管拔除前，可通过肠外途径补充营养。在肠蠕动恢复、病情允许的情况下，进食流质或半流质饮食，少食多餐，进食不足则通过肠外途径补充营养。④妥善固定各种引流管，标识清晰，保持引流管通畅，注意观察胃肠减压管、胸腔闭式引流管引流液的颜色、性状和量，及时发现术后出血、吻合口漏等并发症。保持胸腔闭式引流管的密闭状态，严格无菌操作，防止胸腔感染，并掌握拔管指征，拔管后注意观察有无气胸发生。

(2) **案例二中王女士的情况分析及护理要点**

1) 护理诊断/问题：①疼痛　与炎症刺激、结石梗阻、感染、手术创伤有关。②体温过高　与胆道感染、术后炎症反应等有关。③潜在并发症：感染性休克、胆瘘、感染等。

2) 护理要点：①严密观察病情，观察腹部疼痛的部位及性质，若疼痛加剧或范围扩大，或病人出现神志淡漠、血压下降、黄疸加深等表现，提示病情恶化，应及时报告医生并做相应处理。②根据体温升高程度采取物理降温或药物降温，遵医嘱应用抗生素控制感染。③保持引流管通畅，妥善固定，观察引流液的颜色、量和性状，以早期发现胆漏等并发症。更换引流袋时严格执行无菌操作，指导病人平卧时引流管的远端不可高于腋中线，坐、站立或行走时引流管的远端不可高于腹部手术切口，以预防感染等并发症发生，指导病人学会T管的自我护理。

(3) **案例三中高先生的情况分析及护理要点**

1) 护理诊断/问题：①急性意识障碍　与脑损伤、颅内压增高有关。②清理呼吸道无效　与意识障碍、不能有效排痰有关。③营养失调：低于机体需要量　与伤后进食障碍及高代谢状态有关。④潜在并发症：脑疝、感染、外伤性癫痫、压力性溃疡等。

2) 护理要点：①抬高床头15°~30°，以利于颅内静脉回流，减轻脑水肿。遵医嘱应用脱水剂、糖皮质激素、亚低温冬眠疗法等措施降低颅内压，促进脑功能恢复，防止并发症发生。②保持呼吸道通畅，必要时有效清除口咽部分泌物或呕吐物，定时吸痰，痰液黏稠时给予雾化吸入以稀释痰液。③做好营养支持，无法进食者尽早应用肠外营养，肠蠕动恢复后可通过鼻饲管补充营养。定期评估病人的营养状况，及时调整营养支持方案。④做好基础护理，加强口腔、皮肤及引流管的护理，严格无菌操作，防止脑室引流管中的液体逆流，注意引流口处皮肤的消毒，遵医嘱使用抗感染药物。

3. 合理设计工作方案 应根据病人的病情变化，做好病人各种引流管的护理，及时调整护理计划并正确实施，客观评价护理效果，真正对病人进行个性化优质护理。

4. 正确实施工作方案，规范完成下列五项工作任务。

任务一　胃肠减压

一、操作目的

胃肠减压（gastrointestinal decompression）的目的是利用胃管或双腔管（米-阿氏管）及负压吸引装置，抽吸出胃或肠腔内容物，降低胃肠道内的压力，改善胃肠壁的血液循环；减轻腹胀。

二、护理评估

1. 健康史 案例一中刘先生有吸烟史20余年，饮酒史20余年，无过敏史，目前患有食管鳞状细胞癌。

2. 身体状况 案例一中刘先生消瘦，术后麻醉药作用解除后完全清醒，生命体征逐渐平稳，但因手术创伤、留置多根引流管，导致其活动受限、自理能力差。

3. 心理-社会状况 案例一中刘先生情绪稳定，了解自己的真实病情，积极配合治疗；其社会支持状况良好，家属全力配合治疗、护理工作。

三、实施过程

（一）胃肠减压操作流程

操作流程	操作步骤
操作准备	1. 环境　整洁、宽敞、光线适宜、温度和湿度适宜 2. 护士　着装整洁、洗手、戴口罩 3. 用物　弯盘、纱布、棉签、别针、血管钳、胶布、乙醇、松节油、温开水、治疗巾、无菌手套、负压吸引器、胃管固定带（必要时）
操作过程	1. 核对、解释　核对病人的床号、姓名、腕带信息，确认病人身份，向病人或家属解释胃肠减压的目的、作用、操作过程及操作中可能出现的不适，并取得病人的配合 2. 病人体位　取仰卧位或半卧位 3. 检查固定　在病人床头铺治疗巾，放置弯盘，检查留置胃管是否通畅，固定是否牢固 4. 连接　检查并打开负压吸引器包装，戴无菌手套，连接负压吸引器，根据引流目的调节负压，保持负压吸引有效，确定置管深度 5. 妥善固定　用安全别针将引流管远端固定于床单上，必要时用胃管固定带将胃管固定于病人头部 6. 标识　在胃肠减压装置上贴标识，注明连接日期、时间及操作人姓名
操作后处理	1. 整理　整理床单位，协助病人取舒适卧位 2. 洗手、记录 (1)洗手：洗手，脱口罩 (2)记录：记录引流液的量、颜色和性状，签全名

（二）护理与健康指导关键点

1. 向病人解释胃肠减压的目的、意义，以取得病人的合作。

2. 定期检查引流管是否通畅、负压是否合适，引流液较多时应及时倾倒或更换引流袋。

3. 对婴幼儿、意识不清及精神障碍者适当约束，并加强监护，以防胃管脱出或意外拔管。胃管机械性刺激可致病人恶心、呕吐，有时可致胃管移位或脱出，甚至退至口腔内，护理时应加强观察。

4. **健康指导要点**　告知病人保持引流管通畅的重要性，不能自行拔出胃管，睡眠、活动时应妥善固定，防止胃管滑脱，避免胃肠减压管受压、扭曲等。

四、反思与拓展

1. 胃肠减压总是要维持负压吸引状态吗？

多数情况下胃肠减压都是要保持一定的负压状态，以确保引流有效，但以下两种情况下需要暂时夹闭引流管或者采取无负压引流：

（1）**经胃肠减压管注药或经营养管滴注肠内营养液时**：因治疗需要，经胃肠减压管或营养管向胃肠道注入药物、经营养管滴注肠内营养液或药物时，在药物、营养液注入期间以及注入后短时间内，应暂时夹闭引流管，以防刚注入的药物被吸出。

（2）**手术后出血时**：若短时间内胃肠减压管引流出较多的血性液体，提示可能有术后出血，此时继续负压吸引可导致出血不易停止或加重，因此无需负压吸引，保持引流通畅即可。

2. 幽门梗阻病人如何实施胃肠减压？

（1）**胃肠减压常与洗胃联合应用**：胃肠减压是各种幽门梗阻最主要的治疗措施之一。有效的胃肠减压在解除胃潴留的同时，还可改善胃的血液循环以及黏膜的炎症，如梗阻系因水肿或痉挛所致，经减压后，随着水肿的消退，症状可以得到缓解。对一些症状较重的病人，可联合洗胃，每次洗至吸出液体澄清，可迅速清除胃内容物。对于需手术治疗的幽门梗阻病人，术前 3d，每晚用 300~500ml 温等渗盐水洗胃，可减轻胃壁水肿和炎症，有利于术后吻合口愈合。

（2）**胃肠减压可判断幽门梗阻是否解除**：幽门梗阻病人胃肠减压后，若引流液为黄绿色胃内容物，病人无腹胀，肛门恢复排气，说明幽门梗阻已解除；若引流液无胃内容物，且腹胀持续，说明梗阻尚未解除。

任务二　胸腔闭式引流

一、操作目的

胸腔闭式引流（closed thoracic drainage）的目的是排出各种原因所致的胸膜腔内积气、积液（积血、积脓）；恢复与保持胸膜腔的负压状态，促进肺复张；平衡胸膜腔内的压力，保持纵隔处于正常位置。

二、护理评估

1. **健康史**　案例一中刘先生有吸烟史 20 余年，饮酒史 20 余年，目前患有食管鳞状细胞癌。

2. **身体状况**　案例一中刘先生消瘦，术后身体虚弱，鼻导管吸氧，胸壁处有胸带加压包扎，胸腔闭式引流管、胃肠减压管、纵隔引流管等均通畅，因导管较多而自理能力稍差。

3. **心理－社会状况**　案例一中刘先生由于胸壁有胸带固定，有多根引流管存在，加之胸壁切口疼痛等因素，不愿与人沟通，不愿主动活动肢体与有效咳嗽。家属全力配合治疗与护理工作。

三、实施过程

（一）胸腔闭式引流操作流程

操作流程	操作步骤
操作准备	1. 环境　整洁、宽敞、光线适宜、温度和湿度适宜 2. 护士　着装整洁、洗手、戴口罩 3. 用物　治疗盘、无菌引流装置、弯盘、止血钳 2 把、0.9% 氯化钠溶液 500ml、0.5% 聚维酮碘、无菌棉签、无菌手套、引流接管、胶布、固定引流装置的系带
操作过程	1. 核对、解释　核对病人的床号、姓名、腕带信息，确认病人身份，向病人或家属解释更换胸腔闭式引流装置的目的、作用、操作过程及操作中可能出现的不适，并取得病人的配合 2. 准备引流装置　按无菌原则打开引流装置，倒入 0.9% 氯化钠溶液 500ml，使引流装置中长玻璃管没入液面 3~4cm，在引流装置液面上缘做标记，注明日期和液量（图 8-1） 3. 病人体位　病人取半坐卧位，暴露伤口及胸腔闭式引流侧胸壁 4. 检查引流及装置　检查胸腔闭式引流是否通畅，引流物（液体、气体）的颜色、性状及量 5. 断开引流管　铺治疗巾于引流管下方，使用两把无齿血管钳双向夹闭两引流管连接处近端，连接处用 0.5% 聚维酮碘消毒（图 8-2），断开引流管连接 6. 连接引流管　消毒引流接管衔接处，戴无菌手套，将胸腔闭式引流管与引流管连接。松开止血钳，鼓励病人咳嗽及挤压引流管，确认引流通畅、管道系统密封良好，观察引流装置中水柱及其波动情况 7. 固定　将远端连接管用别针固定在床边大单上，引流装置适当固定 8. 标识　在胸腔闭式引流装置上贴标识，注明更换日期、时间，操作人签名 9. 撤除引流装置　撤除旧的引流装置
操作后处理	1. 整理　协助病人取舒适卧位，整理床单位 2. 用物处理　确认引流液的颜色、量与性状后，将其倒入指定地点；引流装置集中处理 3. 洗手、记录 （1）洗手：洗手，脱口罩 （2）记录：引流液的颜色、量与性状，引流是否通畅，签全名

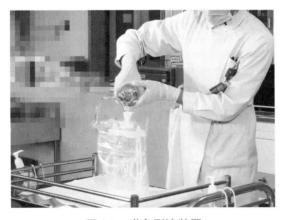

图 8-1　准备引流装置

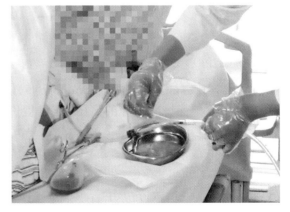

图 8-2　消毒连接处

（二）护理与健康指导关键点

1. 严格无菌操作，防止液体逆流

（1）准备胸腔闭式引流装置、断开旧引流管连接处及连接新引流管道时应严格无菌操作。

（2）病人卧床，胸腔闭式引流装置应低于胸壁切口 60~100cm；下床带引流瓶活动时，引流瓶始终低于胸壁切口，以防止液体逆流。

2. 保持引流通畅

（1）术后或外伤后早期胸腔有渗血、出血时，每 30~60min 向胸腔闭式引流装置方向挤压引流管一次，避免引流管受压、折曲及阻塞。

（2）保持引流系统始终处于密闭状态，引流管质地较硬，血管钳钳夹时应防止引流管破损，引流管连接处连接应紧密，引流管胸腔段侧孔退至皮下或体外时应及时处理。

（3）引流液体时，病人宜取半卧位；引流气体时，最好调整为保持引流管胸腔段最高的体位。

3. 更换胸腔闭式引流装置 胸腔闭式引流装置应每日更换，当胸腔闭式引流装置内引流液大于 500ml 时，应查找原因，并及时更换。

4. 引流管滑脱或胸腔闭式引流装置被打破的紧急处理

（1）胸腔闭式引流管自胸腔不慎滑脱，应迅速捏闭或用无菌纱布覆盖胸壁引流口，防止形成开放性气胸，并立即通知医生，确定下一步处理方案。

（2）胸腔闭式引流管连接处脱落或引流装置被打破，迅速钳闭近胸端引流管，并更换远端连接管及引流瓶。

5. 转运病人时的处理 搬动病人或病人外出检查时，需双重夹闭引流管，防止搬运过程中胸腔闭式引流瓶晃动，导致空气进入。

6. 健康指导要点

（1）向病人解释胸腔闭式引流的目的，告知病人引流期间的注意事项，如妥善保护胸腔闭式引流装置，下床带引流装置活动时引流装置应低于胸壁切口等。

（2）指导病人加强呼吸功能锻炼，促进肺复张。如病情允许，可练习吹气球、经常深呼吸、有效咳嗽等，促进胸腔内液体或气体排出，有利于肺早日复张；对于慢性复发性气胸等较长时间行闭式引流的病人，应加强营养摄入。肠内营养不足时，增加肠外营养。

四、反思与拓展

1. 胸腔闭式引流后，为促使肺早日复张，减少肺部并发症，如何进行护理？

（1）**保持呼吸道通畅**：鼓励并协助病人进行有效咳嗽、排痰，必要时予以雾化吸入。

（2）**改善营养状况**：嘱病人加强营养，给予高蛋白、高维生素饮食，必要时给予肠外营养，提高组织修复能力，增强机体抗病能力。

（3）**加强呼吸功能锻炼**：鼓励病人经常主动做深、慢呼吸，并练习吹气球等，增加肺部通气量，改善肺功能。

2. 一侧全肺切除术后，胸腔闭式引流病人的护理

（1）**体位**：为保持引流通畅，胸腔闭式引流病人一般宜取半卧位，但一侧全肺切除术后，病人麻醉清醒后，宜采用 1/4 侧卧位，禁止健侧卧位，防止纵隔移位导致呼吸、循环障碍。

（2）**夹闭引流管**：术后早期，为保证术后患侧胸腔内有一定的压力，预防纵隔移位，全肺切除术后早期胸腔闭式引流管一般呈钳闭状态，但仍应密切观察病人是否有气管、纵隔移位，呼吸与循环异常等情况。

（3）**开放引流**：术后病情平稳，或发现纵隔向健侧偏移，可酌情、逐步开放引流管，维持气管、纵隔居中，但应避免过快、多量放液，以免引起纵隔突然移位导致严重呼吸、循环障碍，甚至心搏骤停。

3. 介绍一种干式引流阀及负压引流装置 干式引流阀及负压引流装置是由我国首创的一款安全、便捷的一次性使用的负压引流装置，可用于各类气胸的野外紧急施救。此装置容量为 500ml，

预设负压固定为 $-20cmH_2O$。装置内安装了一个可防止大气进入胸腔的单向阀,使用时无需加注无菌水,即插即用,自动维持、调节、监控负压,无惧倾斜、翻转。

任务三　T管引流

一、操作目的

T管引流(T tube drainage)的目的是引流胆汁和残余结石,减轻胆道压力,支撑胆道,防止胆道狭窄,为术后经T管造影、溶石和利用胆道镜取石等治疗提供方便。

二、护理评估

1.健康史　案例二中王女士有胆囊结石病史13年余,上腹部胀痛,目前其患有胆管结石。

2.身体状况　案例二中王女士术后一般状况可,神志清楚,生命体征平稳,手术切口无红肿热痛、无渗血渗液,留置T管1根。

3.心理-社会状况　案例二中王女士对手术、预后及疾病康复的认知状况良好,对麻醉及手术过程、可能发生的并发症等有恐惧、焦虑表现。病人的家人与亲属等对病人很关心,家庭经济情况良好。

三、实施过程

(一)T管引流操作流程

操作流程	操作步骤
操作准备	1.环境　整洁、宽敞、光线适宜、温度和湿度适中 2.护士　着装整洁、洗手、戴口罩 3.用物　T管引流袋、无菌棉签、0.5%聚维酮碘、安全别针、固定引流袋的带子、血管钳、无菌手套、治疗巾
操作过程	1.核对、解释　核对病人的床号、姓名、腕带信息,确认病人身份,向病人或家属说明更换T管引流袋的目的和注意事项、操作过程及操作后可能出现的不适 2.病人体位　取平卧位或舒适体位,暴露并确认腹外T管长度(图8-3) 3.观察　引流管是否通畅,T管及引流袋是否完好,引流液的颜色、量和性状 4.铺巾、夹管　在T管与引流袋接管连接处下方铺治疗巾,血管钳钳夹T管近端 5.更换引流袋及连接管　打开引流袋包装,检查引流袋及其接管是否完好,关闭抗反流流袋底端,戴无菌手套,消毒连接处,将引流袋接管与T管分离,消毒T管远端,换接新引流袋,检查袋、管连接情况 6.检查固定　松开止血钳,检查引流是否通畅,用安全别针和固定带分别将引流管及引流袋固定,使引流管高度不超过腹部切口高度,脱手套 7.标识　在引流袋上贴标识,注明更换日期、时间,签名
操作后处理	1.整理　整理床单位,协助病人取舒适卧位 2.用物处理　引流液倒入指定地点;引流袋及连接管放置于指定位置 3.洗手、记录 (1)洗手:洗手,脱口罩 (2)记录:记录引流液的量、颜色和性状,引流是否通畅等,签全名

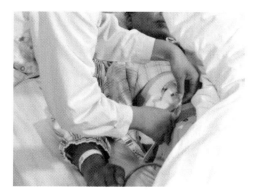

图 8-3　确认外露长度

T管引流

（二）护理与健康指导关键点

1. 保持有效引流

（1）引流袋高度要合适，平卧位时低于腋中线，站立位时低于腹部切口。

（2）保持 T 管通畅，T 管不可受压、扭曲、折叠，定时由近及远捏挤引流管。引流管有结石、血块或蛔虫等堵塞时，设法取出，或反复挤压引流管近端促使其排出。T 管引流一般不做冲洗，确有必要时可用少量等渗盐水低压、缓慢冲洗。

2. 更换引流袋时要严格遵循无菌操作原则。

3. 妥善固定 T 管
T 管穿腹壁处一般缝合固定，但固定时间长的病人，应注意检查缝线是否割裂皮肤，导致固定不牢、T 管滑脱；除缝线固定外，应另用胶布将 T 管固定在腹壁上，以防止引流液过多牵拉致 T 管脱出。

4. 拔管
若 T 管引流胆汁色泽正常，且病人体温正常、黄疸消退，引流量每日小于 200ml，则可在术后 10d 左右试夹 T 管，观察病人有无腹痛、发热和黄疸。若无上述表现，则经 T 管造影，若造影显示胆道无梗阻、无残留结石，开放引流 24h 以便排出造影剂，然后遵医嘱拔出 T 管。T 管拔出后，残留窦道可用凡士林纱布填塞，1~2d 可自行闭合，如局部有胆汁流出，应及时更换敷料，重新填塞引流窦道，周围皮肤涂氧化锌软膏保护。注意观察病人拔管后有无腹痛、发热或黄疸。

5. 健康指导要点

（1）向病人解释 T 管引流的目的及引流期间的注意事项，如嘱病人妥善保护 T 管，防止睡眠、活动中无意间牵拉致 T 管滑脱，更不能自行拔出 T 管，引流袋放置的高度合适。

（2）指导带 T 管出院的病人，衣着应宽松，禁止盆浴，淋浴时可用塑料薄膜或切口保护膜保护局部。指导病人学会观察引流出的胆汁，有异常时及时就诊。引流口敷料浸湿或有渗出时及时更换。定期更换引流袋，注意无菌操作。

（3）带 T 管出院的病人可提供延续护理服务，及时上门提供护理服务，防止出现脱管、感染、管道堵塞等并发症。

四、反思与拓展

1. T 管拔出的时间是否都是术后 2 周左右？

事实上，临床上常根据不同情况予以区别对待。

（1）**常规拔管时间**：胆道术后由大网膜、腹内部分脏器或组织包绕 T 管，形成窦道，一般需 2 周左右的时间。T 管拔出后，该窦道与胆总管相通，形成瘘管，开口于皮肤，为避免发生腹膜炎，故 T 管拔出的时间一般为术后 2 周左右。

（2）**特殊情况下 T 管拔出的时间**

1）老年人及长期使用皮质激素、低蛋白血症、营养不良者，其 T 管窦道形成时间较长，术后 2 周拔管可因 T 管窦道未完全形成，发生胆汁性腹膜炎，可根据病人恢复情况决定 T 管拔出的时间。

2）胆道结石残留，经 T 管胆道镜取石是一种重要的治疗方法。此时，T 管窦道需坚固，故不宜早期拔出 T 管，一般需留置 T 管 6 周以上。

2. 如何进行胆汁回输？

T 管胆道引流过久，可引起消化液、电解质及体液的大量丢失，影响病人的消化、吸收功能。为纠正这种由 T 管胆道引流导致的水、电解质失衡，可采用胆汁回输。

(1)回输胆汁的要求：T 管引流 4~5d 以后，胆汁清亮、无渣、无细菌及肿瘤细胞，不含脓液、血液或其他污染物，引流袋中收集的胆汁一般不宜超过 12h。

(2)胆汁回输方法：经 T 管引流收集的胆汁，经 3 层无菌纱布过滤后收集于无菌瓶内，经胃管或鼻肠管按鼻饲营养液的方法输注胆汁。输注速度一般为每分钟 30~40 滴。根据胆汁的引流量确定胆汁的回输次数。

(3)胆汁回输注意事项：胆汁有异味和刺激性，回输前必须向病人解释，取得其合作；胆汁黏稠时应加入适量的 0.9% 氯化钠溶液稀释，便于输注和减少刺激性；冬季胆汁适当加温，一般以 35~36℃ 较为适宜，避免温度过低，引起肠痉挛性腹痛；输注过快可引起恶心、呕吐、腹泻等并发症，应适当调慢滴速；部分病人可有反流，故胆汁回输时病人宜取半卧位。

任务四　腹腔引流

一、操作目的

腹腔引流（peritoneal cavity drainage）的目的是预防血液、胆汁、胰液、胃肠液及脓液等在腹腔积聚，防止腹腔继发感染，引流炎性物质及坏死组织，促使炎症消退；有利于观察术后有无出血、胆漏、吻合口漏等并发症发生；必要时可行腹腔冲洗。

二、护理评估

1. 健康史　案例三中高先生既往体健，目前诊断为急性重型颅脑损伤、脾脏破裂、腹部损伤。

2. 身体状况　案例三中高先生术后病情危重，昏迷，有脑室引流和腹腔引流。

3. 心理－社会状况　案例三中高先生术后昏迷，病人家属对病人很关心，能够配合治疗与护理。

三、实施过程

（一）腹腔引流操作流程

操作流程	操作步骤
操作准备	1. 环境　整洁、宽敞、光线适宜、温度和湿度适宜 2. 护士　着装整洁、洗手、戴口罩 3. 用物　无菌引流袋、无菌手套、无菌棉签、0.5% 聚维酮碘、固定引流袋的带子、血管钳、治疗巾、弯盘
操作过程	1. 核对、解释　核对病人的床号、姓名、腕带信息，确认病人身份，向病人或家属解释更换腹腔引流袋的目的和注意事项、操作过程及操作中可能出现的不适 2. 病人体位　取半卧位或仰卧位，充分显露引流管穿腹部处皮肤 3. 观察　观察引流管周围皮肤情况；引流是否通畅；引流液的颜色、量和性状

操作流程	操作步骤
操作过程	4. 铺巾、夹管　在引流管与引流袋连接处下方铺治疗巾,放置弯盘;用血管钳夹闭引流管连接处近端(图 8-4) 5. 更换引流袋　打开无菌引流袋包装,关闭抗反流引流袋底端,戴无菌手套,将引流袋与引流管分离,按照由内向外的顺序消毒引流管接口(图 8-5),将引流管与新的无菌引流袋进行连接,检查袋、管连接情况 6. 检查固定　松开止血钳,检查引流管是否通畅,用安全别针和固定带子分别将引流管及引流袋妥善固定,脱手套 7. 标识　在引流袋上贴标识,注明更换日期、时间及操作者姓名(图 8-6)
操作后处理	1. 整理　整理床单位,协助病人取舒适卧位 2. 用物处理　引流液倒入指定地点;腹腔引流袋放置于指定位置 3. 洗手、记录 (1)洗手:洗手,脱口罩 (2)记录:记录引流液的量、颜色和性状,签全名

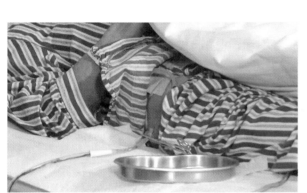

图 8-4　夹闭引流管

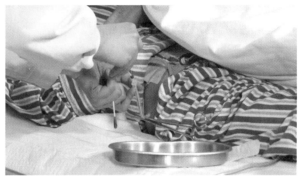

图 8-5　消毒引流管接口

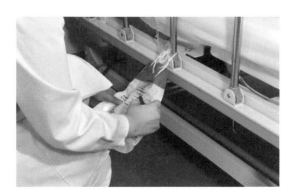

图 8-6　记录更换时间

(二)护理与健康指导关键点

1. 保持引流通畅

(1)引流袋高度应合适,平卧位时引流袋应低于腋中线,站立位时引流袋应低于腹部切口,防止引流液逆流引起感染。

（2）腹腔引流管不可受压、扭曲、折叠，若引流管被血块、脓栓或组织碎屑等堵塞，应反复由近端向远端方向捏挤引流管促进堵塞物排出，必要时用 0.9% 氯化钠溶液冲洗。

（3）需负压吸引者应根据引流目的的不同，实时调整负压，以确保引流通畅。

2. 防止逆行感染

（1）在进行引流袋更换、伤口护理、腹腔引流冲洗等操作时须严格遵循无菌操作原则。

（2）当引流液达 1/2 以上引流袋容量时应及时倾倒，一般应每日更换无菌引流袋一次，抗反流引流袋可延长至 7d 更换 1 次。

3. 妥善固定引流管　腹腔引流管穿腹壁处常使用缝合固定，固定时间长的病人，注意检查缝线是否割裂皮肤，导致固定不牢。卧床病人可用别针将引流管固定于床旁，病人下床活动时将引流管固定于衣服下角，并告知病人妥善保护。引流液过多时应及时倾倒，防止牵拉致引流管脱出。

4. 加强观察　按时巡视病房，确保引流通畅，并观察和记录引流液的量、颜色和性状，如有异常，及时通知医生处理。

5. 注意观察引流管相关的并发症　腹腔引流管除滑脱、阻塞外，还可发生下列并发症：

（1）**感染**：引流管作为异物，长期留存于腹腔，并与外界相通，若无菌操作不规范，易发生腹腔逆行性感染。

（2）**出血**：若引流管质地较硬，可压迫组织，并在局部形成溃疡，一旦累及血管，可引起出血。

（3）**损伤**：硬质引流管直接压迫组织；引流管长期留置，其头端或其侧孔被腹内脏器或组织包裹，拔管时导致组织损伤；长期留置引流管可引起引流管穿出的腹壁处皮肤损害。

（4）**引流管拔管困难或折断**：腹腔引流管长期放置不动，可引起拔管困难，强行拔管有可能导致引流管折断。

（5）**其他**：由于引流管的局部压迫作用，可发生肠梗阻、肠坏死、胆管坏死等。

6. 腹腔引流管拔管时机　预防腹腔积液的引流管一般于术后 48~72h 拔出；预防吻合口漏的引流管一般于术后 5~8d 拔出；需经引流管冲洗如急性坏死性胰腺炎的腹腔引流，则根据病情需要，确定拔管时间。

7. 健康指导要点

（1）向病人及家属解释腹腔引流的目的及引流期间的注意事项，如有异常，及时告知护士。

（2）**腹腔引流的健康指导要点**：嘱病人妥善保护引流管，防止睡眠、活动中无意间牵拉致引流管滑脱，更不能自行拔出引流管，引流袋放置于合适高度。需负压吸引者注意维持负压状态，不可自行改变负压吸引器的压力。

四、反思与拓展

腹腔引流分为被动性引流与主动性引流。被动性引流，即利用引流管与腹腔内液体的压力差和 / 或重力作用使液体沿引流管流出腹腔；主动引流，即利用外源的负压吸引装置将液体吸出。如何使被动引流更有效？

1. 调整病人的体位　一般腹部手术后病人麻醉清醒、生命体征平稳，应及时调整病人的体位为半坐卧位，这种体位有利于腹腔渗出液积聚于盆腔，盆腔低位使引流更有效。但有时腹腔引流管放置于病灶旁，则需根据病灶的位置，对病人的体位做适当的调整，使引流更充分，如阑尾脓肿切开引流时，病人取右侧卧位比取左侧卧位更有效。

2. 选择合适材质的引流管　乳胶管刺激性大，大网膜易包裹、粘连，甚至堵塞引流管侧孔，使引流失效；而硅胶管对组织刺激性较小，且不易老化，适合长期放置。双腔及多腔引流管因不易堵塞、便于冲洗，还可加负压吸引，使引流更充分，在腹腔引流中具有更多的优势。

3. 保持引流通畅 经常由近及远捏挤引流管，防止血块、脓栓、坏死组织等堵塞引流管，必要时用 0.9% 氯化钠溶液冲洗引流管，保持引流通畅。换药时，每日转动引流管，避免引流管侧孔被大网膜等组织堵塞，影响引流效果。

任务五　脑室引流

一、操作目的

脑室引流（ventricular drainage）的目的是通过引流脑室内液体（血液、炎性渗出液、脑脊液等），有效预防或缓解颅内压增高；也可用于颅脑疾病的诊断、治疗及颅内压的监护。

二、护理评估

1. 健康史 案例三中高先生既往体健，目前为急性重型颅脑损伤、脾脏破裂、腹部损伤。

2. 身体状况 案例三中高先生一般状态较差，昏迷，对光反射迟钝，双侧侧脑室额角穿刺，外带 2 根引流管，引流管通畅。

3. 心理－社会状况 家属积极支持、配合对病人的治疗。病人家庭经济承受能力尚可。

三、实施过程

（一）脑室引流操作流程

操作流程	操作步骤
操作准备	1. 环境　整洁、宽敞、光线适宜、温度和湿度适中 2. 护士　着装整洁、洗手、戴口罩 3. 用物　0.5% 聚维酮碘、棉签、纱布、无齿血管钳、治疗碗、弯盘、无菌手套、一次性使用无菌引流袋、胶布、无菌治疗巾
操作过程	1. 核对、解释　核对病人的床号、姓名、腕带信息，确认病人身份，向病人或家属解释脑室引流护理的目的、注意事项、操作过程及操作中可能出现的不适 2. 病人体位　头部抬高 15°~30°（图 8-7），暴露头部脑室引流的部位（图 8-8） 3. 铺治疗巾、夹管　在病人头下铺无菌治疗巾，用无齿血管钳夹闭引流管近端（图 8-9） 4. 更换引流袋　打开无菌引流袋包装，关闭抗反流引流袋底端，戴无菌手套，将引流管与引流袋分离，消毒引流管近端后连接新的引流袋，松开血管钳 5. 检查固定　查看引流管道是否通畅、密闭，将引流袋悬挂于床头，引流管最高点高于侧脑室平面 10~15cm，卧位时以正中矢状面为基线，平卧时以外眦与外耳道连线中点的水平面为基线（图 8-10），并将引流管适当固定，脱手套 6. 标识　在引流袋上贴标识，注明更换日期、时间及操作人姓名
操作后处理	1. 整理　整理床单位，协助病人取舒适卧位 2. 用物处理　引流液倒入指定地点；脑室引流袋放置于指定位置 3. 洗手、记录 （1）洗手：洗手，脱口罩 （2）记录：记录引流液的量、颜色和性状，引流是否通畅，签全名

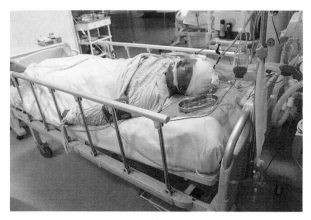

图 8-7　病人体位

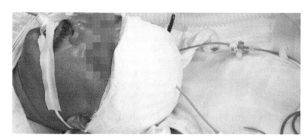

图 8-8　脑室引流部位

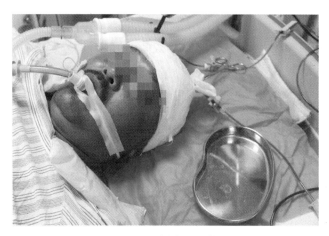

图 8-9　铺巾及夹管

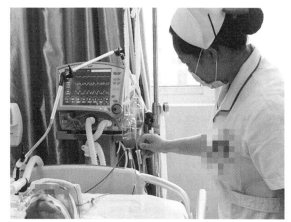

图 8-10　脑室引流袋固定高度

(二) 护理与健康指导关键点

1. 控制引流速度和量　一般情况下 24h 脑室引流量不要超过 500ml。不可随意调整引流袋高度，位置过高影响脑室引流，使颅内压增高，位置过低则可导致病人头痛、恶心、呕吐等低颅内压症状，此时可通过抬高引流袋的高度或暂时关闭引流管来控制引流量。

2. 保持引流通畅　在翻身、喂食、护理操作或搬动病人时，暂时关闭引流，动作要缓慢，避免牵拉引流管；操作完毕，恢复引流并保证引流通畅。防止引流管受压、扭曲及折叠。脑室外引流管中水柱可随呼吸上下波动约 10mm，如波动幅度减少，提示引流部分堵塞，波动完全停止，则表示引流管不通畅，应及时通知医生处理，一般不用 0.9% 氯化钠溶液冲洗，必要时可在无菌条件下用空针抽吸，以免造成逆行性感染。

3. 观察并记录引流情况　正常脑脊液无色、透明，无沉淀。脑室出血早期引流液为血性，术后 1~3d 病人脑室引流液为淡血色，以后转为橙黄色或淡黄色；如突然有大量鲜血引出，或血色加深，应警惕再出血；引流液引流量增加或变浑浊，呈毛玻璃状或有絮状物，应警惕，确认是否发生了颅内感染。

4. 预防感染　根据引流装置决定更换引流袋频次，若使用新型密闭脑室引流装置，引流期间无明显异常，可适当延长外引流接管（袋）更换时间，减少逆行感染的机会，若引流袋和接管可分离，应每日更换引流袋，更换时严格无菌操作，防止发生逆行感染。

5. 拔管护理　脑室引流 3~4d，脑水肿期过后，颅内压已降低，应尽早拔出引流管，一般拔管时间不超过 7d，以免继发颅内感染。拔管前 1d，应试夹闭引流管，以了解脑脊液循环是否通畅，颅内压是否升高。拔管后观察病人的生命体征、意识状态的变化,如出现颅内压升高,应及时通知医生。

6.健康指导要点

(1)向病人或家属解释脑室引流的目的及引流期间的注意事项,如防止引流管受压、保持引流通畅等。

(2)病人意识不清时,可对病人进行适当的约束,防止引流管挣脱。病人清醒后应告知其不可自行调整引流管的高度及防止无意间拉出引流管等。

四、反思与拓展

1.脑室外引流管引流不畅怎么办?

分析引流不畅的原因,采取针对性的措施进行处置。

(1)颅外引流管受压、扭曲时,解除压迫和扭曲,恢复通畅即可。

(2)颅内压过低(低于 1.18~1.47kPa)时,可将引流袋放低,看有无脑脊液流出,若有脑脊液流出,证明引流管通畅,再将引流袋放回原位,无需特殊处理。

(3)引流管开口吸附于脑室壁时,将引流管轻轻旋转,使其离开脑室壁即可。

(4)小血块或破碎的脑组织堵塞引流管时,可试用无菌注射器轻轻抽吸,切不可高压注入液体冲洗,以防管内堵塞物冲入脑室系统狭窄处,导致脑脊液循环受阻。

(5)引流管放置过深、过长时,请医生调整引流管的位置,有脑脊液流出后重新固定。

2.脑室外引流联合脑室内尿激酶灌注 对于脑出血病人,单纯采用脑室外引流虽可引流出部分脑室内积血,但仍有大量血块残存,阻塞引流管使引流不畅;同时由于脑室内血肿吸收一般需 3 周时间,长期留置脑室引流管增加颅内感染的机会。尿激酶的应用明显加快了脑室内积血的清除时间。应用脑室外引流联合脑室内尿激酶灌注时应注意以下几点:

(1)**引流管高度**:脑出血急性期可适当降低引流管高度,以利于血凝块排出,以后随着引流通畅及血凝块减少而逐渐抬高,直至高出侧脑室水平 10~15cm。

(2)**保持引流通畅**:定时从引流管近端向远端挤压。对意识不清及不合作者可用约束带适当限制其活动,清醒者耐心向其解释脑室引流的意义,取得其合作。随时检查引流情况,若引流不畅,分析原因,及时处理。

(3)经脑室引流管进行尿激酶灌注,增加了脑室逆行感染的机会,应严格遵循无菌操作原则。

(4)**拔管**:注入尿激酶后无明显陈旧性血液流出,脑脊液变清亮,可试夹脑室引流管24h,病人无不适,复查头颅 CT 见脑室积血明显减少或消失,无脑室扩张,可拔管。拔管后严防脑脊液漏发生。

【评价与转化】

1.病人及家属的收获 能获得所患疾病的相关知识,理解护士告知的注意事项,主动配合护理操作。病人知道所患疾病的部分康复措施,能促进自身的身心健康。病人感觉舒适、安全,病人及家属满意。

2.学生的收获 按计划学会了各种引流管的护理技能,各项操作流程熟练规范,未出现护理差错;对具体病人能利用所学知识,提出护理诊断,采取适当的措施进行护理,并根据病人的情况变化及时调整工作方案。

3.护理形式的发展 通过团队合作、反思与拓展,培养了学生自主学习能力、管理能力,提高了评判性思维能力,形成了团队合作的护理模式。

【项目考核】

项目名称	引流管护理技能	
考核案例	李女士,55岁,因"交通事故致头、胸部受伤伴意识障碍1h"急诊入院。病人既往体健。体格检查:T 36.9℃,P 62次/min,R 14次/min,BP 146/94mmHg,浅昏迷,瞳孔直径右侧2.6mm、左侧4mm,对光反射迟钝,轻度颈抵抗。气管左移,右侧胸反常呼吸明显,有皮下气肿,右肺呼吸音明显降低。腹部及四肢未见明显异常。头颅CT显示:脑挫裂伤合并脑室出血;胸部CT检查显示:右侧多发性肋骨骨折合并液气胸、皮下气肿、右肺挫伤。入院后迅速消除胸部反常呼吸,予以胸腔闭式引流、脑室额角穿刺引流术,并留置胃管。术后行胃肠减压、胸腔闭式引流和脑室引流	
步骤	工作过程	考核方法建议
收集资料	详细阅读案例,了解病人的病史和病情资料,评估病人的身心状况,提出护理问题	自我评价 互评评价 教师评价
计划与决策	1.讨论分析案例 (1)分析主要护理诊断/问题 (2)提出护理要点 (3)制订护理工作方案 (4)任务与角色分配 2.操作任务 胃肠减压护理、脑室引流护理、胸腔闭式引流护理	
任务实施	根据任务和角色分配,合作完成操作任务	
评价	1.任务完成效果评价(依据操作评分标准进行评价) 2.针对任务完成效果进行反思	

ER 8-6

练习题

(张 艳)

项目九 | 急救及气道管理技能

教学课件

思维导图

流程图及标准

学习目标

1. 掌握电除颤、基础生命支持、洗胃、氧疗、俯卧位通气、经鼻或口腔吸痰、经气管插管或气管切开处吸痰、海姆立克急救法的操作流程、护理与健康指导关键点。

2. 熟悉电除颤、基础生命支持、洗胃、氧疗、俯卧位通气、经鼻或口腔吸痰、经气管插管或气管切开处吸痰、海姆立克急救法的操作目的、护理评估。

3. 了解电除颤、基础生命支持、洗胃、氧疗、俯卧位通气、经鼻或口腔吸痰、经气管插管或气管切开处吸痰、海姆立克急救法的反思与拓展、相关案例讨论。

4. 学会分析案例，提出问题，做出计划及决策。

5. 具备爱伤观念、无菌观念、慎独修养、人文关怀精神。

【导入情境】

案例一：张先生，26 岁，因"误服敌敌畏"被家人发现后来医院急诊室就诊。体格检查：T 36.8℃，P 60 次 /min，R 29 次 /min，BP 100/60mmHg，病人神志不清，躁动，口内有大蒜味，流涎、流涕，双侧瞳孔呈针尖样缩小，气促，全身湿冷，大小便失禁，以"有机磷杀虫剂中毒"收入急诊室。护士遵医嘱给予洗胃。在洗胃过程中病人突然抽搐，血压测不到，呼吸停止，颈动脉搏动消失，心电图示心室颤动。护士立即停止洗胃，启动应急反应系统，给予电除颤、基础生命支持。

案例二：李先生，76 岁，因"反复咳嗽伴喘息 14 年，发热并咳黄脓痰 4d"来医院就诊。14 年来病人每于受凉或季节更替时出现阵发性咳嗽，咳白色无臭黏痰，量约 16ml/d，不易咳出，治疗后上述症状缓解。4d 前病人受凉后再次出现咳嗽、喘息加重、咳较多黄脓痰，自行服用药物治疗后病情未好转。病人既往吸烟 60 年，每日约 10 支，饮酒 54 年，每日约 100ml，有慢性阻塞性肺疾病（COPD）病史 14 年，有高血压、糖尿病病史 12 年，平素规律服药，血压、血糖控制水平不详。体格检查：T 39℃，P 126 次 /min，R 32 次 /min，BP 158/94mmHg，SPO_2 89%。胸部 CT 检查提示：慢性支气管炎，肺气肿，双肺下叶肺实变伴肺不张，双侧少量胸腔积液。以"重症肺炎、急性呼吸窘迫综合征"收入急诊重症监护室。入院后行无创正压通气等治疗效果不佳，护士随即配合医生行经口气管插管术接呼吸机辅助通气，模式为容量辅助 / 控制通气（V-A/C），呼吸频率为 16 次 /min，潮气量为 300ml，呼气末正压（PEEP）$10cmH_2O$，氧浓度为 80%。血气分析结果示：pH 7.32，PaO_2 58mmHg，$PaCO_2$ 73mmHg，HCO_3^- 21mmHg，血乳酸（LAC）3.1mmHg。计算病人 PaO_2/FiO_2 为 72.5mmHg，经常规肺保护通气策略效果不佳，遵医嘱予以俯卧位通气治疗。

案例三：林女士，78 岁，因"发热、咳嗽、咳痰 2d"来医院就诊。病人 2d 前受凉后出现发热、咳嗽、咳痰，伴全身酸痛、乏力、食欲缺乏。病人有偏瘫史 2 年。体格检查：T 38.8℃，P 92 次 /min，R 26 次 /min，BP 140/90mmHg，右侧肢体瘫痪，存在吞咽功能障碍，暂收住急诊室治疗和留观，病人在进食时突然剧烈咳嗽，喘不上气，家人为其拍背，仍无法缓解。医生到达现场发现病人意识尚清，口唇以及面色发绀，可闻及鸡鸣样的喘鸣音，初步诊断：气道异物梗阻，立即给予海姆立克急救法。

【问题】

1. 上述案例中涉及哪些急救护理技能？

2. 请分析案例给予的各种信息，提出护理问题，并制订小组护理计划。

3. 护理实践中如何创造性地设计护理工作过程？应做好哪些健康宣教？怎样才能使病人得到最佳的身心护理？

【计划及决策】

1. 上述案例涉及的急救及气道管理技能　电除颤、基础生命支持、洗胃、氧疗、俯卧位通气、经鼻或口腔吸痰、经气管插管或气管切开处吸痰、海姆立克急救法的护理技能。在操作过程中应注意小组协作，可由多人完成。

2. 评估病人的情况　意识状态、病情、目前身心状况、医疗诊断、护理诊断/问题、治疗情况、皮肤情况等。

（1）案例一中张先生的情况分析及护理要点

1）主要护理诊断/问题：①急性意识障碍　与呼吸和循环衰竭、脑缺氧有关。②有窒息的危险与胃内液体反流有关。③有受伤的危险　与胸外心脏按压、人工呼吸操作不当有关。

2）护理要点：①病人神志不清，突发呼吸、心搏骤停，立即配合医生采取电除颤、心肺复苏等抢救措施。②洗胃时每次灌入量以 300~500ml 为宜，洗胃过程中应密切观察病人的病情变化及病人的反应。③抢救室内备有氧气、吸引器、呼吸机、心电监护仪等抢救物品，为抢救病人做好准备。④抢救结束病人病情稳定时，应注意观察病人的生命体征及病情变化。

（2）案例二中李先生的情况分析及护理要点

1）主要护理诊断：①气体交换受损　与气道阻塞、通气不足有关。②清理呼吸道无效　与分泌物过多或黏稠、咳嗽无力有关。③皮肤完整性受损　与俯卧位时间过长有关。④潜在并发症：非计划性拔管、反流与误吸、恶性心律失常。

2）护理要点：①密切观察生命体征和血氧饱和度的变化，采取湿化气道、吸痰等措施保持呼吸道通畅。②每 2h 侧卧位翻身一次，翻身前、后检查管道的固定情况，观察压力性损伤高风险部位皮肤的受压情况。③俯卧位通气期间，病人若出现恶性心律失常、严重血流动力学不稳定、心搏骤停及气管导管移位等情况，应立即终止俯卧位通气。

（3）案例三中林女士的情况分析及护理要点

1）主要护理诊断：①有窒息的危险　与气道异物梗阻有关。②躯体活动障碍　与偏瘫有关。③高热　与肺部感染有关。

2）护理要点：①实施海姆立克急救法时，掌握正确的手法、位置和力度，避免对病人的胸腹部造成损伤。②应用抗生素治疗肺部感染，高热时采取物理降温或药物降温。③协助病人在病情允许时进行适当的活动，促进偏瘫肢体的功能康复。

3. 合理设计工作方案　完成综合案例的护理是复杂的，应根据病人的情况变化，灵活地、创造性地设计工作方案，及时调整护理计划并正确实施护理措施，客观评价护理效果，真正对病人进行个性化优质护理。

4. 正确实施工作方案，规范完成下列八项工作任务。

任务一 电 除 颤

一、操作目的

电除颤（electric defibrillation）的目的是让高能量的脉冲电流在瞬间通过心脏，使全部或大部分心肌细胞在短时间内同时除极，抑制异位兴奋性，使具有最高自律性的窦房结发放冲动，恢复窦性心律，恢复自主血液循环，以挽救生命。

二、护理评估

1. 健康史 评估病人的病情、治疗情况，既往有无心脏原发病，是否安装了心脏起搏器，心电图是否显示心室颤动。

2. 身体状况 案例一中张先生神志不清，颜面部发绀，呼吸停止，颈动脉搏动消失，瞳孔呈针尖样缩小。局部皮肤干燥无损伤、体内无植入性金属，可以为该病人进行电除颤。

3. 心理−社会状况 案例一中张先生神志不清，家属全程陪护。

三、实施过程

（一）电除颤操作流程

操作流程	操作步骤
操作准备	1. 环境 安全、整洁、宽敞、光线适宜 2. 护士 着装整洁 3. 用物 电除颤仪（图 9-1）、电极片、导电糊（胶）、皮肤消毒剂、弯盘、抢救车
操作过程	1. 安置体位 使病人去枕仰卧于硬板床上，头、颈、躯干在同一轴线，双手放于身体两侧，身体无扭曲，暴露胸部皮肤 2. 打开仪器 接通电源，打开电除颤仪开关，确认除颤仪功能完好，将旋钮调至"ON"位置，选择非同步除颤模式（图 9-2） 3. 放置电极板 胸骨（sternum）电极板放于病人胸骨右侧第 2 肋间，心尖（apex）电极板放于病人左侧第 5 肋间与腋中线交界处，两电极板之间距离不小于 10cm，行心电监测 4. 观察、涂膏 观察心电图，确认心电图为室颤，将导电膏均匀涂在电极板上 5. 充电 选择单向波 360J 或双向波 200J，充电 6. 放电 操作者高喊"大家离开"，并查看自己与病床周围，确保操作者和周围人无直接或间接与病床或病人接触后，将电极板紧贴病人皮肤，垂直加压，两手同时按"放电"按钮，稍停留片刻，移去电极板（图 9-3） 7. 胸外按压 除颤后，大多数病人会出现数秒钟的非灌流心律，需立即给予 5 个循环的高质量胸外心脏按压，增加组织灌注 8. 观察除颤效果 再次观察心电图，了解除颤效果，必要时再次除颤
操作后处理	1. 整理 擦干病人胸壁的导电糊，协助病人取舒适卧位，整理床单位，关闭电除颤仪开关，断开电源，清洁电极板，更换电极板外覆盖的纱布，除颤仪充电备用，用物进行分类处理 2. 洗手、记录 （1）洗手：洗手、脱口罩 （2）记录：准确记录放电能量、次数，心电图，病人的意识和局部皮肤情况，签全名

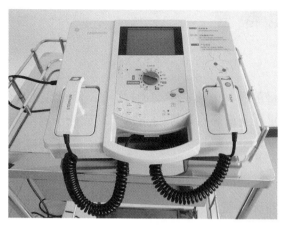

图 9-1　电除颤仪

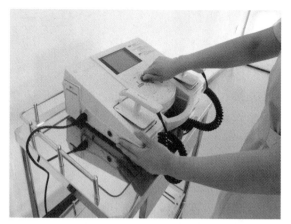

图 9-2　选择除颤模式

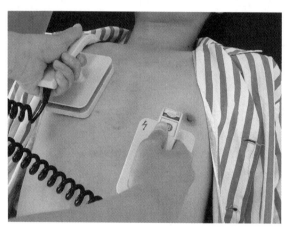

图 9-3　放电除颤

（二）护理与健康指导关键点

1. 保持皮肤清洁、干燥，电极板导电糊（胶）应涂抹均匀，电极板紧贴皮肤，以免灼伤皮肤。

2. 电极板放置位置

（1）前 - 侧位：S（sternum）电极板放在胸骨右缘锁骨下或 2~3 肋间（心底部），A（apex）电极板放在左乳头外下方或左腋前线第 5 肋间（心尖部）。

（2）前 - 后位：A 电极板在左侧心前区标准位置，S 电极板置于左 / 右背部肩胛下区。两电极片间隔大于 10cm；病人佩戴起搏器时，电极片应避开起搏器部位至少 10cm。

3. 根据不同类型的心律失常选择合适的能量，室性心动过速、心房颤动一般为 100~150J，心房扑动一般为 50~100J，一次不成功者，可加大电量再次除颤；心室颤动采取非同步电复律，首次能量为 200J。

4. 放电时确认周围人员未直接或间接接触病人。

5. 一次除颤不成功，间隔 3~5min，可加大能量，连续除颤不超过 3 次。

6. 电极板切忌空放电，以免伤及他人或损坏仪器。

7. 健康宣教要点　向病人家属解释电除颤的目的及除颤后的注意事项，如除颤后需心电监护，嘱病人勿自行移动或摘除电极片，若自觉胸闷不适、电极片周围皮肤有痒痛感应及时告知医护人员。

四、反思与拓展

1. 用电除颤仪治疗心房颤动和心室颤动时的区别有哪些？

（1）**放电模式不同**：心房颤动选择同步电除颤，心室颤动选择非同步电除颤。

（2）**能量不同**：心房颤动电除颤能量选择较小，一般为100~150J，心室颤动首次能量为200J。

（3）**治疗后的转归不同**：心房颤动可通过控制心室率、射频消融法转复为正常窦性心律；心室颤动必须在短时间内进行除颤，越早效果越好。

2. 公共场所配置自动体外除颤仪的使用方法介绍　自动体外除颤仪（automated external defibrillator，AED）是一种便携、易于操作、配置在公共场所、专为现场急救设计的急救设备，具有自动识别、鉴别和分析心电节律，自动充电、放电和自检功能。操作者在使用AED时，首先将所附2个黏性电极板按指示分别贴于病人右锁骨下及心尖处，打开开关后按声音和屏幕文字提示完成简易操作。根据自动心电分析系统提示，确认为可电击的心律后，即可按下电击放电（shock）键。此后系统立即进入节律再分析阶段，以决定是否再次除颤。

任务二　基础生命支持

一、操作目的

基础生命支持（basic life support，BLS），又称初级心肺复苏（cardio-pulmonary resuscitation，CPR），目的是恢复病人有效的循环和呼吸功能以及全身的血氧供应。

二、护理评估

1. 健康史　评估病人的意识状态、病情、既往史。

2. 身体状况　案例一中张先生意识丧失，无自主呼吸，颈动脉搏动消失，颈部无损伤。

3. 心理－社会状况　案例一中张先生意识不清，家属全程陪护。

三、实施过程

（一）基础生命支持操作流程

操作流程	操作步骤
操作准备	1. 环境　整洁、安全、宽敞、光线充足、温度和湿度适宜 2. 护士　着装整洁 3. 用物　纱布、弯盘、手电筒、心肺复苏板、记录本，必要时备脚踏凳
操作过程	1. 判断与呼救 （1）判断病人意识：轻摇或轻拍并大声在病人双耳侧呼叫，病人无反应（图9-4） （2）判断呼吸、心搏：在保持气道通畅的情况下，抢救者耳朵贴近病人口鼻部，未听到呼吸音，头侧向病人胸部，观察病人胸部无起伏，同时触摸颈动脉无搏动（图9-5），5~10s完成，终末叹气应看作无呼吸 （3）呼救：确认病人意识丧失，呼吸、心搏骤停后立即呼救，启动应急反应系统 （4）取得除颤仪及急救设备 2. 安置体位　病人仰卧在坚固的平面上，去枕，头、颈、躯干在同一轴线上，双手放于两侧，身体无扭曲（图9-6） 3. 胸外心脏按压（图9-7） （1）按压部位：病人胸骨中下1/3交界处，相当于男性两乳头连线之间的中点 （2）按压手法：操作者站或跪于病人一侧，双手掌根部重叠置于病人按压部位，手指翘起，两臂伸直，使双肩位于双手的正上方，垂直向下用力快速按压

操作流程	操作步骤
操作过程	（3）按压深度：至少 5cm，但不超过 6cm （4）按压频率：每分钟 100~120 次 （5）胸廓回弹：每次按压后使胸廓充分回弹，按压与放松时间比为 1：1，尽量不中断按压，中断时间控制在 10s 内 4. 开放气道（图 9-8）　判断颈部有无损伤，清除口、鼻腔分泌物或异物，取出活动义齿 （1）仰头抬颏／颌法：适用于无头、颈部损伤的病人。病人取仰卧位，施救者站在病人一侧，将一只手置于病人前额部用力使头后仰，另一手示指和中指置于下颌骨部向上抬颏，使下颌角、耳垂连线与地面垂直，充分开放气道 （2）托颌法：怀疑头或颈椎损伤时使用此法。病人平卧，施救者位于病人头侧，两手拇指置于病人口角旁，其余四指托住病人下颌部位，在保证头、颈部固定的前提下，用力将病人下颌向上抬起，使下齿高于上齿 5. 人工呼吸（图 9-9） （1）方法：采取口对口人工呼吸，施救者在心搏骤停病人的一侧，用置于病人前额的手的拇指与示指捏住病人鼻孔，同时将自己的口唇把病人的口完全罩住，用力吹气，使气体进入病人肺部。每次吹气时间约为 1s，使胸廓有明显起伏。吹气完毕，施救者应立即脱离病人口部，同时放松捏闭病人鼻部的手指，使病人能从鼻孔呼出气体，然后再进行第二次吹气 （2）次数：连续吹气 2 次，同时观察胸廓情况 （3）通气量：500~600ml，病人有明显的胸廓隆起，避免过度通气 （4）按压与人工呼吸之比为 30：2 6. 判断复苏效果（图 9-10）　连续 5 个循环后，判断复苏效果 （1）循环：颈动脉搏动恢复，收缩压大于 60mmHg （2）呼吸：自主呼吸恢复 （3）瞳孔：散大的瞳孔缩小，对光反射存在 （4）面色、口唇、甲床和皮肤色泽转红，昏迷变浅，出现反射、挣扎或躁动 7. 观察病情　密切观察病人的病情变化，继续给予进一步的生命支持
操作后处理	1. 整理　取舒适体位，整理床单位，分类处理用物 2. 洗手、记录 （1）洗手：洗手、脱口罩 （2）记录：抢救开始及停止时间、抢救过程、病人生命体征、抢救措施等，签全名

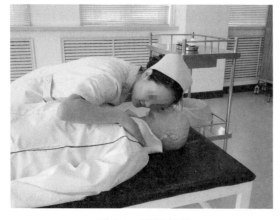

图 9-4　判断意识

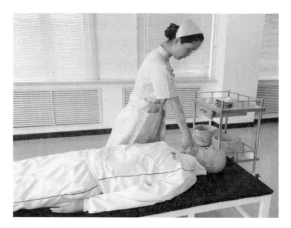

图 9-5　判断颈动脉搏动

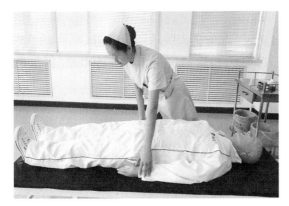

图 9-6　安置体位

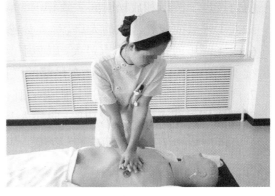

图 9-7　胸外心脏按压

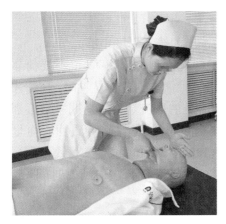

图 9-8　开放气道

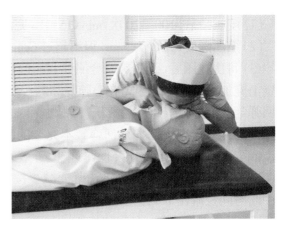

图 9-9　人工呼吸

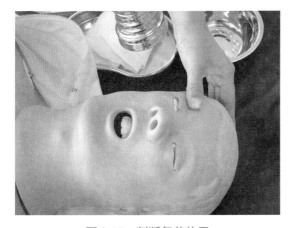

图 9-10　判断复苏效果

成人心肺复苏

（二）护理与健康指导关键点

1. 确保现场环境对施救者和病人均安全，若不安全则迅速转移并就近施救。

2. 病人仰卧于坚固的平面上时，立即抢救，避免因搬动而延误时机。

3. 判断病人的意识、呼吸、心搏应在 5~10s 内完成，不可因反复判断而延误抢救时机，并启动应急反应系统。

4. 按压时，施救者一只手的掌根部放在胸骨按压部位，另外一只手平行叠加其上，两手手指交叉紧紧相扣，手指尽量翘起，保证手掌根部用力在胸骨上，避免发生肋骨骨折。按压时，施救者身体稍前倾，双肩在病人胸骨正上方，双臂绷紧伸直，以髋关节为支点，依靠肩部和背部的力量垂直向下用力按压。按压和放松时间大致相等。

5. 人工呼吸前应先清除病人口、鼻腔分泌物,取出义齿,以免义齿脱落坠入气管。

6. 人工呼吸时通气量不宜过大,以免引起胃部胀气,成人每次通气量为 500~600ml,每次通气应持续 1s,使胸廓明显起伏,保证有足够的气体进入肺部。

7. 严重心、胸外伤者,禁忌进行胸外心脏按压。

8. **健康指导要点** 复苏成功后,向病人及家属解释心肺复苏的目的、疾病观察和护理的要点;指导病人家属协助病人头偏向一侧,防止呕吐物误吸,安慰病人,以便进行进一步生命支持。

四、反思与拓展

1. 高质量的胸外按压可提供必要的心输出量,有利于冠状动脉、脑动脉和其他重要器官的血液灌注,提升心肺复苏的成功率。那么胸外按压的关键要点有哪些呢?

(1)**按压频率**:100~120 次 /min(15~18s 完成 30 次按压)。

(2)**按压深度**:至少为 5cm,但不超过 6cm,应避免过度按压和按压深度不够。

(3)每次按压后,让胸廓完全回弹,按压放松时,手掌根部既不要离开胸壁,也不要倚靠在病人胸壁上施加任何压力。因为在心肺复苏的按压阶段,只有当胸骨恢复到自然位置时,胸廓才可以完全回弹。胸壁回弹产生胸内负压,静脉血回流到心脏,增加心脏的血流。按压间期手掌根部倚靠在胸壁上会导致胸壁无法完全回弹。不完全的胸壁回弹可使胸膜腔内压增加,导致回心血量和心肌血流减少,冠状动脉灌注压降低,影响复苏效果。胸外按压和胸廓回弹时间应该大致相同。

(4)**尽量减少胸外按压中断**:既要减少按压中断的次数,又要缩短每次中断的时间,或尽可能将中断时间控制在 10s 以内,从而增加在 CPR 过程中冠脉灌注与血流。

(5)**不要过度通气**:在心肺复苏过程中,人工通气的目的是维持足够的氧合和充分清除二氧化碳,但不应给予过频过多的通气。理由是 CPR 期间,肺血流量大幅度减少,为维持正常的通气血流比例,通气量不宜过大。另外,过频过多的通气将增加胸腔内压力,减少静脉回心血量,降低心输出量。过多通气亦可导致胃胀气,胃内容物反流,误吸性肺炎的风险加大。此外,胃胀气会使膈肌抬高,限制肺的活动,降低呼吸系统的顺应性。

2. 人工通气的方法

(1)**口对口人工通气**:见基础生命支持操作流程中操作过程步骤 5 人工呼吸。

(2)**口对面罩通气**:施救者在心搏骤停病人的一侧,以病人鼻梁为参照,将便携面罩正确放置于病人口鼻部,使面罩封住病人口鼻部;使用靠近病人头顶的手,将示指和拇指放在面罩的两侧边缘,将另一只手的拇指放在面罩的下缘固定,封闭好面罩,其余手指置于下颌骨边缘提起下颌以开放气道。施救者经面罩通气至病人胸廓抬起,然后将口离开面罩,使病人呼出气体。

(3)**球囊面罩通气**:有 2 名及以上施救者时,可采用球囊面罩进行通气。一名施救者在病人一侧进行胸外按压,另一名施救者在病人头侧进行球囊面罩通气。当 3 名或多名施救者在场时,1 名施救者进行胸外按压;2 名施救者使用球囊面罩通气,其中 1 名施救者开放气道并将面罩固定在病人脸上,另 1 名施救者挤压球囊提供通气。

任务三 洗 胃

一、操作目的

洗胃(gastrolavage)的目的是清除胃内毒物或刺激物,减少毒物吸收,减轻中毒症状及胃黏膜水肿,为手术或检查做准备。

二、护理评估

1. 健康史评估 病人的病情、意识,既往有无胃部疾病或心脏病病史。案例一中张先生无胃部疾病或心脏病病史。

2. 身体状况 案例一中张先生为有机磷杀虫剂中毒,躁动,口内有大蒜味,双侧瞳孔呈针尖样缩小。

3. 心理－社会状况 案例一中张先生神志不清,不能配合,家属将其送入医院并陪护。

三、实施过程

(一)洗胃操作流程

操作流程	操作步骤
操作准备	1. 环境　整洁、宽敞、光线适宜 2. 护士　着装整洁、洗手、戴口罩 3. 用物　自动洗胃机(图9-11)1台、塑料桶2个(1个盛35~38℃洗胃液,1个为污水桶)、水温计、无菌洗胃包(内有洗胃管、纱布2块、石蜡油棉球、治疗巾、20ml注射器、弯盘、检验标本容器或试管)、胶布、一次性手套,必要时备开口器、压舌板、听诊器、手电筒
操作过程	1. 核对、解释　核对病人的床号、姓名、腕带信息,确认病人身份,向病人或家属解释洗胃的目的、作用及配合要点 2. 检查洗胃机　接通电源,打开洗胃机开关,检查洗胃机性能后关闭开关 3. 安置体位　协助病人取合适的体位,清醒病人取左侧卧位或坐位,昏迷病人取平卧位 4. 铺巾　将治疗巾铺于病人颌下,如有活动义齿应取出,将弯盘及纱布置于口角旁 5. 插管 (1)开包:打开无菌洗胃包,备胶布,戴无菌手套 (2)润滑:测量胃管插入长度,成人一般为45~55cm(图9-12),用石蜡油棉球润滑胃管前端 (3)插管:按"鼻饲法"经口腔插入胃管(图9-13) (4)验证、固定:证实胃管在胃内后用胶布固定 6. 洗胃 (1)留取标本:根据需要,用注射器抽取胃内容物,送检 (2)连接洗胃机:连接胃管和自动洗胃机导管(图9-14),开电源开关 (3)洗胃、观察:按"自动"键开始洗胃(图9-15),洗胃过程中,密切观察病人病情及洗出液的色、量、性状,观察洗胃机运转情况(是否有堵塞) 7. 拔管 (1)分离胃管:洗出液澄清无味,按"关机"键停止操作,分离胃管和洗胃机导管 (2)拔管:撤去胶布,反折胃管末端,用纱布包裹近鼻孔处的胃管,边拔边擦拭,至咽部时嘱病人屏气(或呼气),迅速拔出 (3)清洁:清洁病人口鼻及面部,撤去治疗巾
操作后处理	1. 整理　协助病人取舒适卧位,整理床单位、洗胃机,用物分类进行消毒处理 2. 洗手、记录 (1)洗手:洗手、脱口罩 (2)记录:记录洗胃时间,洗胃液的名称、液量及洗出液的气味、颜色、液量,签全名

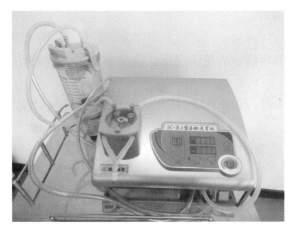

图 9-11　自动洗胃机

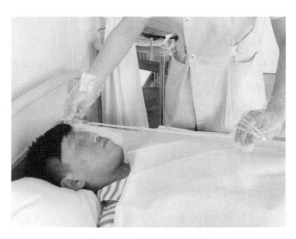

图 9-12　测量胃管长度

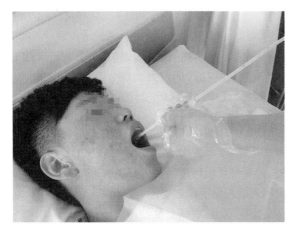

图 9-13　插入胃管

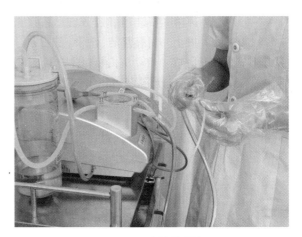

图 9-14　连接洗胃机

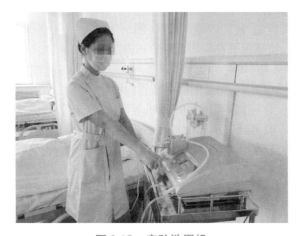

图 9-15　启动洗胃机

（二）护理与健康指导关键点

1. 评估中毒时间、途径，以及毒物种类、性质、剂量等，来院前是否已有呕吐。

2. 准确掌握洗胃的适应证和禁忌证

（1）**适应证**：非腐蚀性毒物中毒，如有机磷、安眠药、重金属类、生物碱及食物中毒等。

（2）**禁忌证**：强腐蚀性毒物中毒，如强酸、强碱，肝硬化伴食管 - 胃底静脉曲张，胸主动脉瘤，近期内有上消化道出血及胃穿孔，胃癌等。病人吞服强酸、强碱等腐蚀性药物，禁忌洗胃，以免造成穿孔,可按医嘱给予药物或迅速给予物理性对抗剂,如牛奶、豆浆、蛋清、米汤等保护胃黏膜。上消化道溃疡、食管-胃底静脉曲张、胃癌等病人一般不洗胃,昏迷病人洗胃应谨慎。

3.选择正确的洗胃液,当毒物不明时,洗胃液可选用温开水或生理盐水,待验明毒物性质后,再采用对抗剂洗胃。

4.洗胃过程中应随时观察病人的面色、生命体征、意识、瞳孔变化、口鼻黏膜情况及口腔气味等,做好抢救并记录。洗胃后注意观察中毒物质清除情况,中毒症状有无得到缓解或控制。

5.**健康宣教要点** 向病人或家属解释洗胃的目的、注意事项以及操作过程中可能出现的不适反应,如详细说明中毒时间、中毒物质、剂量和操作过程中出现的恶心、呕吐等,告知病人或家属应对方法,使其配合。

四、反思与拓展

1.洗胃时,对插管困难或失败者可采取哪些措施?

(1)**喉镜明视下插胃管**:少数病人因喉头水肿压迫食管,食管痉挛或老年性食管口狭窄致使插管困难,可用喉镜协助留置胃管。方法:病人去枕仰卧,操作者站于其头侧,左手握镜柄将喉镜自口腔进入咽喉,充分暴露食管与声门,在咽镜直视下插入胃管。

(2)**以气管内导管为套管插管方法**:将选好的洗胃管及气管内导管外涂适量石蜡油,病人取仰卧位并保持呼吸道通畅。操作者左手持喉镜,右手持气管内导管(导管内不用金属导丝)将气管导管沿喉镜外侧缘缓缓推至食管内,且管后端无气体逸出,即证明导管已插入食管内,再经气管内导管插入洗胃管。

(3)**食管镜导入胃管**:在口腔咽喉明镜下先将食管镜准确轻柔地插入食管,再通过贲门进入胃内,先退出喉镜,再将胃管从食管镜导入胃内。

2.洗胃不彻底常见的原因及应对策略

(1)**胃管因素**:胃管过细时,易被食物残渣堵塞;胃管插入过深,已发生扭曲,导致引流不畅;胃管插入过浅,不能将胃液完全吸出。应对措施:抽取少量液体脉冲式冲洗胃管。

(2)**洗胃时间和洗胃量不足**:洗胃时间过短或洗胃液少于 10 000ml,容易导致洗胃不彻底。应对措施:严格按照护理常规操作,直至洗出液为澄清无味为止。

(3)**胃内食物过多**:在未催吐或催吐不彻底的情况下,大量食物残留在胃内。应对措施:应尽可能先采用口服催吐法,将胃内食物残渣排出。

(4)**胃内液体充盈不足**:洗胃液不能完全与胃黏膜接触。应对措施:增加每次灌入量和排出量,或稍变换病人体位,使洗胃液与胃黏膜充分接触。

任务四　氧　疗

一、操作目的

氧疗(oxygen therapy)的目的是提高动脉血氧分压,增加动脉血氧含量,预防和纠正各种原因引起的组织缺氧。

二、护理评估

1.**健康史** 评估病人病情、治疗情况、既往史等。

2.**身体状况** 评估病人的意识状态、缺氧症状及程度、血气分析结果、鼻腔情况。

3.**心理-社会状况** 病人的心理状态、理解能力和合作程度。

三、实施过程

（一）氧疗操作流程

操作流程	操作步骤
操作准备	1. 环境　整洁、安全，光线适宜，远离明火及热源，符合安全用氧要求 2. 护士　着装整洁、洗手、戴口罩 3. 用物　氧气装置一套（流量表、湿化瓶）、一次性双腔鼻导管、纱布、棉签、清水、用氧记录单、弯盘、手电筒、治疗盘、治疗车
操作过程	1. 核对、解释　核对病人的床号、姓名、腕带信息，确认病人身份，向病人或家属解释吸氧的目的、注意事项及配合要点 2. 安装吸氧装置　将流量表安装在中心供氧装置上，湿化瓶内盛 1/2~2/3 的蒸馏水，并安装在流量表上（图 9-16） 3. 安置体位　协助病人取舒适的体位 4. 清洁鼻腔　用棉签蘸清水清洁双侧鼻腔 5. 给氧 （1）连接、调节：检查一次性双腔鼻导管，并将鼻导管连接在流量表上（图 9-17），打开流量开关，根据医嘱调节氧流量 （2）插管固定：将双侧鼻导管浸入清水中湿润鼻导管，检查并确认鼻导管通畅后，将鼻导管轻轻插入病人两侧鼻孔，固定鼻导管（图 9-18），告知病人及家属安全用氧的重要性及注意事项 6. 记录与观察　记录用氧的时间、氧流量，密切观察病人的病情及给氧的效果 7. 停氧 （1）核对、解释：核对病人的床号、姓名、腕带信息，确认病人身份，向病人或家属解释停止氧疗的理由 （2）拔管：拔出鼻导管，清洁鼻腔 （3）关流量表、排余气：关流量表，分离鼻导管，关总开关，打开流量表排尽余气，关流量表，取下流量表及湿化瓶
操作后处理	1. 整理　取舒适卧位，整理床单位，用物分类进行消毒、处理 2. 洗手、记录 （1）洗手：洗手、脱口罩 （2）记录：记录停氧时间等，签全名

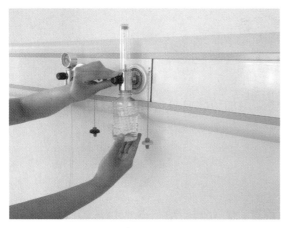

图 9-16　安装氧气装置

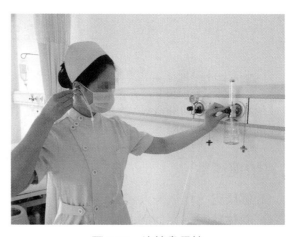

图 9-17　连接鼻导管

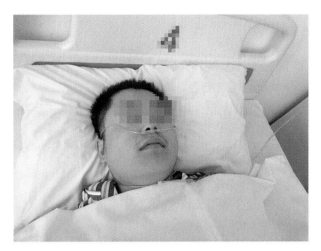

图 9-18　固定鼻导管

（二）护理与健康指导关键点

1. 注意用氧安全，切实做好"四防"，即防震、防火、防热、防油。

2. 使用氧气时，应先调节好氧流量，再插入鼻导管；停用氧气时，应先拔出鼻导管，再关流量表；用氧中途改变流量时，应先分离鼻导管，调节好流量再接上鼻导管，以免一旦开关出错，大量氧气进入呼吸道而损伤肺部组织。

3. 用氧过程中，密切观察病人缺氧症状有无改善，定时测量脉搏、血压，观察病人的精神状态、皮肤颜色和温度、呼吸方式等。

4. 持续吸氧者应保持导管通畅，必要时进行更换，每日更换湿化瓶和蒸馏水。

5. **健康宣教要点**　向病人解释吸氧的目的、方法及注意事项，指导其配合吸氧。嘱家属在病人用氧期间勿随意调节氧流量，以免影响氧疗效果或损伤呼吸道黏膜。向家属讲解安全用氧的知识和重要性。

四、反思与拓展

1. 吸氧装置是不是一成不变的呢？是否需要改进？

吸氧装置不是一成不变的，可以改进。如一次性使用无菌湿化瓶，包括瓶体和安装于瓶体上端的瓶盖，瓶盖的上侧设有与瓶体的内腔连通的进氧管和出氧管，进氧管向瓶体底部延伸并与瓶底保留有间隙，瓶盖上侧的进氧管与出氧管的端部均设有易用手扳断的封头，进氧管的下端设置有空气过滤装置，瓶体内装有湿化氧气的湿化液，湿化液占瓶体内腔容积的 60%~80%，具有噪声低、不呛鼻、结构简单、安全卫生等特点。

2. 高压氧治疗的原理　提高血氧张力，增加血氧含量，增加组织的氧含量和氧储量，抑制厌氧菌的生长繁殖，增强放疗和化疗对恶性肿瘤的疗效，提高血氧弥散率，增加组织内氧的有效弥散距离。

任务五　俯卧位通气

一、操作目的

俯卧位通气（prone position ventilation，PPV）的目的是利用翻身床、翻身器或人工徒手进行翻身，使病人在俯卧位状态下进行呼吸或机械通气，促进肺复张，改善病人的氧合。

二、护理评估

1. 健康史 评估病人病情、意识状态、活动能力、配合程度、生命体征、血氧饱和度、是否耐受俯卧位通气、易受压部位皮肤状况、既往史等。

2. 身体状况 案例二中李先生出现急性呼吸窘迫综合征，肺顺应性极差，通过评估后确认病人可耐受俯卧位通气。

3. 心理-社会状况 案例二中李先生处于镇静中，无法配合，无家属陪护。

三、实施过程

（一）俯卧位通气操作流程

操作流程	操作步骤
操作准备	1. 环境 整洁、宽敞、光线充足、温度和湿度适宜 2. 护士 衣帽整洁、洗手、戴口罩 3. 用物 翻身垫、头垫、小枕、翻身单、护理垫、泡沫敷料、电极片、气囊测压表、眼膏、手套、快速手消毒液等 4. 病人 （1）眼部护理：粘贴胶布或者涂眼膏 （2）呼吸道护理：吸痰，固定气管导管及其连接管，用呼吸机进行纯氧通气2min （3）皮肤护理：在病人面部颧骨处、双肩部、胸前区、髂骨、膝部、小腿部及其他俯卧位易受压处垫泡沫敷料 （4）管道放置与夹闭：夹闭非紧急管道，如尿管、胃管等，妥善固定各导管，防止滑脱，整理各类管道，使管道的方向与身体纵轴方向一致，并留出足够长度便于翻转 （5）暂停肠内营养：俯卧位通气前1~2h暂停病人肠内营养 （6）生命体征监测：去除病人前胸位置的电极片，宜保留有创血压和血氧饱和度监测
操作过程	1. 核对、解释 核对病人的床号、姓名、腕带信息，确认病人身份，向家属介绍俯卧位通气的过程、方法及配合事项 2. 检查 检查各管道的种类、通畅情况、固定情况，以及病人用药情况、血流动力学、镇静状态；检查局部敷料是否需要更换；检查易受压部位的皮肤状况 3. 仰卧位到俯卧位 （1）固定病人：左右两侧同时夹心式卷曲翻身单并固定病人（图9-19） （2）水平移动病人：第一次平移，将病人平移至最重要管道一侧的床沿；第二次平移，将病人继续向同侧平移10~15cm （3）仰卧位变90°侧卧位：提起最重要管道一侧翻身单卷边，将病人由仰卧位变成90°侧卧位（图9-20） （4）90°侧卧位变俯卧位：对侧人员接过最重要管道一侧人员手中翻身单的卷边，将病人由90°侧卧位调整为俯卧位（图9-21） （5）调整体位：视病人情况调整头部、胸腹部及小腿摆放位置 （6）安全核查：完成体位翻转后进行安全核查 4. 翻身后处理 （1）接心电监护，查看病人生命体征 （2）在病人的头部、肩部、骨盆、膝部分别放置软枕，注意避免压迫胸腹部 （3）打开夹闭的尿管、引流管，固定尿袋、引流袋于病人床旁 （4）吸净病人口腔及鼻腔的分泌物

操作流程	操作步骤
操作过程	（5）继续进行肠内营养 （6）拉起床栏，取头高足低位，床头抬高10°~30° 5. 俯卧位通气结束 （1）由站在床头位置的操作者明确人员分工及职责，待所有人员妥善固定好所负责的管道后，发出口令，其余人员同时将病人托起，先移向病床的一侧，然后将病人转为侧卧位，撤除病人身上的敷料及软枕，整理好病床，将病人摆放至舒适的体位 （2）及时清理呼吸道及口鼻腔分泌物 （3）待病人生命体征平稳后将心电监护接至胸前 （4）整理各管道，重新妥当固定 （5）清洁颜面部，更换固定气管插管的胶布，进行口腔护理
操作后处理	1. 整理　整理床单位，用物分类进行处理 2. 洗手、记录 （1）洗手：洗手、脱口罩 （2）记录：根据病人病情定时记录病人的生命体征、呼吸机参数和管道固定情况，签全名

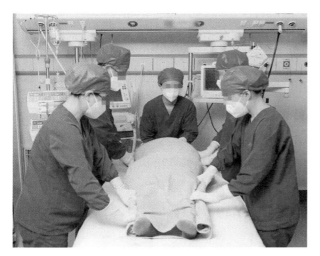

图 9-19　使病人呈"夹心"状

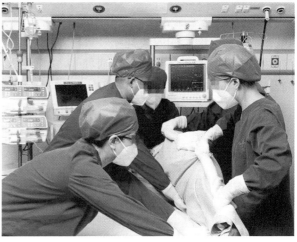

图 9-20　仰卧位变90°侧卧位

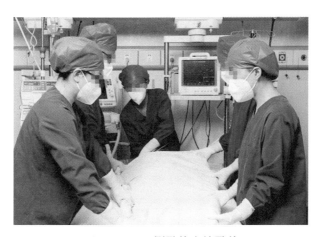

图 9-21　90°侧卧位变俯卧位

（二）护理与健康指导关键点

1. 翻身时的注意事项

（1）应由至少 5 名操作者共同完成翻身操作，若病人正在接受连续肾脏替代疗法、体外膜肺氧合等治疗，宜增加操作者 1~2 名。

（2）宜选择最重要管道的对侧作为翻身方向。

（3）翻身前揭除病人前胸位置的电极片，宜保留有创血压和血氧饱和度监测。翻身过程中，应实时监测血氧饱和度、心率及血压。

（4）翻身过程中，所有操作者应协调一致，由站在床头位置的操作者指挥整个翻身过程。

（5）将病人向翻身方向对侧平移至床沿；由平卧位调整为 90°侧卧位，再由 90°侧卧位调整为俯卧位。

2. 俯卧位期间的护理要点

（1）保持病人头偏向一侧，充分暴露人工气道，密切观察人工气道通畅情况。

（2）持续监测病人生命体征和血氧饱和度，每 1h 观察并记录病人的意识、瞳孔、呼吸机参数。

（3）使用 Richmond 躁动镇静评分（Richmond agitation-sedation scale，RASS）或 Riker 镇静躁动评分（sedation-agitation scale，SAS）监测病人的镇静深度，维持 RASS 为 −4~−3 分或 SAS 为 2 分。

（4）使用重症监护疼痛观察工具（critical-care pain observation tool，CPOT）或行为疼痛量表（behavioral pain scale，BPS）监测病人的镇痛深度，维持 COPT 评分为 0 分或 BPS 评分为 3 分。

（5）病人体位宜为头高脚低斜坡卧位，床头抬高 10°~30°。

（6）为避免眼球受压，眼睑应保持闭合。

3. 俯卧位通气的效果判断　PaO_2/FiO_2 升高 20%（或者 20mmHg）提示俯卧位通气反应性好；反应性好的病人大部分在俯卧位通气 1h 内血氧饱和度得到改善，仅少数病人血氧饱和度得到改善的时间大于 4h。

4. 俯卧位通气的暂停指征　俯卧位通气 4h 后血氧饱和度仍未改善，发生心搏骤停、恶性心律失常或出现可疑的气管导管移位时，应暂停俯卧位通气。

5. 俯卧位通气时长　若病人耐受较好，每天俯卧位通气时间应持续 12h 以上。

四、反思与拓展

1. 俯卧位通气的并发症有哪些？

非计划性拔管、反流与误吸、压力性损伤、角膜溃疡等。

2. 俯卧位通气时如何预防压力性损伤？

（1）每 2h 观察压力性损伤高风险部位皮肤的受压情况，检查受压部位的保护措施是否有效。

（2）每 2h 进行左右侧卧位翻身，角度为 15°~30°，躯干朝向应与头部朝向保持一致；应悬空鼻尖、腹部、女性胸部、男性生殖器等易受压部位。

（3）皮肤受压部位可垫海绵垫或软枕，以增加受力面积，并每隔 1~2h 调整海绵垫或软枕的位置。

（4）翻身后加强头面部皮肤的观察及护理，头部位置摆放适宜，经常观察头圈有无移位，有无被口水浸湿。

（5）及时观察病人眼睑是否闭合，眼睛、耳郭是否受压。

任务六　经鼻或口腔吸痰

一、操作目的

经鼻或口腔吸痰（sputum suction via nasal or oral cavity）的目的是清除呼吸道分泌物，保持呼吸道通畅。

二、护理评估

1. **健康史**　评估病人的病情、治疗情况、意识状况、呼吸状况和呼吸困难的程度。
2. **身体状况**　病人的口鼻腔黏膜情况，分泌物的量、黏稠度等。
3. **心理－社会状况**　病人的心理状况和理解能力及合作程度。

三、实施过程

（一）经鼻或口腔吸痰操作流程

操作流程	操作步骤
操作准备	1. 环境　安静、整洁、光线适宜 2. 护士　着装整洁、洗手、戴口罩 3. 用物　电动负压吸引器（图9-22）1套，治疗盘内备一次性吸痰管、无菌生理盐水1瓶、治疗碗、纱布、一次性使用无菌手套、弯盘，必要时备压舌板、开口器、镊子、听诊器
操作过程	1. 核对、解释　核对病人的床号、姓名、腕带信息，确认病人，向病人或家属解释经鼻或口腔吸痰的目的、注意事项及配合要点 2. 安置体位　协助病人取舒适的体位 3. 检查口腔　检查病人的口腔，如有活动性义齿，应取下 4. 吸氧　给予病人高流量吸氧3~5min 5. 吸痰 （1）调负压：连接负压吸引器，打开开关，检查负压吸引器性能是否完好，连接是否紧密，调节负压，成人为40~53.3kPa，儿童＜40kPa （2）试吸、润管：停止吸氧，戴无菌手套，连接吸痰管，吸少许无菌生理盐水，检查吸痰管是否通畅，并湿润吸痰管 （3）经口腔吸痰插管：嘱病人张口，昏迷病人用压舌板、张口器，关闭负压，将吸痰管由口腔经鼻咽部插入气管（图9-23） （4）经鼻吸痰插管：关闭负压，将吸痰管由鼻腔前庭、下鼻道、后鼻孔、咽部插入气管（图9-24） （5）吸痰：打开负压，边旋转边向上提拉吸痰管，自深部向上吸净痰液 （6）冲管：吸痰后，抽吸无菌生理盐水冲管，弃去吸痰管，关闭负压吸引器，需再次吸痰应更换吸痰管 （7）高流量给氧：擦净病人面部分泌物，给予病人高流量吸氧3~5min后，恢复至吸痰前氧流量
操作后处理	1. 整理　取舒适卧位，整理床单位，分类处理用物 2. 洗手、记录： （1）洗手：洗手、脱口罩 （2）记录：吸痰时间、吸痰次数、痰液量、病情等，签全名

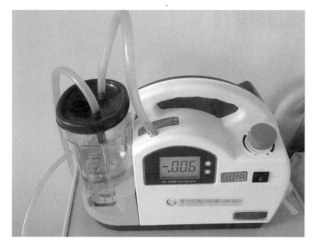

图9-22　负压吸引器

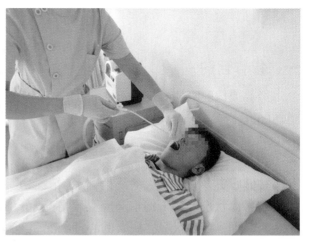

图9-23　经口腔吸痰

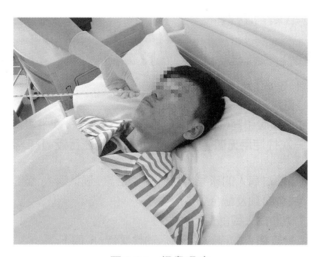

图9-24　经鼻吸痰

（二）护理与健康指导关键点

1. 吸痰前检查电动吸引器性能是否完好，连接是否正确。

2. 每吸痰一次应更换吸痰管1根，吸痰用物每日更换1~2次。

3. 动作轻柔，插管时关闭负压，以免损伤呼吸道黏膜。每次吸痰时间不超过15s，以免造成缺氧。

4. 痰液黏稠的病人可配合翻身叩背、雾化吸入，提高吸痰效果。

5. 吸痰过程中若病人出现发绀、心率下降等缺氧症状，应立即停止吸痰，并给予处理。吸痰时注意观察痰液的性状、颜色、量。

6. 储液瓶内液体量不应超过2/3，应及时倾倒。

7. **健康宣教要点**　向病人解释吸痰的目的及注意事项，呼吸道有分泌物应及时吸出，确保呼吸道通畅，改善呼吸。宣传呼吸道疾病的预防和保健知识，指导病人有效促进排痰的方法，如适当饮水，有利于痰液排出。

四、反思与拓展

1. 昏迷及麻醉后等病人采用双人吸痰法的技巧有哪些？

吸痰前，先翻身、叩背5~10min，叩打胸背部，借助震动使分泌物松脱。操作者站于病人的左侧，加大吸氧浓度，达6~8L/min，以增加病人的供氧量。连接吸引器，做好准备工作，另一位助手或者家属站于病人的右侧,将右手示指、中指、环指同时按压于病人的喉结部,先旋转按摩数圈,然后向下按压 1cm,大多数病人会出现咳嗽、吞咽反射,此时咽喉部会厌软骨张开,操作者应趁此机会将吸痰管平稳准确插入气管,由深部左右旋转,向上提拉吸痰管,吸尽痰液。

2. 如何选择吸痰管?

吸痰管是气道分泌物吸引的主要用品之一,不同样式的吸痰管所产生的效果亦不相同。有侧孔的吸痰管在吸痰时不容易被分泌物阻塞,其效果优于无侧孔的吸痰管,并且侧孔越大效果越好。吸痰管的管径越大,吸痰效果越好,但吸痰过程中所造成的肺塌陷也越严重。当吸痰管的管径超过人工气道内径的 50% 时,将显著降低气道内压力和呼气末肺容积。选择吸痰管时,吸痰管管径不宜超过人工气道内径的 50%。

3. 介绍一种新型无创吸痰管 无创吸痰管的探入端为半球形盲端,在探入端侧壁上有纵向交错排列的条形吸痰孔。半球形盲端使吸痰管在探入时不刺激呼吸道,同时,由于吸痰孔的纵向分布,可使气道中处于不同位置和深度的分泌物直接被吸出,从而减少对黏膜的刺激,不会损伤呼吸道。

任务七 经气管插管或气管切开处吸痰

一、操作目的

经气管插管或气管切开处吸痰(sputum suction via endotracheal or tracheal tube)的目的是清理呼吸道分泌物,保持呼吸道通畅,提高供氧效果,防止吸入性肺炎和窒息等并发症发生。

二、护理评估

1. 健康史 评估病人的治疗情况,呼吸道分泌物的量、黏稠度、部位。

2. 身体状况 案例二中李先生入院后采取经口气管插管术接呼吸机辅助呼吸。

3. 心理-社会状况 案例二中李先生用呼吸机辅助呼吸期间应用镇静剂,入住急诊重症监护室(EICU)期间无家属陪护。

三、实施过程

(一)经气管插管或气管切开处吸痰操作流程

操作流程	操作步骤
操作准备	1. 环境 安静、整洁、光线适宜 2. 护士 着装整洁,洗手,戴口罩 3. 用物 电动负压吸引器 1 套,治疗盘内备一次性使用吸痰管、无菌生理盐水、治疗碗、纱布、一次性使用无菌手套、弯盘,必要时备压舌板、开口器、镊子
操作过程	1. 核对、解释 核对病人的床号、姓名、腕带信息,确认病人,向病人或家属解释经气管切开处吸痰的目的、注意事项及配合要点 2. 安置体位 协助病人取舒适的体位 3. 高流量给氧 吸痰前给予高流量氧气吸入 3~5min,以防缺氧,呼吸机治疗者给予纯氧吸入 30~60s 4. 调节负压 连接负压吸引器,打开开关,检查并确认负压吸引器性能完好,调节负压,成人为 40~53.3kPa,儿童 <40kPa

操作流程	操作步骤
操作过程	5. 吸痰 戴无菌手套,连接吸痰管,吸无菌生理盐水,湿润并检查吸痰管是否通畅,关闭负压,将吸痰管经气管插管或套管快速插入气道(图 9-25),打开负压,边旋转边向上提拉吸痰管(图 9-26),自深部向上吸净痰液,吸痰时间不超过 15s,吸痰后,抽吸无菌生理盐水冲管,弃去吸痰管,关闭负压吸引器 6. 吸氧 擦净病人面部分泌物,给予高流量氧气吸入 3~5min,呼吸机治疗者给予纯氧吸入 30~60s
操作后处理	1. 整理 取舒适卧位,整理床单位,分类处理用物 2. 洗手、记录 (1)洗手:洗手、脱口罩 (2)记录:吸痰时间、痰液量、病情等,签全名

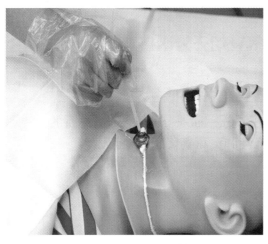

图 9-25 插入吸痰管

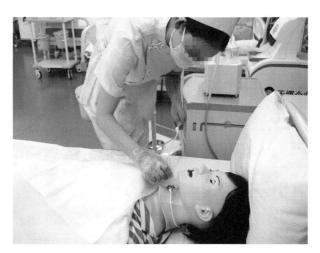

图 9-26 提拉吸痰管

(二) 护理与健康指导关键点

1. 吸痰前检查电动吸引器性能是否完好,连接是否正确。

2. 严格执行无菌操作

(1) 每吸痰一次应更换吸痰管,吸痰用物每日更换 1~2 次。

(2) 冲管的生理盐水应分别标明"气管插管""口鼻腔",不能混用。

(3) 由内向外消毒切口、切口周围皮肤及气管套管。

(4) 更换吸痰部位时,应更换吸痰管。

3. 每次吸痰时间不超过 15s,以免造成缺氧。动作宜轻柔,插管时关闭负压,以免损伤呼吸道黏膜。插入吸痰管时,如遇阻力应分析原因,不能粗暴盲插。

4. 吸痰管最大外径不能超过气管套管内径的 1/2,储液瓶内液体量不应超过 2/3。

5. 吸痰过程中应密切观察病人的反应,如出现发绀、心率下降等缺氧症状,应立即停止吸痰。注意观察痰液性状、颜色、量。

6. 应进行气道温湿化,Y 形管温度应在 34~41℃、相对湿度为 100%。

7. 给予病人保护性约束,妥善固定人工气道,固定用寸带松紧适宜,动态调整。躁动病人遵医嘱合理镇静。给病人翻身时,维持管道在正常位置。及时清理管道内积水,每隔 6~8h 测量一次气囊压,并使其维持在 25~30cmH₂O,防止因漏气导致管道脱出。

8.按需实施气道内吸引，至少每 2h 通过肺部听诊等方式评估一次气道内吸引指征。对于插管时间超过 48~72h 的病人，宜使用带有声门下吸引的气管导管，每 1~2h 进行声门下吸引 1 次。

9. 对患有呼吸道传染性疾病的病人，应按照《医院隔离技术标准》(WS/T 311—2023)中的规定进行隔离和自我防护。

10. 健康宣教要点　向病人或家属解释吸痰的目的及注意事项，如吸痰过程中，病人会出现咳嗽反射，这有利于排痰和痰液的吸出。告知病人及家属在病情允许的情况下，翻身叩背，有利于痰液排出。告知家属不可自行吸痰，避免因压力调节不当而造成黏膜损伤。

四、反思与拓展

1. 有人工气道的病人痰液黏稠不易排出，应如何解决？

（1）**气道湿化**：用 50ml 注射器连接剪去前端的输液延长管，在微量注射泵控制下缓慢、匀速地将湿化液注入病人气道。延长管前端放入气管插管内 5~8cm，气管套管内 2~4cm。

（2）**气道灌洗**：气道灌洗是将气道湿化、气道内给药综合在一起的方法，有利于人工气道病人排痰、抗感染。有文献报道，用注射器顶端贴近气管插管管壁，一次性快速注入 20ml 生理盐水，引起病人呛咳后，及时吸出痰液及生理盐水，每隔 4h 向气管内注入 1 次，对气管导管和气管、支气管起到灌洗作用，能充分湿化痰液及分泌物，预防并控制痰液附着管壁形成痰痂，保持呼吸道通畅。但严重心律失常和凝血功能障碍者禁忌进行气道灌洗。

（3）**持续气道湿化**：用可调式输液器接上头皮针，将头皮针穿过一侧吸氧管管壁或将头皮针针头剪去直接插入气管内套管，用于气管切开病人持续气道湿化，使气道始终处于湿化状态。湿化液的量为每小时 8~10ml。

2. 为什么气管切开病人吸痰前、后短时间给予高浓度氧？

在吸痰操作前、后短时间给予病人吸入高浓度的氧，可减少吸痰过程中氧合指数降低以及由缺氧导致的相关并发症；仅吸痰前病人短时间吸入高浓度氧，可使吸痰过程中发生缺氧的风险降低 32%；吸痰前、后均给予提高吸氧浓度，可使缺氧的风险降低 49%，联合肺复张可使缺氧风险降低 55%。呼吸机面板上的手动给氧键按下去后由机器给予 100% 的纯氧，维持 30~60s。

3. 按需吸痰还是按时吸痰？

美国呼吸治疗学会（American association for respiratory care，AARC）不推荐常规进行气道内吸痰。但是，按需吸痰如何把握正确的时机至关重要。建议在有以下指征之一时吸痰：①V-P 曲线环有锯齿状改变和 / 或听诊气道内有明显的大水泡音；②容量控制模式时气道峰压增加或压力控制模式时潮气量减少；③氧合和 / 或动脉血气值恶化；④气道内明显有分泌物；⑤病人无有效的自主咳嗽能力；⑥急性呼吸窘迫；⑦怀疑胃内容物或上呼吸道分泌物的误吸时。

任务八　海姆立克急救法

一、操作目的

海姆立克急救法（Heimlich maneuver）的目的是解除由异物引起的气道梗阻，防止病人发生因气道梗阻而引起的窒息、昏迷、心搏骤停等危险事件。

二、护理评估

1. 健康史　评估病人的病情、意识状态、体重。

2. 身体状况　案例三中林女士出现手掐咽喉部的 V 形手势、呼吸困难、面色发绀，通过评估后明确病人发生气道异物梗阻。

3. 心理-社会状况 案例三中林女士意识清楚，焦虑，能理解配合。

三、实施过程

(一)海姆立克急救法操作流程

操作流程	操作步骤
操作准备	1. 环境 整洁、宽敞、光线适宜 2. 操作者 着装整洁
操作过程	1. 安置体位 施救者站在病人身后，以前腿弓、后腿蹬的姿势站稳，前腿放在病人两腿之间，病人靠在施救者弓起的腿上，两手臂环绕病人的腰部，让病人上半身前倾，头略低，张口 2. 确定位置 施救者用双臂环抱病人腰部，一手握拳，以拇指侧紧顶病人腹部剑突与脐的腹中线部位，即肚脐上 2cm 左右(图 9-27)，另一手紧握握拳之手(图 9-28) 3. 腹部冲击 用力快速向内、向上冲击腹部，重复动作，直至异物排出 4. 检查口腔 异物已被冲出，迅速用手指从口腔一侧取出 5. 检查呼吸 异物清除后，检查病人呼吸是否正常
操作后处理	1. 整理 整理床单位 2. 洗手、记录 (1)洗手 (2)记录：记录海姆立克急救法的时间、病人的反应

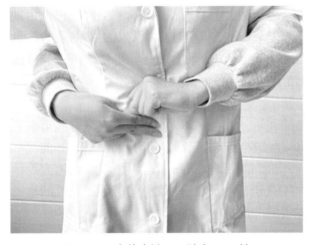 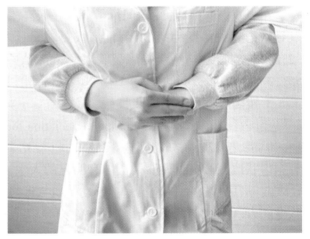

图 9-27 定位方法——脐上 2cm 处　　　图 9-28 定位方法——另一手紧握握拳之手

(二)护理与健康指导关键点

1. 防止并发症发生

(1)**力度适中**：腹部损伤、肋骨骨折、胃破裂、主动脉损伤、胰腺损伤及钝性心肌损伤是海姆立克急救法常见的并发症，因此，在实施海姆立克法急救法时，力度要适中，不宜过大或过小。

(2)**位置正确**：挤压位置需确保在病人的腹正中线脐上两横指处，勿过低或过高，避免对病人的腹部及胸腔造成损伤。

2. 急救后查看病人口腔，确保无异物残留，即使通过海姆立克急救法排出异物，也需要进行全面检查，以便及时发现操作时可能出现的并发症。

3. 健康指导要点 向病人及家属解释海姆立克急救法的目的及注意事项,教会病人及家属正确实施海姆立克急救法。

四、反思与拓展

1. 海姆立克急救法是固定不变的吗?

面对不同的施救对象和场景,需要快速评估和正确选择适宜的急救方法。

(1)意识清楚的病人可选择成人站立位海姆立克急救法。

病人身体向前倾,头略低,嘴张开。急救者一手示指和中指比成剪刀,放在病人肚脐上方,另一手比成石头,拇指朝向腹部,放在剪刀上方,最后将剪刀变为布,紧握在石头上,双手向内、向上冲击腹部,重复动作,直至异物排出。

(2)意识不清的病人可选择仰卧位海姆立克急救法。

病人仰卧,头后仰,开放气道。急救者骑跨在病人的髋部,一手掌根部置于腹正中线脐上 2 横指处,另一手直接放于该手手背上,两手掌根重叠,快速向内、向上用力向腹部冲击 4~6 次,检查口腔,直至异物排出。

(3)婴儿可选择背部拍击和胸部冲击法交替进行。

急救者将患儿呈仰卧位放在右手的前臂上,一手手掌置于患儿颈背部,固定住颈部,另外一只手大拇指和其余四指分别卡在下颌骨位置,轻轻地往上抬,打开气道。随后快速将患儿翻转,呈俯卧位趴在急救者左手前臂上,急救者前臂放置在大腿上,以起支撑作用。将患儿的头部低于其躯干部,呈头低脚高位。用右手手掌掌根在患儿背部两肩胛骨之间,快速拍击 4~6 次。每次拍击后查看患儿气道内异物是否被清除。如异物仍未清除,迅速将患儿翻转至仰卧位,放在右手前臂上,仍然保持患儿处于头部低于躯干的体位。用左手的示指跟中指放置在患儿的两乳头连线中点,快速地进行 4~6 次胸部冲击,如能看到患儿口中异物,可小心将其取出,不能看到异物,重复上述动作,直至异物排出。

(4)肥胖病人或妊娠后期孕妇可选择胸部手拳冲击法。

1)意识清楚的病人取立位或坐位,急救者站于病人身后,双臂经病人腋下环抱其胸部,一手的手拳拇指侧顶住病人胸骨中线,另一手紧握该拳,向后做 4~6 次快速连续冲击,重复动作,直至异物排出。

2)意识不清的病人置于仰卧位,头后仰,开放气道。急救者跪于病人一侧,用掌根置于其胸骨中下 1/3 处,另一手放在此手背上,向下做 4~6 次快速连续冲击,重复动作,直至异物排出。

2. 如何有效预防气道异物梗阻的发生?

尽量不要让 5 岁以下的小儿自行吃花生米、瓜子、豆类、果冻等食物。小儿的食物应尽可能捣烂、碾碎;不要让小儿将硬币、纽扣及小玩具等物体含在口中玩耍。不躺在床上吃东西,进食时不嬉戏、哭闹等。给老年人喂食时不应过快,以防噎食。

【评价与转化】

1. 病人及家属的收获 理解护士告知的注意事项,并能配合操作;病人生命体征平稳,病情稳定,感觉舒适、安全,无并发症和意外伤害,病人及家属感到满意。

2. 学生的收获 按计划完成了小组的急救及气道管理技能任务,各项操作流程熟练规范,未出现任何护理差错,能正确做出护理诊断,采取适当措施,实施全面护理。根据病人病情变化,及时调整工作方案,为病人提供良好的身心护理。

3. 护理形式的发展 通过团队合作、反思与拓展,培养了学生的学习能力、管理能力和评判性思维能力,形成了团队合作的护理模式。

项目名称	急救及气道管理技能	
考核案例	董先生,19 岁,因 "左肩下方红、肿、疼痛 5d,寒战、发热 2h" 来医院就诊。病人 5d 前在左肩下方出现了一个红、肿、热、痛的小硬结,逐渐增大为锥形隆起,触痛明显,未诊治,2h 前病人突发寒战、高热、头痛、食欲减退。体格检查:T 38.6℃,P 94 次 /min,R 24 次 /min,BP 120/80mmHg,左肩三角肌处有一锥形疖,触痛明显。病人既往体健,无青霉素过敏史。门诊以 "左肩下疖" 收入院。医嘱:青霉素 160 万 U,im,bid。青霉素皮试结果为阴性后,肌内注射青霉素 160 万 U。注射将结束时病人出现头晕、胸闷、气促伴濒死感,随即昏迷,面色苍白,手脚冰凉,脉搏消失,血压测不到,立即为病人实施基础生命支持,电除颤,建立静脉通道,氧疗,插入气管插管,呼吸机辅助呼吸。抢救 1 周后,病人仍未清醒,自主呼吸微弱,气管插管拔管后进行气管切开,呼吸机辅助呼吸	
步骤	工作过程	考核方法建议
收集资料	详细阅读案例,了解病人的病史和病情资料,评估病人身心状况,提出护理问题	自我评价 互相评价 教师评价
计划与决策	1. 讨论分析案例 (1) 分析主要护理诊断 / 问题 (2) 提出护理要点 (3) 制订护理工作方案 (4) 任务及角色分配 2. 操作任务　电除颤、基础生命支持、氧疗、经气管插管或气管切开处吸痰	
任务实施	根据任务和角色分配,合作完成操作任务	
评价	1. 任务完成效果评价(依据操作评价标准进行评价) 2. 针对任务完成效果进行反思	

ER 9-5

练习题

（江智霞　苏芳静）

项目十 | 孕产妇及妇科疾病妇女护理技能

教学课件

思维导图

流程图及标准

ER 10-1　　ER 10-2　　ER 10-3

学习目标

1. 掌握胎心音听诊、会阴擦洗、外阴消毒、阴道擦洗、阴道灌洗、宫颈上药的操作流程、护理与健康指导关键点。

2. 熟悉胎心音听诊、会阴擦洗、外阴消毒、阴道擦洗、阴道灌洗、宫颈上药的操作目的、护理评估。

3. 了解胎心音听诊、会阴擦洗、外阴消毒、阴道擦洗、阴道灌洗、宫颈上药的反思与拓展、相关案例讨论。

4. 学会分析案例,提出问题,做出计划及决策。

5. 具有无菌观念、爱伤观念、慎独修养、人文关怀精神。

【导入情境】

案例一:吕女士,26 岁,G_1P_0,因"妊娠 40^{+6} 周,阵发性腹痛 6h"来医院就诊。体格检查:T 36.5℃,P 80 次 /min,R 20 次 /min,BP 130/80mmHg。胎位为右枕前位(ROA),目前规律宫缩,间歇 3~5min 一次,持续 40s,中等强度,宫口开大 5cm。门诊以"40^{+6} 周妊娠,G_1P_0,临产"收入院。入院后遵医嘱严密观察产程,每 15min 听 1 次胎心音。吕女士于次日凌晨顺产一女婴,女婴体重为 3 700g,会阴侧切用可吸收线内缝,无水肿,阴道有少量血性恶露,子宫底位于脐下一指。

案例二:高女士,48 岁,大学文化,教师。因"月经紊乱、月经量增多 5 个月余"来医院就诊。病人 5 个月来较前出现经量增多及经期延长,下腹坠胀、腰酸背痛,病人育有一子,既往体健。体格检查:T 36.5℃,P 76 次 /min,R 20 次 /min,BP 105/75mmHg,贫血貌,子宫呈 4 个月妊娠大小,质较硬,形态不规则,活动度欠佳,双附件未触及异常。B 超检查结果提示多发性子宫肌瘤,门诊以"子宫肌瘤"收入院。医生与病人共同讨论治疗方案时,病人由于对疾病不了解而感到无助,之后决定择期在全麻下行子宫全切术。医嘱:阴道擦洗,1 次 /d。手术当日医嘱:按妇科常规护理,完善术前准备,术晨宫颈涂亚甲蓝。

【问题】

1. 上述案例中涉及哪些孕产妇及妇科疾病妇女护理技能?

2. 对案例给予的各种信息进行分析,提出护理问题,并制订小组护理计划。

3. 护理实践中如何创造性地设计护理工作过程?应做好哪些健康宣教?怎样才能使孕产妇及妇科疾病妇女得到最佳的身心护理?

【计划及决策】

　　1. 上述案例涉及的孕产妇及妇科疾病妇女护理技能　胎心音听诊、会阴擦洗、外阴消毒、阴道擦洗、阴道灌洗、宫颈上药等。在操作过程中应注意小组协作完成，注意保护孕产妇及妇科疾病妇女隐私。

　　2. 评估孕产妇及妇科疾病妇女情况　健康史、病情、目前身心状况、辅助检查、医疗诊断、产程进展、阴道分泌物的量和气味、压迫症状等。

　　(1) 案例一中吕女士的情况分析及护理要点

　　1) 主要护理诊断/问题：①急性疼痛　与规律宫缩有关。②知识缺乏：缺乏围生期的相关知识。③舒适度减弱　与子宫收缩、膀胱充盈等有关。④焦虑　与担心分娩结局有关。

　　2) 护理要点：①监测胎心音时注意保暖，并及时将胎儿情况及产程进展情况告知孕妇，缓解孕妇的焦虑。②正确评估孕妇对疼痛的耐受性，分析可能影响孕妇疼痛的因素，如孕妇的年龄和产次、分娩环境、助产士的态度、家人的关怀程度等。③心理护理：加强与孕妇的沟通，鼓励孕妇描述对产程的感受，建立良好的护患关系，促使孕妇在产程过程中密切配合助产士，以便能顺利分娩。

　　(2) 案例二中高女士的情况分析及护理要点

　　1) 主要护理诊断/问题：①知识缺乏：缺乏子宫肌瘤及手术的相关知识。②应对无效　与选择子宫肌瘤治疗方案的无助感有关。③焦虑　与担心手术的预后有关。

　　2) 护理要点：①详细评估妇科疾病妇女所具备的子宫肌瘤相关知识，提供专业信息，纠正错误认识，使妇科疾病妇女确信子宫肌瘤属于良性肿瘤，并非恶性肿瘤，使其增强康复信心。②注意保护妇科疾病妇女的隐私。③注意观察阴道分泌物的量、气味。④宫颈上药时注意充分暴露宫颈。⑤做好妇科疾病妇女的心理指导。

　　3. 合理设计工作方案　完成综合案例的护理是复杂的，应根据孕产妇及妇科疾病妇女的情况变化，灵活地、创造性地设计工作方案，及时调整护理计划并正确实施，客观评价护理效果，真正为孕产妇及妇科疾病妇女提供个性化优质护理服务。

　　4. 正确实施工作方案，规范完成下列六项工作任务。

任务一　胎心音听诊

一、操作目的

　　胎心音听诊（fetal heart sound auscultation）的目的是监测胎心音，判断胎儿宫内状况。

二、护理评估

　　1. 健康史　孕妇孕产史、本次妊娠有无合并症或并发症、孕周大小、胎方位、宫底高度、产程进展情况及腹部局部皮肤情况。案例一中吕女士为 G_1P_0，足月妊娠，因阵发性腹痛入院，无妊娠并发症、合并症。

　　2. 身体状况　案例一中吕女士的胎方位为枕右前位，规律宫缩，宫口开大 5cm，处于第一产程的活跃期。

　　3. 心理-社会状况　案例一中吕女士产程顺利，对疼痛能耐受，对顺产有足够的信心。吕女士社会支持状况良好，分娩前家属全程陪护。

三、实施过程

（一）胎心音听诊操作流程

操作流程	操作步骤
操作准备	1. 环境　整洁、宽敞、光线适宜、关闭门窗、用床帘或屏风遮挡 2. 护士　着装整洁，洗手，戴口罩 3. 用物　胎儿电子监护仪、耦合剂、有秒针的手表、卫生纸
操作过程	1. 核对、解释　核对孕妇的床号、姓名、腕带信息，确认孕妇身份，向孕妇或家属解释胎心音听诊的操作目的、方法及配合事项 2. 安置体位　协助孕妇取半坐卧位或侧卧位，必要时先协助孕妇排尿 3. 检查仪器　连接电源，打开监护仪开关，检查仪器是否处于备用状态 4. 听胎心音 (1) 判断胎心位置：合理暴露孕妇腹部，用四步触诊法（图10-1）了解胎方位，判断胎背位置。在监护仪探头上涂抹适量耦合剂，打开开关，将监护仪探头放置在胎背上方胎心最清楚的位置（图10-2），并固定（图10-3） (2) 听胎心音：选择宫缩后间歇期听诊。听到如钟表的"嘀嗒"双音后，计时1min，注意观察孕妇有无异常情况 5. 核对、告知　再次核对，告知孕妇胎心音正常范围及所测结果。取下探头，用卫生纸将孕妇腹部的耦合剂擦干净，协助孕妇整理好衣服，取舒适体位
操作后处理	1. 整理　整理床单位，用物进行分类消毒、处理 2. 洗手、记录 (1) 洗手：洗手、脱口罩 (2) 记录：记录胎心的数值及听取胎心的时间，签全名

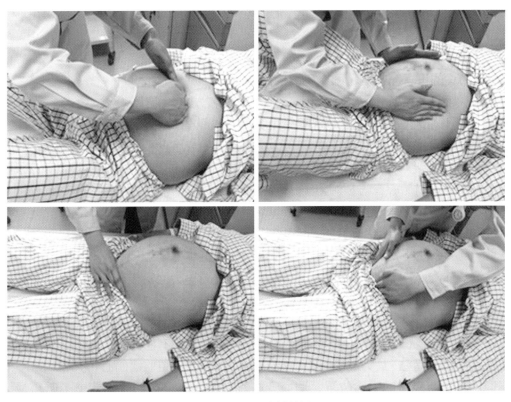

图 10-1　四步触诊法

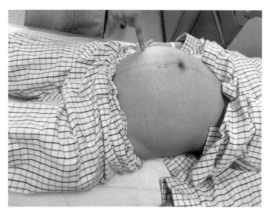

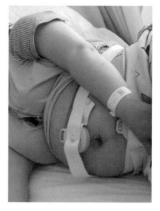

胎心音听诊

图 10-2　判断胎心位　　　　图 10-3　固定听诊位置

（二）护理与健康指导关键点

1.明确胎心音听诊部位　胎心音在靠近胎背侧上方的孕妇腹壁上听得最清楚。

2.胎心音听诊时需与子宫杂音、腹主动脉音、胎动音及脐带杂音鉴别。

3.听胎心音要持续 1min 以上，同时注意胎心音的强弱及节奏，有异常时应延长听诊时间或进行胎儿电子监护。

4.正常胎心率为 110~160 次/min，规律、有力。若胎心 <110 次/min 或 >160 次/min，应及时报告医生并协助处理。

5.健康指导要点

（1）向孕产妇及家属解释胎心音听诊的目的、操作过程、配合要点及可能引起的不适。

（2）鼓励孕产妇在宫缩间歇期少量多次进食高热量、易消化的食物，注意摄入足够的水分，以保证产程中精力和体力充沛。鼓励孕产妇于宫缩间歇期在室内走动，有助于加速产程进展。若孕产妇有胎膜破裂，应卧床休息，抬高臀部，注意观察羊水的颜色、性状及量。

（3）指导孕产妇深呼吸，也可以采取听音乐、交谈等方式分散注意力，缓解疼痛及其他不适。

四、反思与拓展

1.胎心音听诊的设备和方法是固定不变的吗？

其实胎心音听诊的设备和方法还有很多，每种设备和方法各有优缺点。

（1）**听诊器听诊胎心音法**：妊娠 18~20 周用听诊器可经孕妇腹壁听到胎心音。该方法简便，但仅能获得每分钟的胎心率，不能分辨瞬间变化，不能识别胎心率的变异及其与宫缩、胎动的关系。

（2）**超声多普勒胎心听诊仪听诊胎心音法**：妊娠 12 周即可用超声多普勒胎心听诊仪听到胎心音。该方法不仅能探出胎心音，还可探出胎动音、脐带血流音及胎盘血流音，可帮助预测和监护胎儿情况。

（3）**胎儿电子监护仪监测胎心音法**：可连续观察并记录胎心率的动态变化，也可了解胎心与胎动及宫缩之间的关系，估计胎儿宫内安危情况，分为外监测和内监测。

1）外监测（external eletronic monitoring）：将测量胎心的探头固定于孕妇腹壁胎心音最响亮的腹壁上，观察胎心率的变异与宫缩、胎动的关系，该操作简单，但外界干扰会影响结果。

2）内监测（internal eletronic monitoring）：在宫口开大 1cm 以上时，将单极电极经宫口与胎头直接连接进行监测，该方法记录准确，但对于破膜后的胎心音监测有感染的风险。

（4）**B超监测胎心音法**：最为准确，可用移动超声机、床旁彩超监测胎心。

2.不同胎方位胎心音的听诊位置　胎心音在靠近胎背侧上方的孕妇腹壁上听得最清楚。枕先露时，胎心音在脐下方右侧或左侧听得最清楚；臀先露时，胎心音在脐上方右侧或左侧听得最清楚;肩先露时,胎心音在脐部下方听得最清楚。当腹壁紧、子宫较敏感、确定胎背有困难时,可根据胎心音及胎先露综合分析判断胎方位。

任务二　会阴擦洗

一、操作目的

会阴擦洗(perineum scrub)的目的是保持产妇会阴及肛门清洁,促进产妇舒适及会阴部伤口愈合,防止生殖和泌尿系统逆行感染。

二、护理评估

1. 健康史　产妇本次分娩经过情况,会阴伤口有无血肿、水肿,恶露的色、质、量,有无异味。产妇无妊娠并发症、合并症,足月自然分娩,行会阴侧切术。

2. 身体状况　案例一中吕女士行会阴侧切术,切口无水肿,阴道有少量血性恶露,宫缩良好。

3. 心理 – 社会状况　案例一中吕女士的分娩经历与预期一致,吕女士对新生儿关注,母亲角色适应良好。吕女士社会支持状况良好,产后家属全程陪护。

三、实施过程

(一)会阴擦洗操作流程

操作流程	操作步骤
操作准备	1. 环境　整洁、宽敞、光线适宜,关闭门窗,用床帘或屏风遮挡 2. 护士　着装整洁,洗手,戴口罩 3. 用物　治疗盘、一次性使用会阴护理包、无菌干纱布、一次性使用手套、无菌垫巾、医用护理垫
操作过程	1. 核对、解释　核对产妇的床号、姓名、腕带信息,确认产妇身份,并向产妇或家属解释操作目的、方法及配合事项 2. 体位摆放　嘱产妇排空膀胱,协助产妇脱下右侧裤腿,取屈膝仰卧位,双腿略外展,暴露外阴,将无菌垫巾铺于产妇臀下 3. 站位开包　护士站于产妇右侧,打开一次性使用会阴护理包,置于产妇两腿之间近会阴处,戴一次性使用手套 4. 擦洗　左手持无菌镊子夹取干净的碘伏棉球,右手用另一把镊子从下方接取棉球进行擦洗。一般擦洗3遍。擦洗顺序:第1遍按照自上而下、由外向内、先对侧后近侧的原则,依次擦洗阴阜、两大腿内上1/3、大阴唇、小阴唇、尿道口、会阴、肛周及肛门,初步擦净会阴部的血迹、分泌物和污垢等;第2遍擦洗的顺序为自上而下、由内向外、先对侧后近侧,依次擦洗尿道口、小阴唇、大阴唇、阴阜、两大腿内上1/3、会阴、肛周及肛门;有伤口者依次擦洗伤口、尿道口和阴道口、小阴唇、大阴唇、阴阜、两大腿内上1/3、会阴、肛周及肛门,防止伤口、尿道口和阴道口被污染;第3遍顺序同第2遍。用干纱布擦干会阴及伤口,更换清洁的医用护理垫 5. 安置产妇　撤垫巾,协助产妇穿好衣裤,取舒适体位
操作后处理	1. 整理　整理床单位,用物分类进行消毒、处理 2. 洗手、记录 (1)洗手:洗手、脱口罩 (2)记录:核对医嘱、记录执行时间、签全名

（二）护理与健康指导关键点

1. 关爱产妇，动作轻柔，避免刺激伤口引起疼痛，同时注意保护产妇的隐私及保暖，避免产妇受凉。

2. 一人一巾一镊，预防医源性感染。每次擦洗前后，护士均需洗净双手，严格无菌操作。为多个产妇进行会阴擦洗时，先擦洗伤口未感染的产妇，再擦洗伤口有感染的产妇，避免交叉感染。

3. 操作时应观察产妇会阴部及伤口情况，注意有无红肿、分泌物及异味，如有异常应及时处理。

4. 对留置导尿管者，应检查导尿管是否通畅，避免导尿管脱落或打结。

5. 健康指导要点

（1）嘱产妇保持会阴部清洁干燥，经常更换护理垫。

（2）便后用卫生纸擦拭时应从前往后。

四、反思与拓展

1. 产后会阴伤口的护理方法是固定不变的吗？

不是，其实方法还有很多，因产妇情况而异。

（1）**会阴冲洗**：适用于产后1周内或会阴部有伤口、经外阴及阴道手术、急性外阴炎、妇产科手术后留置尿管者。会阴冲洗常用的消毒液有0.02%碘伏溶液、1:5 000高锰酸钾溶液、0.1%苯扎溴铵溶液等。行会阴冲洗时，产妇体位同会阴擦洗法，另将便盆放于产妇臀下一次性垫巾上。护士一手持盛消毒液的冲洗壶，另一手持镊子或卵圆钳夹住消毒棉球，一边冲刷一边擦洗，顺序同会阴擦洗法。

（2）**会阴湿热敷**：适用于会阴部水肿、会阴伤口有硬结及早期感染者。常用的热敷药物有50%硫酸镁或95%乙醇，会阴伤口有硬结者也可用大黄、芒硝外敷。湿热敷的温度为41~48℃，对有创伤口进行湿热敷时，应严格执行无菌操作，热敷后进行伤口换药，以免感染。

（3）**会阴红外线照射**：适应证同会阴湿热敷。行红外线照射时，灯距一般为30~50cm，照射时间为20~30min，照射中应随时观察局部皮肤情况，照射完毕检查局部充血情况。

2. 产后会阴侧切引起疼痛的护理措施

（1）嘱产妇采取健侧卧位，保持会阴伤口清洁，每次大小便后用温开水清洗会阴，以防粪、尿刺激引起伤口疼痛。

（2）术后嘱产妇多吃蔬菜、水果及早日下床活动，以保持大便通畅，从而防止因便秘引起伤口疼痛加重。

（3）正确评估产妇伤口疼痛程度，必要时可遵医嘱给予止痛剂、理疗等措施，以减轻疼痛，促进产妇舒适。

任务三　外阴消毒

一、操作目的

外阴消毒（obstetrics pudendum disinfection）的目的是保持外阴及肛门清洁，避免产时污染，预防生殖和泌尿系统感染，为阴道操作、自然分娩、妇产科手术做准备。

二、护理评估

1. **健康史**　产妇本次妊娠经过情况，有无高危因素，产程进展情况，会阴部皮肤情况。案例一中足月妊娠，产程进展顺利，无妊娠并发症、合并症。

2. **身体状况**　案例一中吕女士为足月妊娠，规律宫缩，会阴部皮肤无瘢痕及水肿，无阴道瘙痒。

3. 心理 - 社会状况 外阴消毒产程顺利,对疼痛能耐受,对顺产有足够的信心。其社会支持状况良好,分娩时家属全程陪护。

三、实施过程

(一) 外阴消毒操作流程

操作流程	操作步骤
操作准备	1. 环境 整洁、宽敞、光线适宜,关闭门窗,用床帘或屏风遮挡 2. 护士 着装整洁,洗手,戴口罩 3. 用物 产床(图10-4)、会阴消毒包、无菌卵圆钳、一次性使用垫巾、无菌垫巾、无菌手套
操作过程	1. 核对、解释 核对产妇的床号、姓名、腕带信息,确认产妇身份,并向产妇或家属解释操作目的、方法及配合事项 2. 体位摆放 嘱产妇排空膀胱,协助其上产床,取截石位,暴露会阴部,臀下铺一次性使用垫巾 3. 外阴清洁 消毒前用清水或者肥皂水擦洗外阴,确保外阴清洁,然后用无菌纱布擦干 4. 开包 打开会阴消毒包,戴无菌手套,将一弯盘置于两腿间,另一弯盘置于远端,打开碘伏棉球包,将棉球倒入弯盘内,左手持镊子夹取碘伏棉球,右手持钳子从下方接取棉球进行消毒 5. 消毒 按照自内向外、自上而下、先对侧后近侧的原则依次消毒尿道口、阴道口、小阴唇、大阴唇、阴阜、两侧腹股沟、两侧大腿内上1/3、会阴体至肛门。共消毒三遍,三遍消毒顺序相同,范围逐渐缩小 6. 安置产妇 撤垫巾,铺无菌垫巾,为分娩或阴道手术做准备
操作后处理	1. 整理 用物分类进行消毒、处理 2. 洗手、记录 (1)洗手:洗手、脱口罩 (2)记录:核对医嘱、记录执行时间、签全名

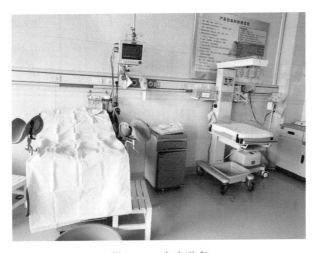

图 10-4 产床准备

(二) 护理与健康指导关键点

1. 明确外阴消毒的原则和顺序 消毒原则为"自内向外、自上而下、先对侧后近侧",消毒顺序为尿道口、阴道口、小阴唇、大阴唇、阴阜、两侧腹股沟、两侧大腿内上1/3、会阴体至肛门。进行三遍外阴消毒时,消毒范围逐渐缩小。

2. 操作过程中注意保护产妇的隐私,给予保暖,避免受凉。

3. 消毒过程中严密观察产程进展情况，注意产妇的安全，关注产妇的反应并给予心理支持。

4. 对胎膜早破、妊娠晚期出血等不宜用外阴冲洗法消毒外阴者，只做外阴擦拭消毒。

5. **健康指导要点** 嘱产妇有宫缩时身体不要左右摆动，以免影响消毒效果。告知产妇双手不能触碰消毒的区域。

四、反思与拓展

1. 产妇会阴部切口护理方法是固定不变的吗？

不是，其实方法很多，因产妇情况而异。

（1）阴道内填塞纱条者，一般于术后 12~24h 内取出，取出时注意核对纱条的数目。

（2）切口有炎症表现者，可局部行烤灯照射治疗，以促进伤口愈合。

（3）切口有渗液者应进行引流，保持引流通畅，严密观察引流物的量及性质；切口有感染者应及时通知医生处理。

2. 妊娠期妇女会阴部护理要点

（1）每日清洗外阴，保持外阴部清洁，避免分泌物刺激外阴部，但严禁阴道冲洗。

（2）穿透气性好的棉质内裤，并经常更换。

（3）妊娠初 3 个月及末 3 个月白带明显增多，是妊娠期正常的生理变化，但应排除假丝酵母菌、滴虫、淋菌等感染，出现异样应及时就诊。

任务四 阴道擦洗

一、操作目的

阴道擦洗（vagina scrub）的目的是减少细菌或病原体进入盆腔，避免引起感染等并发症，为阴道用药、妇科手术做好准备。

二、护理评估

1. **健康史** 病人既往的健康史，如手术史、生育史、末次月经史及病人阴道分泌物的颜色、性状、气味等。案例二中高女士目前患有子宫肌瘤，月经紊乱、月经量增多 5 个月余，无长期服用雌激素的用药史。

2. **身体状况** 案例二中高女士的子宫不均匀地增大变硬，因长时间月经量过多导致继发性贫血，并伴有倦怠、虚弱等症状。

3. **心理－社会状况** 案例二中高女士对子宫肌瘤疾病、手术方式及术后女性保健知识不了解，有恐惧、焦虑。

三、实施过程

（一）阴道擦洗操作流程

操作流程	操作步骤
操作准备	1. 环境 整洁、宽敞、光线适宜，关闭门窗，用床帘或屏风遮挡 2. 护士 着装整洁，洗手，戴口罩 3. 用物 一次性使用窥阴器，0.02% 聚维酮碘（碘伏）棉球若干，一次性使用治疗巾，无菌长卵圆钳，一次性使用换药弯盘，消毒干棉球若干、一次性使用手套

操作流程	操作步骤
操作过程	1. 核对、解释　核对病人的床号、姓名、腕带信息，确认病人身份，并向其解释操作目的、方法及配合事项 2. 体位摆放　嘱病人排空膀胱，协助其上妇科检查床，取膀胱截石位，脱去一侧裤腿，臀下铺一次性使用治疗巾 3. 会阴擦洗　护士戴手套，分开病人的大小阴唇，取碘伏棉球按顺序擦洗尿道口、阴道口及小阴唇 4. 阴道擦洗 (1) 润滑、暴露：嘱病人深吸气，将润滑好的窥阴器两叶合拢，沿阴道后壁插入阴道(图 10-5)，边推进边将两叶转正并逐渐张开(图 10-6)，充分暴露宫颈 (2) 擦洗：用长卵圆钳夹取碘伏棉球，依次擦净宫颈口、阴道穹窿部、阴道壁(图 10-7)。每次只夹取一个棉球，以防棉球遗留在阴道内。边擦洗边转动窥阴器，确保阴道壁各个侧面均被擦到。夹取干棉球擦净多余的消毒液。擦洗完毕，合拢窥阴器前后叶，沿阴道侧后壁缓慢取出，撤去治疗巾 5. 安置病人　再次核对病人的床号、姓名，协助病人离开检查床
操作后处理	1. 整理　整理检查床，用物分类进行消毒、处理 2. 洗手、记录 (1) 洗手：洗手、脱口罩 (2) 记录：核对医嘱、记录执行时间、签全名

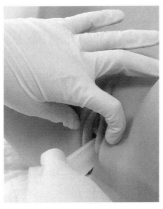

图 10-5　正确放置窥阴器

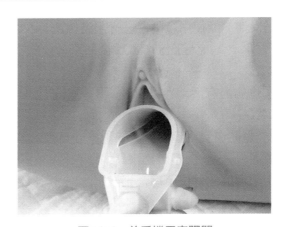

图 10-6　单手撑开窥阴器

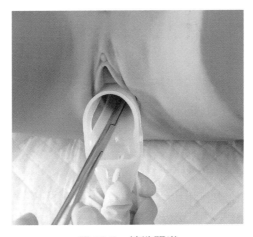

图 10-7　擦洗阴道

（二）护理与健康指导关键点

1. 关爱病人，动作轻柔，避免损伤阴道壁及宫颈组织，同时注意保护病人的隐私。

2. 一人一巾一钳，预防医源性感染。每次擦洗前后，护士需洗净双手。注意无菌操作，最后擦洗有感染可能的病人，避免交叉感染。

3. 擦拭过程中注意观察阴道分泌物的性状、颜色、气味，如有异常应及时报告医生。

4. **健康指导要点** 根据病人实际情况提供疾病的治疗信息，与病人讨论可利用的资源和支持系统，帮助病人了解目前的治疗和护理方案。

知识链接

阴道擦洗在剖宫产术前的应用

剖宫产是处理异常分娩、高危妊娠及抢救围生儿、孕产妇生命的一种有效手段。剖宫产的主要并发症为术后感染，引起术后感染的主要细菌来自阴道处。在剖宫产术前30min用碘伏擦洗，消毒产妇的穹窿宫颈与阴道壁，可降低产妇胎膜早破产褥感染发生率，改善机体炎症因子水平，使腹部切口感染发生率降低，提高产妇的生活质量。

四、反思与拓展

1. 阴道擦洗适用于所有的妇产科病人吗？

其实不是的，因病人情况而异。

（1）未婚女性不能使用窥阴器进行阴道擦洗，必要时可用导尿管进行阴道灌洗。

（2）月经期、产后、人工流产术后宫颈口未闭或有阴道出血的病人不宜进行阴道擦洗，以防引起逆行性感染。

（3）宫颈癌病人有活动性出血时，阴道擦洗有可能引起大出血，如确需该项操作应避免损伤癌灶，动作宜轻柔。

2. 不同类型阴道炎阴道分泌物的观察要点有哪些？

（1）**滴虫性阴道炎**：典型分泌物是稀薄脓性、黄绿色、泡沫状伴有臭味。

（2）**外阴阴道假丝酵母菌病**：分泌物增多，其特征是白色稠厚，呈凝乳或豆腐渣样。

（3）**萎缩性阴道炎**：分泌物稀薄，呈淡黄色，感染严重者呈血样脓性白带。

（4）**细菌性阴道炎**：分泌物呈灰白色，均匀一致，稀薄，黏度低，容易从阴道壁拭去，且伴有鱼腥味。

任务五　阴道灌洗

一、操作目的

阴道灌洗（vaginal douching）的目的是使宫颈和阴道保持清洁，避免子宫切除术中细菌或病原体通过阴道残端进入盆腔而引起感染。

二、护理评估

1. **健康史** 病人既往的健康史，如手术史、生育史、末次月经史及病人阴道分泌物的颜色、性状、气味等。案例二中高女士患有子宫多发性肌瘤，月经紊乱、月经量增多5个月余，无长期服用雌激素的用药史。

2. 身体状况　案例二中高女士的子宫不均匀地增大变硬,因长时间月经量过多导致继发性贫血,并伴有倦怠、虚弱等症状。

3. 心理 - 社会状况　案例二中高女士对子宫肌瘤疾病、手术方式及术后女性保健知识不了解,有恐惧、焦虑。

三、实施过程

(一)阴道灌洗操作流程

操作流程	操作步骤
操作准备	1. 环境　整洁、宽敞、光线适宜,关闭门窗,用床帘或屏风遮挡 2. 护士　着装整洁,洗手,戴口罩 3. 用物　一次性使用窥阴器,一次性使用妇科阴道冲洗器,输液架,弯盘,便盆,干纱布若干,一次性使用垫巾,灌洗溶液(量 500~1 000ml,温度 41~43℃),一次性使用手套
操作过程	1. 核对、解释　核对病人的床号、姓名、腕带信息,确认病人身份,并向其解释操作目的、方法及配合事项 2. 体位摆放　嘱病人排空膀胱,协助其上妇科检查床,取截石位,脱去一侧裤腿,暴露会阴,臀下垫一次性使用垫巾,放好便盆 3. 挂冲洗器　将装有灌洗液的一次性使用妇科阴道冲洗器挂于床边输液架上,高度为距床沿 60~70cm,排去管内空气 4. 阴道灌洗　戴一次性使用手套,用灌洗液冲洗外阴后,一手分开小阴唇,将冲洗器的灌洗头沿阴道纵侧壁的方向缓缓插入阴道达阴道后穹窿部。边冲洗边将灌洗头围绕子宫颈轻轻上下左右移动。若使用窥阴器暴露宫颈(图 10-8),冲洗时应不停地转动窥阴器,将整个阴道穹窿及阴道侧壁冲洗干净,当灌洗液剩 100ml 时,关上开关,用窥阴器者可轻轻下压窥阴器,使阴道内液体流出,然后拔出灌洗头,闭合窥阴器后轻轻退出,再冲洗一次外阴部,扶病人坐于便盆上,使阴道内残留的液体流出,用干纱布擦干外阴 5. 安置病人　协助病人整理衣裤,离开检查床
操作后处理	1. 整理　整理检查床,用物分类进行消毒、处理 2. 洗手、记录 (1)洗手:洗手、脱口罩 (2)记录:核对医嘱、记录执行时间、签全名

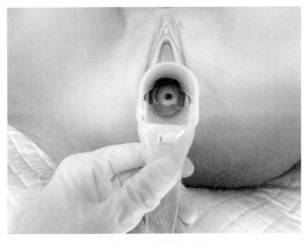

图 10-8　暴露宫颈

（二）护理与健康指导关键点

1. 冲洗器灌洗筒距床沿的距离不应超过 70cm，以免压力过大，使灌洗液或污物进入子宫腔或灌洗液与局部作用的时间不足。产后 10d 或妇产科手术 2 周后的病人，合并阴道分泌物浑浊且有臭味、阴道伤口愈合不良、黏膜感染坏死等，可行低位阴道灌洗，冲洗器灌洗筒的高度一般不超过床沿 30cm，以避免污物进入宫腔或损伤阴道残端伤口。

2. 灌洗液温度以 41~43℃ 为宜。温度过低，病人不舒适，温度过高，可能烫伤病人阴道黏膜。

3. 灌洗头插入不宜过深，其弯头应向上，灌洗过程动作要轻柔，避免刺激后穹窿引起不适或损伤局部组织引起出血。

4. **健康指导要点** 根据病人实际情况提供疾病的治疗信息，与病人讨论可利用的资源和支持系统，帮助病人了解目前的治疗和护理方案。

四、反思与拓展

1. 阴道灌洗溶液是固定不变的吗？

不是，阴道灌洗溶液应根据不同的灌洗目的进行选择。

（1）滴虫性阴道炎病人，用酸性溶液灌洗，如 1% 乳酸或 0.5% 醋酸溶液。

（2）外阴阴道假丝酵母菌病病人，用碱性溶液灌洗，如 2%~4% 碳酸氢钠溶液。

（3）非特异性阴道炎病人，用一般消毒液或生理盐水灌洗。

（4）术前病人可选用 250mg/L 的碘伏溶液、1∶5 000 高锰酸钾溶液等进行灌洗。

2. 阴道灌洗的禁忌证

（1）未婚女性可用导尿管进行阴道灌洗，不能使用窥阴器。

（2）月经期、产后或人工流产术后子宫颈口未闭或有阴道出血的病人不宜进行阴道灌洗，以防引起逆行性感染。

（3）宫颈癌病人有活动性出血者，为防止大出血禁止灌洗，可行外阴擦洗。

任务六 宫颈上药

一、操作目的

宫颈上药（cervical medication）是子宫手术的术前准备步骤之一，也可用于治疗宫颈炎。

二、护理评估

1. 健康史 病人既往的健康史，如手术史、生育史、末次月经史，以及有无阴道出血，宫颈光滑程度，有无糜烂、充血等。案例二中高女士患有子宫肌瘤，月经紊乱、月经量增多 5 个月余，无长期服用雌激素的用药史。

2. 身体状况 案例二中高女士的子宫不均匀地增大变硬，因长时间月经量过多导致继发性贫血，并伴有倦怠、虚弱等症状。宫颈光滑，无糜烂、充血。

3. 心理-社会状况 案例二中高女士对子宫肌瘤疾病、手术方式及术后女性保健知识不了解，有恐惧、焦虑。

三、实施过程

（一）宫颈上药操作流程

操作流程	操作步骤
操作准备	1.环境　整洁、宽敞、光线适宜，关闭门窗，用床帘或屏风遮挡 2.护士　着装整洁，洗手，戴口罩 3.用物　阴道擦洗用物、一次性使用窥阴器、消毒长棉签、消毒干棉球若干、药品、一次性使用垫巾、一次性使用手套
操作过程	1.核对、解释　核对病人的床号、姓名、腕带信息，确认病人身份，并向其解释操作目的、方法及配合事项 2.体位摆放　嘱病人排空膀胱，协助其上妇科检查床，取截石位，脱去一侧裤腿，暴露会阴，臀下铺一次性使用垫巾 3.暴露宫颈　戴一次性使用手套，一手分开小阴唇，另一手将润滑好的窥阴器两叶合拢，沿阴道后壁插入阴道，边推进边将两叶转正并逐渐张开，充分暴露宫颈 4.擦洗阴道壁　用长卵圆钳夹取碘伏棉球，依次擦净宫颈口、阴道穹窿部、阴道壁，再夹取干棉球擦干宫颈口、阴道穹窿部、阴道壁 5.上药　用长棉签蘸取药品，朝同一方向转动，将药品涂在宫颈上（图10-9），纵向取出长棉签及窥阴器 6.安置病人　协助病人穿好衣裤，离开检查床
操作后处理	1.整理　整理检查床，用物分类进行消毒、处理 2.洗手、记录 (1)洗手：洗手、脱口罩 (2)记录：核对医嘱、记录执行时间、签全名

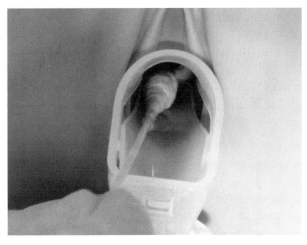

图 10-9　宫颈上药

（二）护理与健康指导关键点

1.关爱病人，操作时动作应轻柔，避免损伤阴道壁及宫颈组织，同时注意保护病人的隐私。

2.经期或子宫出血者不宜进行宫颈上药。

3. 上药前若阴道分泌物较多，应先擦净分泌物，以免影响药物吸收。上药时应使用窥阴器暴露全部宫颈。

4. 上药时，长棉签上的棉花必须捻紧，涂药时朝同一方向转动，避免棉花落入阴道难以取出。如果药物为粉剂，应均匀地涂抹在宫颈处，如是栓剂或片剂，应放置在宫颈下方阴道后穹窿处。

5. 健康指导要点

（1）向病人解释宫颈上药的目的、操作过程及配合要点。指导病人上药期间禁止性生活。宫颈上药后要卧床休息至少15min，最好是晚间临睡前上药，防止药物滑落影响疗效。

（2）针对病人知识缺乏、焦虑和恐惧等护理问题，对病人进行心理支持，增强病人的信心。向病人解释子宫全切术并不影响激素分泌，不会丧失女性特征，不影响性生活。

四、反思与拓展

1. 宫颈上药的方法是固定不变的吗？

不是，上药方法因病人病情和用物而异。除了可使用长棉签进行宫颈上药以外，还可以使用宫颈棉球上药，此种上药方法常用于子宫颈亚急性或急性炎症伴有出血、用抗生素或止血药治疗者。操作时用长镊子夹取有尾线的棉球浸蘸药液后，塞压至宫颈处，轻退窥阴器和长镊子，注意不要将棉球带出或移动位置，将线尾固定至病人阴阜处，嘱病人于放药12~24h后，轻牵尾线自行取出棉球。

2. 阴道上药的方法

（1）**阴道后穹窿塞药法**：多适用于片剂、丸剂或栓剂。指导病人于临睡前洗净双手或戴指套，用一手示指和中指夹取药品后向阴道后壁推进，直至示指或中指完全伸入，为保证药物疗效应静卧至少15min。

（2）**长棉签阴道上药法**：多适用于粉剂或液体。用窥阴器充分暴露宫颈，用长棉签蘸满药物后直接涂抹于阴道壁。

（3）**喷雾器上药法**：多适用于粉剂。用喷雾器喷射方式使药物粉末均匀散布于炎性组织表面上。

（4）**一次性使用妇科凝胶给药器上药法**：该给药器可帮助将凝胶、软膏、片剂、栓剂、粉剂的有效成分推送到阴道深处，适用于临床妇科阴道给药。使用前洗净双手，打开包装袋取出给药器，拉出推杆将药物装入一次性使用无菌凝胶给药器的套筒中，将给药器插入阴道深处，推动推杆将药物推送到给药部位后，抽出给药器即可。

【评价与转化】

1. 孕产妇、妇科疾病妇女及其家属的收获　理解护士告知的注意事项，并能配合操作。孕产妇学会胎动计数、卧位的选择、有效的应对疼痛的方法，顺利平稳地度过妊娠和分娩这一特殊生理阶段；妇科疾病妇女掌握女性生殖系统的相关保健知识、简易冲洗器使用方法以及阴道宫颈上药的操作步骤等。孕产妇、妇科疾病妇女及其家属对护理服务感到满意。

2. 学生的收获　按计划完成小组孕产妇及妇科疾病妇女护理技能任务，各项操作流程熟练规范，未出现任何护理差错，能正确做出护理诊断，采取适当措施，能够随时观察孕产妇及妇科疾病妇女的反应并鼓励其描述自己的感受，注重保护孕产妇及妇科疾病妇女的隐私，实施全面的护理。

3. 护理形式的发展　通过团队合作、反思与拓展，培养了学生的学习能力、管理能力和评判性思维能力，形成了团队合作的护理模式。

项目名称	孕产妇及妇科疾病妇女护理技能	
考核案例	田女士，36 岁，G₂P₁，因"停经 12 周，不规则阴道流血 7d"来医院就诊。病人 2 周前出现阵发性下腹部隐痛，能耐受，1 周前出现不规则阴道流血，量多少不定，有时可见水泡状物排出，早孕反应明显。体格检查：T 36.8℃，P 80 次 /min，R 22 次 /min，BP 120/80mmHg，下腹膨隆，宫底平脐，质软，未闻及胎心。妇科检查：外阴发育正常，阴道通畅，有暗红血液；宫颈正常大且光滑，后穹窿空虚；子宫如 5 个月妊娠大小，未触及胎体，饱满感，双附件未触及异常。尿 hCG > 62 万 U/L。B 超检查显示子宫内充满弥散状分布的落雪样光点和小囊样无回声区，未见妊娠囊，未见胎儿结构和胎心搏动征。门诊以"葡萄胎"收入院，入院后拟行清宫术，请做好术前准备	
步骤	工作过程	考核方法建议
收集资料	详细阅读案例，了解病人的病史和病情资料，评估病人的身心状况，提出护理诊断 / 问题	自我评价 互评评价 教师评价
计划与决策	1. 讨论分析案例 (1)分析主要护理诊断 / 问题 (2)提出护理要点 (3)制订护理工作方案 (4)任务及角色分配 2. 操作任务 阴道擦洗、阴道上药	自我评价 互评评价 教师评价
任务实施	根据任务和角色分配，合作完成操作任务	
评价	1. 任务完成效果评价（依据操作评价标准进行评价） 2. 针对任务完成效果进行反思	

ER 10-5

练习题

（王玲玲）

项目十一 │ 新生儿及婴幼儿护理技能

教学课件

思维导图

流程图及标准

学习目标

1. 掌握早产儿暖箱应用、新生儿光照护理、新生儿沐浴、婴儿抚触、婴儿尿布更换、婴儿奶瓶喂奶、婴儿口服喂药技能的操作流程、护理与健康指导关键点。

2. 熟悉早产儿暖箱应用、新生儿光照护理、新生儿沐浴、婴儿抚触、婴儿尿布更换、婴儿奶瓶喂奶、婴儿口服喂药技能的操作目的、护理评估。

3. 了解早产儿暖箱应用、新生儿光照护理、新生儿沐浴、婴儿抚触、婴儿尿布更换、婴儿奶瓶喂奶、婴儿口服喂药技能的反思与拓展、相关案例讨论。

4. 学会分析案例，提出问题，做出计划及决策。

5. 具备无菌观念、爱婴观念、慎独修养、评判性思维和良好的团队合作意识。

【导入情境】

案例一：张女士之女，第一胎第一产（G_1P_1），胎龄 34 周，剖宫产娩出，出生体重 1 900g，身长 43cm，生后全身皮肤青紫，哭声弱，呼吸浅，P 90 次/min，立即给予清理呼吸道，拍打足底，之后哭声响亮，皮肤转红，生后一分钟阿普加（Apgar）评分为 5 分，复苏后评分为 8 分。出生后 24h 内出现黄疸。体格检查：T 34℃，P 130 次/min，R 40 次/min。血清总胆红素 268μmol/L，未结合胆红素 254μmol/L，全身皮肤黄染，臀部皮肤完好，四肢活动度良好，精神可，吃奶稍差。遵医嘱给予配方奶 5~10ml，q3h，每日沐浴、抚触，及时更换尿布。遵医嘱给予蓝光照射、暖箱保暖。

案例二：男婴，8 个月大，因"发热、鼻塞、流涕 3d"来医院就诊。体格检查：T 38.9℃，P 152 次/min，R 54 次/min，咽部充血。血常规检查结果显示：WBC $15×10^9$/L，N $0.7×10^9$/L。患儿生后一直牛奶喂养，未添加辅食，近几天吃奶稍差。诊断为"急性上呼吸道感染"，遵医嘱给予对乙酰氨基酚 100mg 口服。

【问题】

1. 上述案例中涉及哪些新生儿及婴幼儿的护理技能？

2. 请对案例给予的各种信息进行分析，提出护理问题，并制订出小组护理工作计划。

3. 思考实践中如何灵活地、创造性地设计护理过程，使患儿及家属得到最佳身心护理？

【计划及决策】

1. 上述案例涉及新生儿及婴幼儿的护理技能 早产儿暖箱应用、新生儿光照护理、新生儿沐浴、婴儿抚触、婴儿尿布更换、婴儿奶瓶喂奶、婴儿口服喂药等。在操作过程中应注意小组协作完成。

2. 评估患儿情况 目前身心状况、医疗诊断、护理诊断/问题、体温、皮肤黏膜、脐部情况等。

（1）案例一中张女士之女的情况分析及护理要点

1）主要护理诊断/问题：①体温过低　与早产儿体温中枢发育不完善有关。②潜在并发症：胆红素脑病。③有感染的危险 与早产儿免疫功能发育不完善有关。④营养失调：低于机体需要量 与早产儿喂养困难有关。

2）护理要点：①遵医嘱置患儿于暖箱内，维持体温在正常范围，减少能量消耗。②为患儿戴眼罩，包尿布，进行光疗照射，观察体温、意识、吃奶、肌张力等，一旦出现反应低下、肌张力低下、吸吮力弱等胆红素脑病警告期的表现，应及时处理。③每日要对暖箱和蓝光箱消毒，严格无菌操作。④按需调整喂养方式，如少量多次喂养、间歇喂养等，保证摄入足够的奶量。

（2）案例二中患儿的情况分析及护理要点

1）主要护理诊断/问题：①体温过高 与上呼吸道感染有关。②舒适度减弱 与上呼吸道炎症导致的鼻塞、流涕有关。③营养失调：低于机体需要量 与发热消耗过多，食欲下降摄入减少有关。④潜在并发症：热性惊厥。

2）护理要点：①密切观察患儿体温情况，每4h测量一次体温，如为超高热或有热性惊厥史者应每1~2h测量一次体温，并随时注意有无新的症状或体征出现，以防惊厥发生。遵医嘱给患儿口服解热剂，注意多饮水，加强皮肤护理、口腔护理。②及时清除鼻腔及咽喉部的分泌物，保持鼻腔通畅，促进患儿舒适。③少量多次喂奶，保证营养的供给。

3. 合理设计工作方案 完成综合案例的护理是复杂的，应根据患儿的情况变化，灵活地、创造性地设计工作方案，及时调整护理计划并正确实施护理措施，客观评价护理效果，真正对患儿进行个性化优质护理。

4. 正确实施工作方案，规范完成下列七项工作任务。

任务一 早产儿暖箱应用

一、操作目的

早产儿暖箱应用（application of premature incubator）的目的是为出生体重在2 000g以下、新生儿硬肿症、体温不升的患儿及高危儿创造一个温度和湿度适宜的环境，以保持患儿体温恒定，提高早产儿的成活率。

二、护理评估

1. 健康史 评估患儿的胎龄、出生体重、日龄、喂养情况及出生时有无窒息。案例一中张女士之女患有新生儿病理性黄疸。

2. 身体状况 案例一中张女士之女全身皮肤黄染，臀部皮肤完好，四肢活动度良好，精神可，吃奶稍差，体温低。

3. 心理－社会状况 患儿父母焦虑，不理解暖箱的应用，但能配合。

三、实施过程

（一）早产儿暖箱应用操作流程

操作流程	操作步骤
操作准备	1. 环境 整洁、宽敞、光线适宜，室温调节至24~26℃，以减少辐射热的损失 2. 护士 着装整洁，洗手，戴口罩 3. 用物 早产儿暖箱（图11-1）、蒸馏水、体温表、纸尿裤、手足保护套

操作流程	操作步骤
操作过程	1. 核对、解释　核对患儿的床号、姓名、腕带信息,确认患儿身份,向患儿家长介绍应用暖箱的目的、操作过程以及操作过程中可能出现的不适,取得家长的理解和配合 2. 放置并检查暖箱　将暖箱置于阴凉、无对流风或取暖设备的地方,暖箱距暖气 150cm 以上,避免阳光直射,以免影响暖箱内温度的控制,接通电源,打开电源开关,检查暖箱性能是否良好 3. 铺床加水　铺好箱内婴儿床,往注水槽内加入蒸馏水至水位指示线 4. 调温度和湿度　根据患儿体重、日龄、体温等情况调节暖箱温度(图 11-2),预热约 2h,根据干湿度计读数,调整湿度控制旋钮,维持箱内湿度在 55%~65%(图 11-3) 5. 放入暖箱　为患儿测量体温、体重,穿好单衣,包裹尿布。当暖箱内温度和湿度达到设定值时,将患儿放入暖箱内(图 11-4),记录入箱时间、箱内温度和湿度、体温 6. 入箱后护理 (1)监测体温:在患儿体温未升至正常之前每 1h 测量体温 1 次,升至正常体温 6h 后改为每 4h 测量体温 1 次,根据体温调节箱温 (2)日常护理:每 2h 翻身 1 次,及时更换尿布,每日沐浴 7. 出暖箱　患儿达到出箱条件,沐浴后穿好衣服,抱出暖箱
操作后处理	1. 整理　分类处理用物,暖箱按规定进行消毒处理后备用 2. 洗手、记录 (1)洗手:洗手、脱口罩 (2)记录:出箱时间、患儿体温,签全名

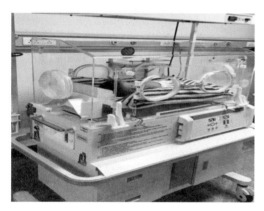

图 11-1　早产儿暖箱

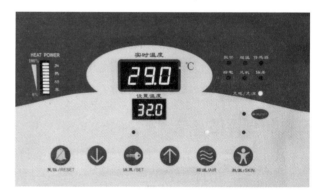

图 11-2　调节暖箱温度

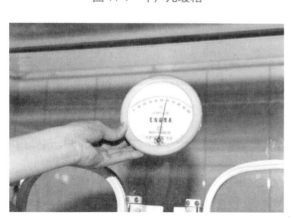

图 11-3　调节暖箱湿度

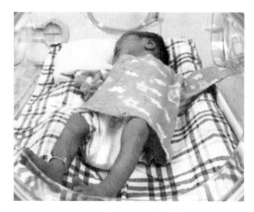

图 11-4　入暖箱

（二）护理与健康指导关键点

1. 严格执行查对制度，遵守无菌技术操作原则、标准预防原则。

2. 工作人员接触患儿前后或入箱操作、检查前必须洗手，防止交叉感染发生；尽量集中进行治疗和护理，避免频繁开启箱门，严禁骤升骤降暖箱温度，以免对患儿造成损伤。

ER 11-4

早产儿暖箱
应用

3. **暖箱的维护** 暖箱需每日消毒清洁，更换水槽内蒸馏水，机箱下的空气净化垫每月清洗 1 次，长期使用时应每周更换暖箱 1 次。

4. **监测体温** 患儿刚入箱时需每 1h 测体温 1 次，待体温恢复正常 6h 后改为每 4h 测体温 1 次。

5. **健康指导要点** 向家长讲解暖箱应用的意义，告知患儿家长暖箱应用时的注意事项，如不可擅自移动暖箱，不可随意调节暖箱的温度，若暖箱发出报警信号，应及时报告医生。

四、反思与拓展

1. 暖箱预热的温度是固定不变的吗？

不是，暖箱预热的温度是根据患儿体重及出生日龄而定的（表 11-1）。

表 11-1　不同出生体重和日龄的早产儿暖箱温度参考值

出生体重 /g	暖箱温度			
	35℃	34℃	33℃	32℃
1 000	出生 10d 内	10d 后	3 周后	5 周后
1 500		出生 10d 内	10d 后	4 周后
2 000		出生 2d 内	2d 后	3 周后
2 500			出生 2d 内	2d 后

2. 袋鼠式护理保暖 袋鼠式护理保暖又名"皮肤－皮肤"接触护理保暖，是将只穿尿不湿、头戴毛绒帽的新生儿放在产妇裸露的胸腹部进行皮肤接触的一种护理方式。对病情稳定的早产儿进行袋鼠式护理，可减少辐射散热和传导散热，有利于维持中性温度，即在这个环境温度中，皮肤的蒸发、散热量最低，新陈代谢也处于最低的状态，消耗最少，主观感觉最舒适。袋鼠式护理比传统暖箱更能降低早产儿低体温的发生率，还可降低低出生体重儿的患病率和病死率。

任务二　新生儿光照护理

一、操作目的

新生儿光照护理（neonate phototherapy care）的目的是应用光疗照射，使新生儿体内未结合胆红素转变成结合胆红素，随胆汁、尿液排出体外，从而降低血清胆红素的浓度。

二、护理评估

1. **健康史** 评估患儿的胎龄、出生体重、日龄、喂养情况及出生时有无窒息。案例一中张女士之女患有新生儿病理性黄疸。

2. **身体状况** 案例一中张女士之女全身皮肤黄染，臀部皮肤完好，四肢活动度良好，精神可，吃奶稍差，血清总胆红素 268μmol/L。

3. 心理－社会状况 患儿母亲张女士有焦虑和恐惧,担心患儿预后不良,能理解并配合护理操作。

三、实施过程

（一）新生儿光照护理操作流程

操作流程	操作步骤
操作准备	1. 环境　整洁、宽敞、光线适宜,室温调节至 24~26℃ 2. 护士　着装整洁,洗手,戴口罩,戴墨镜 3. 用物　光疗箱（图 11-5）、遮光眼罩、尿布一块、工作人员用的墨镜
操作过程	1. 核对、解释　核对患儿的床号、姓名、腕带信息,确认患儿身份,向家长介绍光照护理的目的、操作过程以及操作过程中可能出现的不适,使其能理解和配合 2. 加水预热　将光疗箱放置在干净、温度和湿度适宜、无阳光直射的地方,水槽内加蒸馏水至水位指示线,接通电源,检查灯管亮度,预热箱温至 30~32℃,相对湿度达 55%~65% 3. 清洁皮肤　患儿入箱前沐浴,禁忌在皮肤上涂粉类和油类制剂,剪短指甲,防止抓伤皮肤 4. 局部遮盖　患儿全身裸露,用尿布遮盖会阴部,佩戴遮光眼罩（图 11-6） 5. 入光疗箱　将患儿放入已预热好的光疗箱中,灯管距离患儿皮肤 33~50cm,开启蓝光灯,记录患儿入箱开始照射的时间 6. 入箱后护理 (1)均匀受光:广泛照射患儿身体（图 11-7）,若使用单面光疗箱应每 2h 更换体位 1 次 (2)监测体温:2~4h 测量体温 1 次,以体温为依据调节箱温,如体温超过 37.8℃ 或低于 35℃ 应暂时停止光疗,待体温恢复正常后再照射 (3)严密观察:观察患儿的精神反应、呼吸、心率、皮肤颜色和完整性、大小便情况,以及四肢肌张力有无变化及黄疸进展程度（图 11-8） (4)补充水分:按需喂奶,在 2 次喂奶之间喂水 7. 出光疗箱　当患儿血清总胆红素小于 171μmol/L 时可停止光疗,关闭电源开关,摘下遮光眼罩,抱出光疗箱 8. 安置患儿　为患儿穿好衣服,将患儿放入婴儿床
操作后处理	1. 整理　分类处理用物,光疗箱按规定进行消毒处理后备用 2. 洗手、记录 (1)洗手:洗手、脱口罩 (2)记录:出箱时间和灯管使用时间,签全名

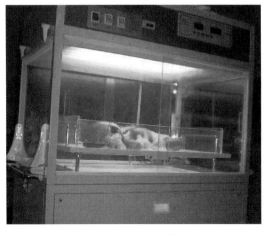

图 11-5　光疗箱

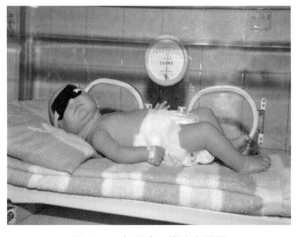

图 11-6　包尿布、戴遮光眼罩

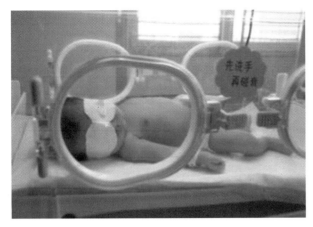

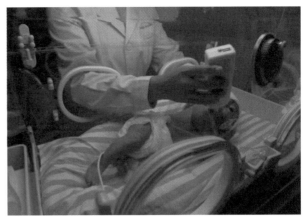

图 11-7　皮肤均匀受光　　　　　　　　　　图 11-8　监测黄疸变化

（二）护理与健康指导关键点

1. 严格执行查对制度，遵守无菌技术操作原则、标准预防原则。

2. 工作人员接触患儿前后或入箱操作、检查前必须洗手，防止交叉感染；保持患儿眼睛和会阴部处于遮盖状态，防止受损。患儿俯卧时要有专人巡视，以免口鼻受压影响呼吸。

3. 观察病情

（1）患儿每 2~4h 测量体温 1 次，如体温超过 37.8℃或低于 35℃应暂时停止光疗，待体温恢复正常后再照射。

（2）观察患儿的精神反应、生命体征及黄疸程度的变化；观察大小便颜色与性状；检查皮肤有无发红、干燥、皮疹；监测血清胆红素的变化，以判断疗效。

4. 健康指导要点　向患儿家长讲解光照护理的意义和注意事项，如不可擅自移动光疗箱，不可随意调节光疗箱温度，若光疗箱发出报警信号，应及时报告医生。

四、反思与拓展

1. 光照治疗是否只能用蓝色荧光照射呢？

不是，其实方法还有很多，可根据医院条件而定。

（1）一般以波长 425~475nm 的蓝色荧光最有效，绿光、日光灯或太阳光也有效。

（2）照射方法有单面光（160W）照射和双面光（320W）照射，双面光疗优于单面光疗。

2. 不同的蓝光箱光疗灯灯管的使用时限是否相同？

不同的蓝光箱光疗灯灯管的使用时限不同。

（1）普通蓝光灯灯管的使用时限为 1 000h。

（2）日光灯灯管的使用时限为 2 000h。

（3）LED 光疗灯灯管的使用时限为 5 000~50 000h。

任务三　新生儿沐浴

一、操作目的

新生儿沐浴（neonate bath）的目的是保持新生儿皮肤清洁，促进舒适；帮助新生儿活动肌肉和肢体，促进血液循环，增加皮肤的排泄和散热；观察全身及皮肤情况。

二、护理评估

1. 健康史 评估新生儿的胎龄、出生体重、日龄、喂养情况及出生时有无窒息。

2. 身体状况 案例一中张女士之女全身皮肤黄染，臀部皮肤完好，四肢活动度良好，精神可，吃奶稍差。

3. 心理-社会状况 新生儿父母角色适应良好，但对新生儿沐浴知识不了解，能理解并配合护理操作。

三、实施过程

（一）新生儿沐浴操作流程

操作流程	操作步骤
操作准备	1. 环境　整洁、宽敞、光线适宜、操作台清洁，关闭门窗，室温调节至 26~28℃ 2. 护士　着装整洁、洗手、戴口罩 3. 用物　治疗盘内放婴儿沐浴液、婴儿洗发液、婴儿爽身粉、浴巾 2 条、面巾 1 块、水温计、棉签，另备大毛巾 1 条、清洁衣裤、一次性尿布、婴儿包被，沐浴盆内盛温热水，水温以 38~42℃ 为宜
操作过程	1. 核对、解释　核对新生儿的床号、姓名、腕带信息，确认新生儿身份，向家长介绍沐浴的目的、操作过程以及操作过程中可能出现的不适，取得家长的配合 2. 脱衣　脱去衣裤，保留尿布，用大毛巾包裹全身 3. 试水温　用水温计（图 11-9）测试水温 4. 清洗 （1）清洗面部：护士抱起新生儿，以左前臂托住新生儿背部，左手托住头部，拇指和中指分别将新生儿双耳郭向前折叠以堵住外耳道口，防止水流入耳内，将新生儿躯干夹于左侧腋下。用面巾由内眦向外眦擦拭眼睛（图 11-10），然后按前额、面颊、鼻梁、口周顺序擦拭一侧面部，用面巾另一面同法擦拭另一侧面部，用棉签清洁鼻孔 （2）清洗头部：右手涂婴儿洗发液，洗头（图 11-11）、颈、耳后，然后用清水冲洗后用毛巾吸干 （3）清洗身体：盆底铺垫一块浴巾。解开大毛巾，撤去尿布，护士左手握住新生儿左肩及腋窝处使其头颈枕于护士手腕处，右手握住新生儿左腿靠近腹股沟处使其臀部位于护士手掌上（图 11-12），轻放于水中。保持左手握持，用右手按照"颈下、胸、腹、腋下、上肢、手、会阴、臀部、下肢、脚"的顺序涂抹婴儿浴液，边洗边冲净浴液 （4）清洗背部：将新生儿翻身，右手从新生儿前方握住新生儿左肩及腋窝处，使其头颈俯于护士右前臂上（图 11-13），左手抹婴儿浴液清洗后颈、背及臀部 （5）擦干、检查：按放入水中的方法抱出新生儿后将其放于操作台上，迅速用大毛巾包裹新生儿全身并吸干水分，检查全身各部位皮肤情况 5. 安置新生儿　垫上尿布，穿好清洁衣服，必要时修剪指甲
操作后处理	1. 整理　分类处理用物 2. 洗手、记录 （1）洗手：洗手、脱口罩 （2）记录：沐浴时间，签全名

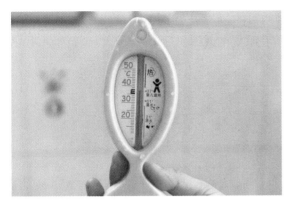

图 11-9　水温计

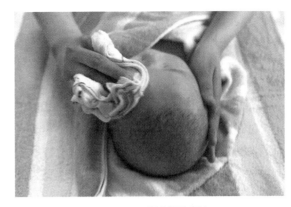

图 11-10　擦拭眼睛法

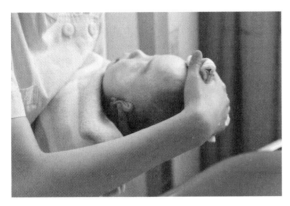

图 11-11　洗头法

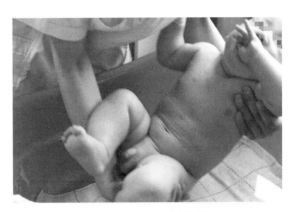

图 11-12　出、入浴盆握持法

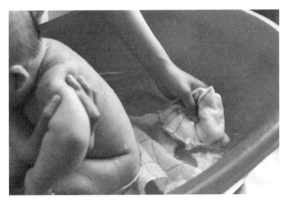

图 11-13　洗背时扶持法

新生儿沐浴

（二）护理与健康指导关键点

1. 严格执行查对制度，遵守标准预防原则。

2. 沐浴时动作轻快，时刻注意保护新生儿，握持新生儿的手法要准确，防止滑脱，清洗面部时禁用肥皂，避免水、浴液或爽身粉进入新生儿的眼、耳或被新生儿吸入呼吸道内，水温要合适，防止发生烫伤、受凉、摔伤等意外情况。

3. **对症处理**　口唇干裂者可涂甘油，脐部有渗出物可用 75% 酒精消毒，尿布性皮炎处可涂鱼肝油或氧化锌软膏，头顶部有皮脂结痂时不可用力清洗，不可用手去抠，可涂石蜡油浸润，次日轻轻梳去痂皮后再予清洗。

4. **观察**　观察新生儿全身皮肤情况，如发现异常及时报告医生。沐浴过程中注意观察新生儿的面色、呼吸，如有异常，立即停止沐浴，及时处理。

5. 健康指导要点 向新生儿家长解释新生儿沐浴的目的，鼓励家长主动参与，并教会其正确的沐浴方法，告知家长新生儿沐浴时的注意事项，如沐浴应在喂奶前或喂奶后 1h 进行，以免新生儿呕吐。

四、反思与拓展

1. 新生儿沐浴是在任何情况下都可以进行吗？

不是，出现以下情况，不能进行沐浴：

(1) 预防接种后当天不宜沐浴，以免针孔处发生感染。

(2) 皮肤有破损时不宜沐浴，以免伤口发生感染。

2. 如何做好新生儿沐浴的安全防护？

(1) 避免将新生儿独自留在浴盆中。

(2) 先放冷水、后放热水。

(3) 不要在关闭水龙头之前就把新生儿放入浴盆，水温可能会改变，水位也可能会过深。

(4) 保证浴室设施安全，避免操作者跌倒。

(5) 沐浴区禁止放置电器。

任务四 婴儿抚触

一、操作目的

婴儿抚触（infant touch）的目的是促进婴儿的体格和神经发育，改善睡眠，提高免疫力，加快食物的消化和吸收，减少婴儿哭闹，帮助父母与婴儿发展温暖而又亲切的亲子关系。

二、护理评估

1. 健康史 评估婴儿的胎龄、出生体重、日龄、喂养情况及出生时有无窒息。案例一中张女士之女患有新生儿病理性黄疸。

2. 身体状况 案例一中张女士之女全身皮肤黄染，臀部皮肤完好，四肢活动度良好，精神可，吃奶稍差。

3. 心理-社会状况 患儿父母焦虑，不理解抚触的作用，但能配合。

三、实施过程

（一）婴儿抚触操作流程

操作流程	操作步骤
操作准备	1. 环境 整洁、宽敞、光线适宜、操作台清洁、关闭门窗，室温调节至 26~28℃，播放舒缓的音乐 2. 护士 着装整洁、洗手、戴口罩 3. 用物 平整的操作台、润肤油、衣服及包被、一次性尿布
操作过程	1. 核对、解释 核对婴儿的床号、姓名、腕带信息，确认婴儿身份，向家长介绍抚触的目的、操作过程以及操作过程中可能出现的不适，使家长能积极配合操作 2. 解开衣被 将婴儿放于操作台上，解开包被和衣服 3. 抚触 (1) 倒润肤油：倒少量润肤油于手掌内，轻轻摩擦温暖双手后进行抚触，每个动作重复 4~6 次

操作流程	操作步骤
操作过程	(2)头面部抚触:①两拇指指腹从前额中央滑向两侧至发际。②两拇指从下颌中央向外上方滑动至耳前,使婴儿呈"微笑"状(图 11-14)。③一手轻托婴儿头部,另一手指腹从婴儿一侧前额发际抚向枕后,避开囟门,中指停在耳后乳突处轻压,换手,同法抚触另一侧 (3)胸部抚触:两手掌分别从胸部的外下方滑向对侧肩部,避开乳头,交替进行,在胸部形成一个大的交叉(图 11-15) (4)腹部抚触:按顺时针方向,用手指指尖在婴儿腹部从操作者的左向右按摩,避开脐部和膀胱(图 11-16) (5)四肢抚触:两手呈半圆形交替握住婴儿上臂并向腕部滑行,滑行中从近端向远端分段挤捏手臂(图 11-17);同法依次抚触婴儿的对侧上肢和双下肢(图 11-18) (6)手足抚触:两手拇指指腹从手掌心向手指方向推进,并从手指两侧轻轻提拉每个手指,同法抚触婴儿的小脚 (7)背部抚触:婴儿取俯卧位,两手掌分别于脊柱两侧由中央向两侧滑动,从背部上端开始逐渐下移至臀部(图 11-19) 4.安置婴儿 为婴儿穿衣,送回房间
操作后处理	1.整理 分类处理用物 2.洗手、记录 (1)洗手:洗手、脱口罩 (2)记录:抚触时间,签全名

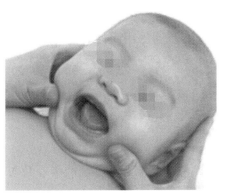

图 11-14 头面部抚触

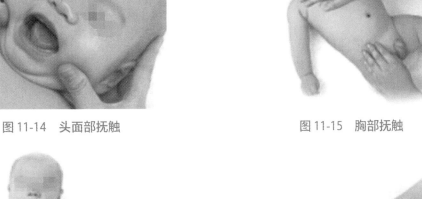

图 11-15 胸部抚触

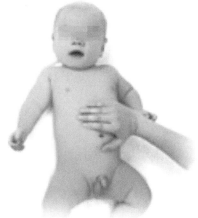

图 11-16 腹部抚触

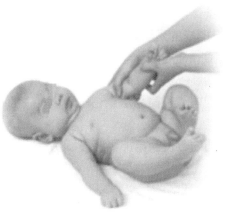

图 11-17 上肢抚触

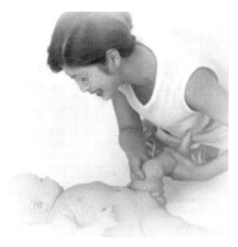

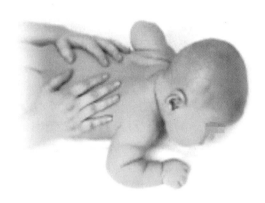

图 11-18　下肢抚触　　　　　　　　　　　　　　　图 11-19　背部抚触

（二）护理与健康指导关键点

1. 严格遵循查对制度,符合无菌技术原则、标准预防原则。

2. 开始抚触时动作应轻柔,逐渐增加抚触力度。

3. 抚触过程中应减少婴儿身体的暴露,注意保暖,防止受凉。

4. 每次抚触不一定要做整套动作,可以根据婴儿的情况选择进行各部位的抚触,如在喂奶时抚触婴儿的手掌和手指,在更换尿布后抚触婴儿的臀部和背部,在沐浴后抚触全身等。

5. **情感交流**　在抚触的过程中,应面带微笑,与婴儿进行语言和目光的交流,使婴儿愉悦。

6. **健康指导要点**　向患儿家长解释婴儿抚触的目的,鼓励家长主动参与,并教会其正确的婴儿抚触的方法,告知婴儿抚触的注意事项,如避免抱婴儿时因润滑油作用而使其滑脱,抚触不宜在喂奶后或饥饿时进行,最好以吃奶后 1h 或沐浴后为宜。

四、反思与拓展

1. 婴儿抚触是否在任何情况下都可以进行?

不是,婴儿出现以下情况,不能进行抚触。

(1) **啼哭**:应寻找原因,调整抚触部位,若婴儿再啼哭则停止抚触,待婴儿情绪好转时再进行,或完全停止。

(2) **睡觉**:抚触过程中如婴儿睡着了,应停止操作。

(3) **皮肤破溃**:皮肤有破溃时不应抚触,以免增加疼痛,但可抚触其他皮肤无破溃的部位。

(4) **身体不适**:发热、黄疸、腹泻等,应暂时停止抚触。

2. 已形成的系统规范的婴儿抚触方法

(1) **国际标准法(全身按摩法)**:婴儿全身裸露,室温 28~30℃,在安静、舒适、温馨的环境下按操作标准顺序从头面部、胸部、腹部、四肢、手足、背部抚触,力量由轻到重,并揉搓大肌肉群。

(2) **国内改良简易法**:在国际标准法的基础上对婴儿头部、腹部、背部、手腕与踝部进行改良按摩。

(3) **国内改良简易加经络按摩法**:即在国内改良简易法的基础上增加了中医经络中的脾经和肾经的按摩。

3. 婴儿抚触的意义　婴儿具有一种特殊的天生需要,即需要成人爱抚,这种现象称为皮肤饥渴。若不能满足这种需要,则会引起婴儿情绪抑郁、食欲缺乏、发育不良等神经、心理发育障碍;密切的身体接触可以促进情绪的调节及各种感觉的统一。有研究证实,长期、规律地抚触对婴儿的体格成长及消化系统、神经系统、免疫系统的发育都有很好的促进作用。抚触的优点：有助于增加婴儿体重，改变睡眠节律，提高应激能力；促进神经系统发育；增加婴儿的免疫力；提高母亲的良性反馈，促进母乳的增加，有助于母乳喂养。

任务五　婴儿尿布更换

一、操作目的

婴儿尿布更换（baby diaper change）的目的是保持婴儿臀部皮肤清洁、干燥和舒适，预防尿布性皮炎。

二、护理评估

1. 健康史　评估婴儿的胎龄、出生体重、日龄、喂养情况及出生时有无窒息。案例一中张女士之女患有新生儿病理性黄疸。

2. 身体状况　案例一中张女士之女全身皮肤黄染，臀部皮肤完好，四肢活动度良好，精神可，吃奶稍差。

3. 心理－社会状况　婴儿父母角色适应良好，但对新生儿更换尿布知识不了解，不能正确为新生儿更换尿布。

三、实施过程

（一）婴儿尿布更换操作流程

操作流程	操作步骤
操作准备	1. 环境　整洁、宽敞、光线适宜、操作台清洁，室内温度适宜（26~28℃），湿度55%~65%，避免对流风 2. 护士　着装整洁、洗手、戴口罩 3. 用物　大小适宜的尿布、尿布桶、湿纸巾、护臀霜或鞣酸软膏、平整的操作台，必要时备温水、小毛巾
操作过程	1. 核对、解释　核对婴儿的床号、姓名、腕带信息，确认婴儿身份，向家长介绍更换尿布的目的、操作过程以及操作过程中可能出现的不适，使其能积极配合 2. 解开衣被　解开包被，拉高婴儿上衣 3. 更换尿布 （1）打开污湿的尿布：一手握住婴儿的双脚轻轻提起，一手指夹于两脚之间（图11-20），露出臀部，一手用尿布清洁端从前向后轻轻擦拭会阴及臀部，再将尿布对折盖住污湿部分，垫于臀下 （2）清洗臀部：用湿纸巾从前向后擦净会阴及臀部，必要时用温水清洗，用毛巾将臀部水蘸干，涂护臀霜或鞣酸软膏 （3）取出污湿尿布：一手轻提婴儿双脚使臀部抬高，取出污湿尿布，将污湿部分卷折在内，放于尿布桶内 （4）更换清洁尿布：将清洁尿布的一端垫于腰骶部，放下双脚，再将尿布另一端从两腿间拉起覆盖在下腹部肚脐以下，粘贴，兜好尿布（图11-21），松紧适宜（图11-22），以免引起婴儿不适和大便外溢 4. 安置婴儿　拉平衣服，包好包被，放置安全

操作流程	操作步骤
操作后处理	1. 整理　分类处理用物 2. 洗手、记录 (1)洗手：洗手、脱口罩 (2)记录：尿及大便的颜色、性状、量、次数等，签全名

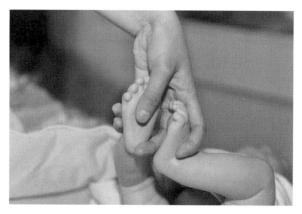

图 11-20　一手指夹于两脚之间

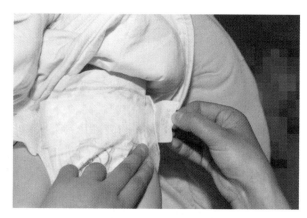

图 11-21　兜好尿布

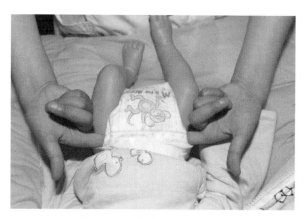

图 11-22　松紧可插入一指

（二）护理与健康指导关键点

1. 严格执行查对制度，遵守标准预防原则。

2. 操作时保证婴儿安全

（1）禁止将婴儿单独留在操作台上，防止婴儿坠落。

（2）注意保暖，避免暴露婴儿上半身，以免受凉。

（3）尿布包扎应松紧适宜，防止因包扎过紧而影响婴儿活动或包扎过松造成大便外溢。

3. 观察婴儿臀部皮肤的变化，若出现臀部皮肤发红等，应及时进行处理。

4. 健康指导要点　向婴儿家长解释更换尿布的目的，鼓励家长主动参与，并教会其正确更换尿布的方法，告知其更换尿布时的注意事项，如用湿纸巾从前向后擦洗会阴及臀部。

四、反思与拓展

1. 婴儿尿布更换的间隔时间是固定不变的吗？

更换尿布的间隔时间应根据婴儿的月龄、大小便的情况和有无消化泌尿系统疾病而定。

（1）0~3个月的婴儿：每24h要换5~8次纸尿裤或10余次尿布，需要经常查看。

（2）3个月以上的婴儿：①每次喂奶、洗澡、睡觉、睡醒、大便之后、外出之前查看。②婴儿哭闹、发呆、脸涨红之时查看。

2. 婴儿尿布更换过程中应注意的几个细节

（1）动作轻柔敏捷，臀部暴露时间不宜太长，最好能在3min内完成整个过程。

（2）应在喂奶前更换尿布，因刚喂完奶换尿布会引起呕吐。

（3）女婴如果尿布上有大便，擦拭臀部时，应由前往后，以免大便污染会阴部。

（4）男婴尿流方向向上，所以腹部宜垫厚一些，但不能超过脐部，以免尿液浸渍脐部；女婴尿往下流，尿布可在背部叠厚一些。

（5）尿布不要垫得太厚，太厚的尿布会使婴儿两腿分开太大，影响婴儿的活动和腿部的正常发育。

（6）每次更换尿布时应使用婴儿专用护臀霜，以预防尿布性皮炎。

（7）换尿布的同时，应仔细观察臀部和会阴部的皮肤有无发红、皮疹、水疱、糜烂或渗液等症状，一旦发现，应及时就诊。

3. 尿布性皮炎预防循证护理
国内学者对如何预防尿布性皮炎做出了最佳证据总结：①保持臀部皮肤清洁、干燥。②暴露疗法：每天固定时间暴露新生儿臀部30~60min/次，每日3次，注意保暖。③清洁手法：轻轻拍干或蘸干纸尿裤覆盖区域，避免过度摩擦。④建议新生儿每2h更换1次纸尿裤；腹泻时增加更换频率；使用特殊药物如利尿剂时，应1小时内更换。⑤每次换纸尿裤时不需要完全擦掉皮肤保护剂。⑥当干燥大便难以去除时，不要用力擦拭，可涂润肤油帮助去除。⑦建议新生儿使用含有婴儿油的水清洁臀部皮肤。⑧不建议使用含有防腐剂、香料的润肤品。⑨局部涂抹母乳对治疗尿布性皮炎有效。

任务六　婴儿奶瓶喂奶

一、操作目的

婴儿奶瓶喂奶（baby bottle feeding）的目的是满足有吸吮能力和吞咽能力婴儿的营养需要。

二、护理评估

1. 健康史　评估婴儿的胎龄、出生体重、日龄、喂养情况及出生时有无窒息。案例一中张女士之女患有新生儿黄疸。

2. 身体状况　案例一中张女士之女全身皮肤黄染，臀部皮肤完好，四肢活动度良好，精神可，吃奶稍差。

3. 心理–社会状况　婴儿父母角色适应良好，但对奶瓶喂奶知识不了解，不能正确为婴儿进行奶瓶喂奶。

三、实施过程

（一）操作流程

操作流程	操作步骤
操作准备	1. 环境　整洁、宽敞、光线适宜 2. 护士　着装整洁、洗手、戴口罩 3. 用物　已装牛奶的奶瓶、奶嘴、饭巾、托盘、镊子、记录单

操作流程	操作步骤
操作过程	1. 核对、解释　核对婴儿的床号、姓名、腕带信息，确认婴儿身份，向家长介绍奶瓶喂奶的目的、操作过程以及操作过程中可能出现的不适，使其能积极配合 2. 换尿布　更换清洁尿布 3. 喂奶 (1) 配制乳液：检查奶粉的质量，确保其在保质期内，质量合格，调好奶液 (2) 选择奶嘴：用镊子选择大小合适的奶嘴，套于瓶口 (3) 安置体位：抱起婴儿，围好围兜，护士坐在凳上，使婴儿头部枕于左臂上呈半卧位；不宜抱起者，应使婴儿取侧卧位，抬高其头部，以防溢奶呛入气管 (4) 测试奶温：护士右手将奶瓶倒转，滴 1~2 滴奶液于手背部或手臂内侧试温，以温热（40℃左右）不烫手为宜 (5) 喂奶：轻触婴儿一侧面颊，刺激其吸吮反射，使其含住奶嘴。倾斜奶瓶，使奶液充满整个奶嘴，喂奶（图 11-23） (6) 观察：随时观察婴儿的面色、呼吸等情况，及时擦拭嘴边溢出的奶液 (7) 拍背驱气：喂毕，将婴儿抱起，使其伏于护士肩上，轻拍其背部，使咽下的空气排出（图 11-24） 4. 安置婴儿　将婴儿放回床上，取右侧卧位
操作后处理	1. 整理　分类处理用物 2. 洗手、记录 (1) 洗手：洗手、脱口罩 (2) 记录：喂奶量、喂奶时间，签全名

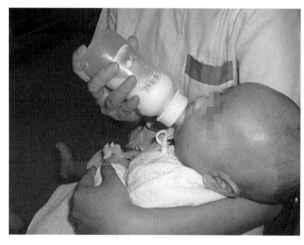

图 11-23　奶瓶喂奶

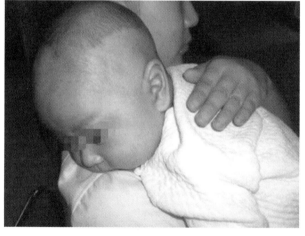

图 11-24　拍背驱气

（二）护理与健康指导关键点

1. 严格执行查对制度，遵守无菌技术操作原则、标准预防原则。

2. 保证喂奶成功

(1) **避免吸入空气**：哺喂时奶液要始终充满奶嘴，以免吸入过多的气体而引起腹胀或呕吐。

(2) **保证吸吮**：奶瓶颈不要压在婴儿唇上，以免妨碍吸吮。

(3) **更换奶嘴**：奶嘴孔堵塞时，应按无菌操作重新更换奶嘴。

3. 观察婴儿　在喂奶过程中，注意观察婴儿吸吮能力及进奶情况，如吸吮过急有呛咳时，应暂停喂奶，轻拍后背，稍休息后再喂。

4. 右侧卧位　喂饱后应竖靠在肩上,轻拍背部,睡眠时应取右侧卧位。

5. 健康指导要点　向婴儿家长解释奶瓶喂奶的目的,鼓励家长主动参与,并教会其正确使用奶瓶喂奶的方法,告知奶瓶喂奶时的注意事项,喂奶过程中,要和婴儿充分交流,创造良好的进食环境。

四、反思与拓展

1. 婴儿奶瓶喂奶时奶嘴的大小是固定的吗?如何选择?

不是固定的,选择大小合适的无菌奶嘴有以下技巧:

(1)1~3 个月小儿:可选用在奶瓶倒置时,乳液能一滴一滴地流出,两滴之间稍有间隔为宜。

(2)4~6 个月小儿:可选用在奶瓶倒置时,乳液能连续滴出。

(3)6 个月以上小儿:可选用在奶瓶倒置时,乳液呈线状流出。

2. 婴儿喂奶后的驱气方法有哪些?

(1)前倾驱气:婴儿坐在喂奶者膝上,用一手掌固定婴儿头颈部,稍微前倾,另一手掌轻轻拍背。

(2)俯趴驱气:婴儿俯趴于喂奶者肩上,轻柔地拍背。

(3)膝上驱气:较大的婴儿可趴在膝上,用一手扶住婴儿防止跌下,另一手拍背,直到打嗝为止。

3. 回应性喂养策略　回应性喂养是照护者在喂养过程中与婴幼儿进行互动,通过婴幼儿的动作、表情和声音,识别其饥饿饱足线索,及时回应需求的过程,是预防婴幼儿营养不良的重要干预手段。回应性喂养策略:①喂养者应保持心情愉悦,营造良好的氛围,喂养环境干净舒适,确保喂养过程不受干扰。②喂养姿势舒适,进餐时与婴儿有充分的交流和目光接触。③保持规律的进餐时间、进餐地点,增加婴儿的安全感。④塑造家庭健康饮食行为,鼓励幼儿自主进食,培养幼儿进餐兴趣。⑤以需求为指导,减少控制性喂养行为。

任务七　婴儿口服喂药

一、操作目的

婴儿口服喂药(baby oral medication)的目的是使药物经口服后被胃肠道吸收入血,通过血液循环到达局部或全身组织,以达到预防或治疗疾病的目的。

二、护理评估

1. 健康史　患儿有无呼吸系统疾病史,治疗情况、用药史、药物过敏史。案例二中患儿患有急性上呼吸道感染。

2. 身体状况　案例二中患儿发热、鼻塞、流涕 3d,咽部充血,体温 38.9℃。

3. 心理 - 社会状况　案例二中患儿父母焦虑,担心患儿预后不良,能理解和配合护理操作。

三、实施过程

(一)婴儿口服喂药操作流程

操作流程	操作步骤
操作准备	1. 环境　整洁、宽敞、光线适宜 2. 护士　着装整洁、洗手、戴口罩 3. 用物　发药车、药品、研钵、杵、药匙、药杯、量杯、服药卡、小毛巾、水壶内盛温开水,必要时备糖水

操作流程	操作步骤
操作过程	1. 核对、解释　核对患儿的床号、姓名、腕带信息,确认患儿身份,向家长介绍口服喂药的目的、操作过程以及操作过程中可能出现的不适,使其能积极配合 2. 备药 (1)查对药物:药物名称、剂量、浓度、有效期以及有无变质 (2)摆放药物:①将片剂放于研钵内捣成粉状,倒入药杯内,用少许温开水溶化;②用量杯取水剂药物;③用注射器抽取油剂药物 3. 安置体位　将小毛巾围于患儿颈部及前胸,抱起患儿,以左臂固定患儿双臂及头部,不宜抱起者将患儿头部抬高,取头侧位 4. 喂药 (1)抱起喂药:助手一手轻捏患儿双颊,使其张口(图11-25);用药匙盛药,顺口角放入口中舌上,缓慢倒入药液,药匙在患儿口中停留片刻,直至其咽下药物,然后喂少许温开水(图11-26) (2)卧位喂药:左手固定患儿前额并轻捏其双颊,使其张口(图11-27);右手持药杯从患儿口角顺口颊方向慢慢倒入,待其咽下后移开药杯,然后喂少许温开水(图11-28) 5. 安置患儿　擦净口角药液,置患儿于右侧卧位,或平卧头偏向一侧
操作后处理	1. 整理　分类处理用物 2. 洗手、记录 (1)洗手:洗手、脱口罩 (2)记录:服药时间,签全名

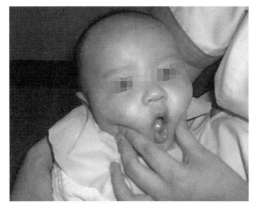

图 11-25　轻捏双颊法

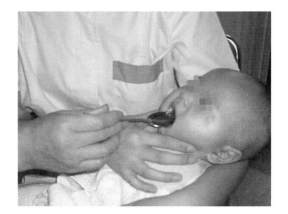

图 11-26　抱起喂药法

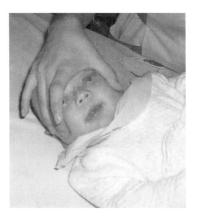

图 11-27　卧位轻捏双颊法

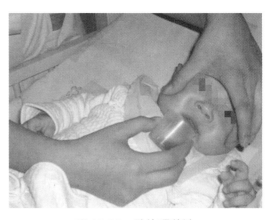

图 11-28　卧位喂药法

（二）护理与健康指导关键点

1. 严格执行查对制度，遵守无菌技术操作原则、标准预防原则。

2. 喂药过程中要保证患儿安全，卧位喂药后取右侧卧位，防止呛咳、误吸，患儿哭闹拒绝服药时，严禁捏鼻强服，可用拇指与示指轻轻捏住双颊，使之吞咽后再松手。

3. **观察患儿** 患儿在喂药中若出现呛咳、恶心，应暂停喂药，轻拍其背部或转移其注意力，待好转后再喂。

4. **健康指导要点** 向患儿家长解释口服喂药的目的，鼓励家长主动参与，并教会其正确喂药的方法，告知口服喂药时的注意事项。

四、反思与拓展

1. **所有药物的给药方法是固定不变的吗？**

并不是固定不变的，应按药物的性质和患儿的具体情况而定。

（1）服止咳药后不宜立即饮水，以免稀释药液，降低其疗效，若需同时服用其他药物则应将止咳药放在最后服用。

（2）油剂药物应用滴管直接滴到舌面上，以保证用量。

（3）可能损伤牙质的酸性药液或铁剂溶液宜加水冲淡后用吸管吸入，服后应再漱口。

（4）健胃药应在饭前服用，对胃黏膜有刺激的药物应在饭后服用。

（5）服磺胺类药物后要多饮水，以免尿液中出现结晶。

2. **婴儿口服喂药做到10个"不要"。**

（1）不要捏鼻子喂药。

（2）不要在打骂下喂药。

（3）不要在饭后立即喂药。

（4）不要用开水化药。

（5）不要用蜂蜜水喂药。

（6）不要在夜间喂药。

（7）不要将药物和牛奶混在一起喂。

（8）不要用过多的水喂药。

（9）不要用大勺子喂药。

（10）不要喂成人吃的药。

3. **乳头保护罩递送系统** 乳头保护罩递送系统是一种母乳式婴儿喂药器，将乳头保护罩戴在母亲乳头上，婴儿可以隔着乳头保护罩吸吮母乳，药液随负压从药液导管进入婴儿口中与母乳一起被咽下。可以在婴儿母乳喂养期间将多种药物以母乳为载体对婴儿给药，减少了婴儿的抗拒和药液的浪费，使喂药更方便，给母乳喂养期内的婴儿提供了一种优良的喂药方法。

【评价与转化】

1. **患儿及家长的收获** 患儿舒适、安全，无并发症和意外伤害。患儿家长能知晓护士告知的注意事项，学会婴儿日常护理操作，能促进患儿身心健康，家长感到满意。

2. **学生的收获** 按计划完成了小组的新生儿及婴幼儿护理技能任务，各项操作流程熟练规范，准确，安全有效，未出现任何护理差错，达到预期目的。能对患儿进行正确的评估，能及时发现患儿的护理诊断/问题，采取适当措施，实施整体护理。根据患儿情况变化，灵活地、创造性地设计护理方案，并及时调整。

3. **护理形式的发展** 通过团队合作、反思与拓展，培养了学生的学习能力、管理能力，有利于评判性思维的训练和应变能力的培养，从而形成团队合作的护理模式。

【项目考核】

项目名称	新生儿及婴幼儿护理技能	
考核案例	杨女士之女，第一胎第一产（G_1P_1），胎龄 35 周，顺产，生后无窒息，出生体重 2 500g，生后母乳喂养。生后第 1 天发现皮肤发黄，精神萎靡，吃奶差，收入新生儿病房。体格检查：T 36℃，P 135 次 /min，R 45 次 /min，精神差，面色、躯干皮肤黄染，无其他异常。血清总胆红素 278μmol/L，诊断为新生儿病理性黄疸。经暖箱保暖、蓝光照射、药物治疗 7d 后，患儿皮肤黄染消退，精神好、吃奶好，血清总胆红素 50μmol/L，出院。	
步骤	工作过程	考核方法建议
收集资料	详细阅读案例，了解患儿病史和病情资料，评估患儿身心状况，提出护理诊断 / 问题	自我评价 互相评价 教师评价
计划与决策	1. 讨论分析情境 （1）分析主要护理诊断 / 问题 （2）提出护理要点 （3）制订护理工作方案 （4）任务及角色分配 2. 操作任务　新生儿光照护理、新生儿暖箱应用、新生儿沐浴、婴儿抚触、婴儿尿布更换、婴儿奶瓶喂奶、婴儿口服喂药	
任务实施	根据任务和角色分配，合作完成操作任务	
评价	1. 任务完成效果评价（依据操作评价标准进行评价） 2. 针对任务完成效果进行反思	

ER 11-6

练习题

（张琪然）

项目十二 | 老年人护理技能

教学课件

思维导图

流程图及标准

学习目标

1. 掌握更换纸尿裤、协助如厕、助行器使用、老年人能力评估的操作流程、护理与健康指导关键点。

2. 熟悉更换纸尿裤、协助如厕、助行器使用、老年人能力评估的操作目的、护理评估。

3. 了解更换纸尿裤、协助如厕、助行器使用、老年人能力评估的反思与拓展、相关案例讨论。

4. 学会分析案例，提出问题，做出计划及决策。

5. 具备尊老、敬老、爱老、孝老的传统美德，高度的责任心，以及安全意识。

【导入情境】

案例一：张奶奶，82 岁，因"头痛、头晕 3d"来医院就诊。3d 前病人自觉头痛、头晕，休息后未缓解，家人带其来医院就诊。体格检查：T 36.5℃，P 71 次 /min，R 16 次 /min，BP 170/110mmHg，病人有阿尔茨海默病病史 8 年，目前精神和行为异常，逻辑思维、综合分析能力减退，不认识子女和护理人员，能下床活动，排便无意识，但排泄后会呼叫，门诊以"原发性高血压、阿尔茨海默病"收入老年病科。护理人员在对张奶奶进行入院评估时发现其纸尿裤已浸湿，予以更换。

案例二：王爷爷，76 岁，因"晨起跌倒不能自行起身 2h"被家人紧急送往医院就诊。病人有高血压病史 30 年，冠心病病史 20 年。体格检查：T 37.3℃，P 78 次 /min，R 20 次 /min，BP 160/100mmHg。病人意识清醒，口角歪斜，言语不清，左侧上下肢瘫痪。门诊以"脑血管病"收入老年病科。经溶栓治疗后左侧上下肢瘫痪改善不明显，左上肢肌力 3 级，左下肢肌力 4 级，右侧肢体功能正常，焦虑。护理人员对王爷爷进行能力评估，指导其使用助行器，并协助王爷爷如厕。

【问题】

1. 上述案例中涉及哪些老年人护理技能？

2. 请对案例给予的各种信息进行分析，提出护理问题，并制订小组护理计划。

3. 护理实践中如何创造性地设计护理工作过程？应做好哪些健康宣教？怎样才能使老年人得到最佳的身心护理？

【计划及决策】

1. 上述案例涉及的老年人护理技能 老年人能力评估、更换纸尿裤、协助如厕、助行器训练。在操作过程中应注意以老年人为中心，客观真实地进行能力评估，并高质量地完成相关操作。

2. 评估老年人情况 病情、身心状况、自理能力、医疗诊断、护理诊断/问题、肌力情况、皮肤情况等。

(1)案例一中张奶奶的情况分析及护理要点

1）主要护理诊断/问题：①混合性尿失禁 与阿尔茨海默病所致神经损伤有关。②记忆功能障碍 与阿尔茨海默病造成的大脑损伤有关。③如厕自理缺陷 与认知、感知受损有关。④有皮肤完整性受损的危险 与排便无意识，不能及时更换或长期使用纸尿裤有关。

2）护理要点：①老年人出现尿失禁，可留置尿管或使用纸尿裤，使用纸尿裤期间应定时观察纸尿裤有无被尿液浸湿，浸湿后应及时清洗皮肤，更换纸尿裤，保持会阴部皮肤清洁干燥，防止发生压力性损伤。②老年人记忆力减退，不认识子女和护理人员，应加强记忆力的康复训练，关心安慰老年人。③严密监测老年人的生命体征及行为精神状况，保证病人安全，防止发生跌倒、烫伤、走失和自伤等事件。④协助老年人如厕或及时更换纸尿裤。

(2)案例二中王爷爷的情况分析及护理要点

1）主要护理诊断/问题：①躯体移动障碍 与肢体偏瘫、肌力下降有关。②语言沟通障碍 与大脑语言中枢受损有关。③如厕自理缺陷 与肢体偏瘫有关。④焦虑 与突发的临床表现、身体功能障碍有关。

2）护理要点：①与康复师共同为老年人制订并实施肢体和语言康复计划，促进其肌力和语言沟通能力的恢复。②指导老年人进行如厕训练和使用助行器，提高老年人的自理能力。③为老年人进行疾病相关知识宣教，让老年人对疾病有全面的了解，注意疏导老年人的情绪，在护理过程中多沟通，做好心理指导。

3. 合理设计工作方案 完成综合案例的护理是复杂的，应根据老年人的情况变化，灵活地、创造性地设计工作方案，及时调整护理计划并正确实施，客观评价护理效果，真正对老年人进行个性化优质护理。

4. 正确实施工作方案，规范完成下列四项工作任务。

任务一 更换纸尿裤

一、操作目的

更换纸尿裤（change the paper diaper）的目的是保持老年人会阴部清洁、干燥，避免因大小便失禁引起感染和压力性损伤。

二、护理评估

1. 健康史 老年人病情、意识、体重、管道留置情况。案例一中张奶奶患原发性高血压及阿尔茨海默病。

2. 身体状况 躯体活动能力、自理能力、肢体肌力、合作程度。案例一中张奶奶精神和行为异常，逻辑思维、综合分析能力减退，不认识子女和护理人员，能下床活动，排便无意识，但排泄后会呼叫。

3. 心理-社会状况 了解老年人有无紧张、焦虑情绪，了解老年人对疾病的认知程度，了解家属对疾病的认识和心理反应，对老年人的关心和支持程度。

三、实施过程

（一）更换纸尿裤操作流程

操作流程	操作步骤
操作准备	1. 环境　整洁、宽敞、光线充足，温度和湿度适宜，关闭门窗，用床帘或屏风遮挡 2. 护士　着装整洁、洗手、戴口罩 3. 用物　纸尿裤、纸巾、水盆、毛巾、温水（38~40℃）、洗手液
操作过程	1. 核对、解释　核对老年人的床号、姓名、腕带信息，向老年人或家属解释更换纸尿裤的目的，取得老年人的配合，介绍更换纸尿裤的方法及配合事项 2. 脱污纸尿裤　放下近侧床挡，协助老年人取平卧位并脱下裤子，揭开污染纸尿裤的粘扣，展开两翼，污染面向内卷至老年人身体两侧（图12-1），将前片污染面向内折叠于老年人臀下 3. 清洁皮肤　观察会阴部及臀部的皮肤情况，水盆内倒入少许温水，用水温计测试水温（38~40℃为宜），将专用毛巾沾湿、拧干，以不滴水为宜，手套样包裹于右手上，按照"自上向下、自前向后"的顺序轻轻擦净会阴部（图12-2），再用干毛巾擦干，协助老年人向近侧侧卧，由外向内环形擦净臀部，用干毛巾擦干，将污染的纸尿裤污染面向内卷起（图12-3），撤出，放入污物桶内 4. 穿清洁纸尿裤　将清洁的纸尿裤铺于老年人臀下（图12-4），协助老年人取平卧位，拉平纸尿裤两翼，从两腿间向前向上兜起纸尿裤前端，整理大腿内侧边缘，将前片覆盖在腹部，两翼与前片粘贴、固定（图12-5），将腹股沟两侧防侧漏边缘翻出，整理平整（图12-6），检查，保证纸尿裤松紧度适宜，协助老年人穿好裤子
操作后处理	1. 整理　整理床单位，拉起床挡，开窗通风，用物进行分类处理 2. 洗手、记录 （1）洗手：洗手、脱口罩 （2）记录：老年人姓名、更换纸尿裤时间、臀部及会阴部情况、排泄物情况等，签全名。

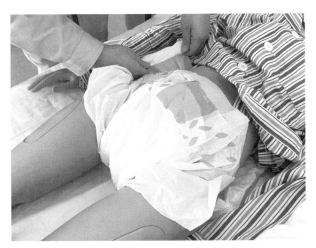

图 12-1　折叠纸尿裤

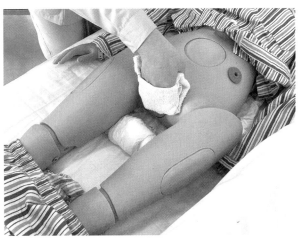

图 12-2　会阴部擦拭

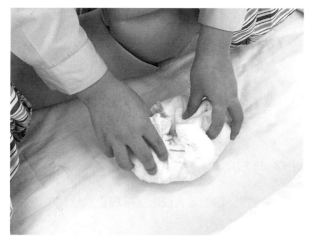

图 12-3　卷污纸尿裤

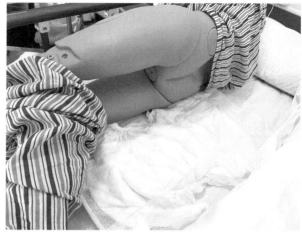

图 12-4　铺清洁纸尿裤

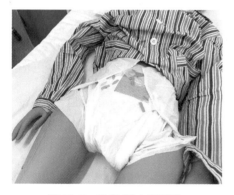

图 12-5　粘贴固定纸尿裤

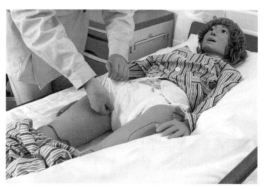

图 12-6　整理纸尿裤

更换纸尿裤

（二）护理与健康指导关键点

1. 根据老年人体型选择型号合适的纸尿裤。

2. 更换纸尿裤时注意观察皮肤情况，保持局部皮肤清洁干燥，避免压力性损伤等并发症发生。擦洗水温以 38~40℃ 为宜。观察排泄物的性状、量、颜色、气味，如有异常及时报告医生进行处理。

3. 操作时动作应轻柔，不可拖、拉、拽，以免引起不适和皮肤损伤。更换纸尿裤时，将纸尿裤大腿内、外侧的纸尿裤边缘展平，防止侧漏。

4. 给患有传染性疾病的老年人更换纸尿裤时，根据疾病特点做好隔离措施，换下的纸尿裤及其他用物，按照传染病病人终末消毒处理原则进行处理。

5. 关注老年人的心理状况，注意保护老年人的隐私，随时与老年人沟通，及时发现问题并处理。

6. **健康指导要点**　指导老年人进行盆底肌功能锻炼、膀胱功能训练，以促进排尿功能的恢复。向老年人及家属讲解多饮水的重要性和更换纸尿裤的意义，如病情允许，鼓励老年人及家属主动参与，并教会家属正确更换纸尿裤的方法，告知家属更换时的注意事项。

四、反思与拓展

1. 老年人出现尿失禁时必须使用纸尿裤吗？

不是必须使用纸尿裤，其他方法还有很多，因老年人情况而异。

（1）对于意识清醒、能配合的老年人，可根据其排尿的特点及时给予便器，如女性老年人可用女式尿壶紧贴外阴接取尿液，男性老年人可用尿壶或阴茎套连接集尿袋接取尿液。也可使用一次性尿垫或尿布。同时要注意进行膀胱功能和盆底肌功能的训练，重建正常的排尿功能。

（2）对于意识不清醒、不能配合，又需要严密观察尿量的老年人，可行留置导尿。

2. 尿失禁老年人重建正常排尿功能的锻炼方法

（1）**膀胱功能训练**：观察排尿反应，合理安排排尿时间表，定时使用便器，建立规律的排尿习惯。开始时白天每隔 1~2h 使用便器 1 次，夜间每隔 4h 使用便器 1 次，以后间隔时间逐渐延长，如此持续训练以促进排尿功能的恢复。使用便器时，可用手按摩膀胱，以促进排尿。

（2）**盆底肌功能训练**：指导老年人进行盆底肌功能训练，以增强控制排尿的能力。具体方法是：指导老年人取立、坐或卧位，试做排尿（排便）动作，先慢慢收紧盆底肌肉，再缓缓放松，每次 10s 左右，连续 10 次，每日进行数次，以不觉疲乏为宜。

任务二　协助如厕

一、操作目的

协助如厕（assistance with toileting）的目的是为因疾病等原因不能自行排便的老年人提供如厕帮助，满足其排便的需要。

二、护理评估

1. 健康史　老年人病情、意识、体重、身体管道留置情况。案例二中王爷爷患冠心病、高血压病、脑卒中，右侧肢体偏瘫。

2. 身体状况　老年人躯体活动能力、自理能力、肢体肌力、合作程度。案例二中王爷爷因肢体偏瘫，功能受损，不能正常如厕。

3. 心理 – 社会状况　案例二中王爷爷因刚入住，环境陌生，对疾病缺乏认识，出现焦虑等症状。

三、实施过程

（一）协助如厕操作流程

操作流程	操作步骤
操作准备	1. 环境　整洁、宽敞、光线适宜，关闭门窗，用床帘或屏风遮挡 2. 护士　着装整洁、洗手、戴口罩 3. 用物 （1）卫生间如厕（床边如厕）：坐便器及扶手设施、床边坐便椅、卫生纸、洗手液、屏风或床帘，必要时备水盆、毛巾 （2）床上使用便器：便器、尿壶、一次性护理垫、卫生纸、洗手液、屏风或床帘，必要时备水盆、毛巾
操作过程	1. 核对、解释　核对老年人的床号、姓名、腕带信息，根据老年人身体状况选择合适的如厕方法，介绍配合事项 2. 卫生间如厕　适用于可下床活动但行动不便的老年人如厕 （1）入卫生间：使用轮椅推行或搀扶老年人进入卫生间，协助其转身面向护士，指导老年人双手扶稳坐便器旁扶手 （2）脱裤：护士一手搂抱老年人腋下或腰部，另一手协助老年人或老年人自己脱下裤子 （3）排便：护士双手环抱老年人腋下或腰部，协助老年人缓慢坐于坐便器上，双手扶稳扶手进行排便。排便毕，护士协助其身体前倾，护士协助或老年人自己用卫生纸擦净肛门，护士协助老年人起身或老年人自己借助卫生间扶手支撑身体起身，穿好裤子

操作流程	操作步骤
操作过程	（4）离开卫生间：冲便器后离开卫生间 3. 床旁使用坐便椅排便　适用于能坐但行走不便的老年人如厕 （1）下床转身：协助老年人下床，靠近坐便椅，协助其转身面向护士 （2）~（3）同卫生间如厕步骤（2）~（3） （4）指导并协助老年人上床或坐在座椅上，确保老年人安全 （5）清洁便器：倾倒污物，清洗消毒便盆，晾干后备用 （6）开窗通风 4. 床上使用便器　适用于卧床的老年人 （1）安置卧位：协助老年人取平卧位，轻轻掀开下半身盖被放于护士的对侧 （2）脱裤屈膝：脱裤子至膝部，嘱老年人两腿屈膝，肢体活动障碍者用软枕垫于膝下 （3）铺垫：铺一次性护理垫于老年人腰及臀下 （4）放便盆：一手托起老年人臀部，抬高 20~30cm，另一手将便盆放置于老年人臀下，开口向足部（图 12-7）；对于臀部不能抬起的老年人，协助老年人取侧卧位，腰部放软枕，将便盆紧贴臀部放好（图 12-8），再协助老年人平卧，调整便盆位置 （5）防止尿液飞溅：在女性老年人会阴部盖上卫生纸，在男性老年人两腿间放尿壶，膝盖并拢，盖好被子 （6）排便：嘱老年人耐心排便，不可过于用力，护士站在床帘或屏风外等候，随时观察询问老年人情况 （7）取出便盆：排便毕，嘱老年人双腿用力，将臀部抬起，一手抬起老年人腰骶部，另一手取出便盆；对于臀部不能抬起的老年人，可一手扶住便盆，另一手协助老年人侧卧，取出便盆 （8）擦净肛门：按照从前至后的方向为老年人或者老年人自己擦净肛门，必要时用温水清洗肛门，擦干，协助老年人穿好裤子，撤下一次性护理垫，盖好被子 （9）清洁便器：倾倒污物，清洗消毒便盆，晾干备用 （10）开窗通风
操作后处理	1. 整理　整理床单位，分类处理用物 2. 洗手、记录 （1）洗手：洗手、脱口罩 （2）记录：老年人姓名，大便的颜色、性状及量等，签全名。

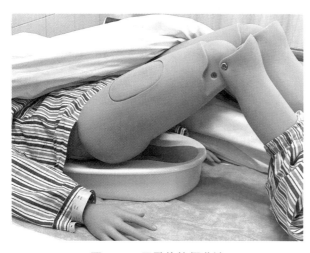

图 12-7　平卧位放便盆法

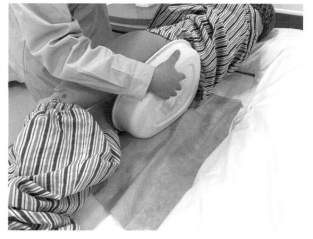

图 12-8　侧卧位放便盆法

ER 12-5
协助如厕

（二）护理与健康指导关键点

1. 保持卫生间地面整洁，无水渍，坐便器旁安装扶手，方便老年人坐立，防止老年人滑倒。

2. 使用便盆前检查便盆是否洁净完好。卫生纸应放在老年人伸手可以拿取的位置。为防止老年人排尿时污染盖被，可在会阴部覆盖卫生纸或一次性护理垫。

3. 避免长时间暴露老年人的身体，防止老年人受凉。为老年人放置便盆时应抬起老年人的臀部，防止损伤老年人的皮肤。便盆用后要及时倾倒并清洗、消毒，避免污渍附着。

4. **健康指导要点**　指导老年人合理分配饮水时间，晚上尽量少喝水，减少起夜，以免影响睡眠。下床时，应穿防滑鞋，穿合适的衣裤，房间地面不要有障碍物，由护士协助至卫生间，防止跌倒。使用便器时，避免拖、拉便盆，如老年人感觉局部疼痛，应及时通知护士进行查看，防止损伤老年人骶尾部皮肤。

四、反思与拓展

1. 老年人如厕的方式是固定不变的吗？

不是的，老年人如厕方式应根据老年人的自理能力、疾病及个人排便习惯进行选择，如床上使用便器、床边使用坐便椅、卫生间使用坐便器等。

2. 老年人便秘的预防措施有哪些？常用的简易通便剂有哪些？

（1）**便秘的预防措施**

1）向老年人介绍便秘产生的原因和防治措施，消除老年人的紧张情绪和思想顾虑。

2）养成定时排便的习惯，指导老年人选择适宜的排便时间，以早餐后最佳，不随意使用缓泻剂或灌肠等方法。

3）提供隐蔽的环境、充裕的排便时间及舒适的排便姿势。老年人因病情不允许到卫生间排便时，应用床帘或屏风遮挡，取坐位或床头抬高45°，有利于排便。

4）多食富含纤维素的食物，如蔬菜、水果、粗粮等，每日饮水量不少于1 500ml，摄入适量花生、核桃等油脂类食物。

5）根据自身健康状况进行适当运动，如选择散步、打太极拳、练习八段锦等较缓和的运动，指导卧床老年人进行床上活动。

6）用示指、中指和无名指按顺时针方向环状按摩腹部，刺激肠蠕动，以促进排便。

（2）常用的简易通便剂包括开塞露、甘油栓、肥皂栓等，通过软化粪便、润滑肠壁、刺激肠蠕动来促进排便。

任务三　助行器使用

一、操作目的

助行器（walking aid）使用的目的是：辅助身体有残障或因疾病及高龄行动不便的老年人活动；帮助老年人保持身体平衡，减少下肢承重，缓解疼痛，辅助行走，改善老年人日常生活活动功能及减少对他人的需要和依赖。常用的助行器有手杖、拐杖、步行器三种（图12-9）。

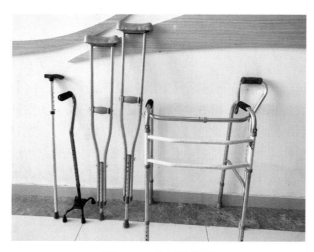

图 12-9　常用助行器

二、护理评估

1. 健康史　老年人病情、意识、体重、身体管道留置情况。案例二中的王爷爷患冠心病、高血压、脑卒中，左侧肢体偏瘫。

2. 身体状况　老年人躯体活动能力、自理能力、肢体肌力、合作程度。案例二中的王爷爷因肢体偏瘫，功能受损，不能正常行走。

3. 心理－社会状况　案例二中的王爷爷因刚入住，环境陌生，对疾病缺乏认识，出现焦虑。

三、实施过程

（一）助行器使用操作流程

操作流程	操作步骤
操作准备	1. 环境　安静、整洁、宽敞、光线充足，地面干燥、无障碍物 2. 护士　着装整洁、洗手、戴口罩 3. 用物　合适的助行器具
操作过程	1. 核对、解释　核对老年人的床号、姓名、腕带信息，向老年人介绍助行器的使用方法及配合事项 2. 老年人准备　老年人有行走意愿且身体状况允许，穿尺寸合适的裤子以及防滑鞋 3. 手杖的使用（图 12-10） （1）选择手杖：根据老年人的具体情况选择使用单足手杖、多足手杖、直手杖、可调式手杖、带座式手杖和多功能手杖，检查并确保手杖完好 （2）调整手杖高度：使用手杖时，肘弯曲角度以 150° 为宜，手杖下端着地点在同侧足旁 15cm 处，手杖高度为着地点到手腕的高度 （3）为老年人系上保护腰带，护士站在老年人患侧进行保护 1）三点步行训练：指导老年人伸出手杖，先迈患足，再迈健足 2）二点步行训练：指导老年人同时伸出手杖和患足并支撑体重，再迈健足 3）上楼梯训练：护士站在老年人患侧后方，一手轻托患侧前臂，一手抓紧腰带进行保护，老年人用健侧手持手杖，先把手杖放在一个台阶上，然后上健足，最后上患足，每步上一个台阶

操作流程	操作步骤
操作过程	4）下楼梯训练：护士站在老年人患侧前方，一手轻托患侧前臂，一手抓紧腰带进行保护，老年人用健侧手持手杖下移一个台阶，再下移患侧下肢，最后下移健侧下肢，每步下一个台阶 4. 拐杖的使用（图12-11） （1）选择拐杖：根据老年人的具体情况选择使用单侧或双侧拐杖，检查并确保拐杖质量完好，拐杖上端接触腋窝处要有软垫，下端要有防滑橡胶垫 （2）调整拐杖高度：拐杖高度以老年人身高减去40cm为宜，或站立时拐杖上端到腋窝下3~4横指的高度，下端着地点为同侧足前外方10cm处 （3）为老年人系上保护腰带 （4）为老年人讲解、示范训练内容：协助老年人活动肢体，尤其是下肢，做好站立和行走的准备，向老年人说明行走时步调与拐杖的配合，指导老年人握住拐杖，将上端放于腋下，支撑上身。拄拐杖时，肘部适宜的弯曲角度为150° 1）四点步行法：先伸出患侧拐杖，迈出健侧足，再伸出健侧拐杖，最后迈出患侧足 2）三点步行法：先将两侧拐杖同时伸出，双侧拐杖先落地，后迈出患侧足，最后再将健侧足伸出 3）二点步行法：患侧拐杖和健侧足作为第一着地点同时移向前方，健侧拐杖和患侧足再向前伸出作为第二着地点 4）摆过步：两侧拐杖同时伸向前方，身体重心移向前方。用拐杖支撑，悬空身体，借助人体重力，两腿向前甩动约30cm，着地平稳后，再同时移动拐杖到身体两侧。需要注意的是老年人没有达到熟练行走前，应有专人看护，以免跌倒受伤 5. 步行器的使用（图12-12） （1）选择步行器：根据老年人的实际情况选择不同的步行器，检查并确保步行器功能完好，连接处牢固 1）四脚框式助行器：适用于站立平衡差，下肢肌力弱的病人 2）两轮四脚助行器：适用于上肢肌力差，单侧或整个提起步行器有困难者 （2）调整步行器高度：根据老年人的身高和需要调节步行器的高度，一般以老年人上臂弯曲90°为宜 （3）指导老年人前臂放在步行器扶手上支撑部分体重，身体略向前倾 1）四点法：步行器一侧向前移动25~30cm，对侧下肢抬高后迈出，落在步行器两后腿连线水平附近。然后步行器另一侧向前移动一步，迈出另一下肢，重复上述步骤前行 2）三点法：抬头挺胸，双手同时将步行器向前移动25~30cm，患肢抬高后迈出半步，落在步行器横向的中线偏后方。双手臂伸直支撑身体，迈出健肢，与患肢平行，重复上述步骤前行
操作后处理	1. 整理　协助老年人取舒适体位，整理床单位，分类处理用物 2. 洗手、记录 （1）洗手：洗手、脱口罩 （2）记录：老年人姓名、助行器使用过程、老年人的反应等，签全名。

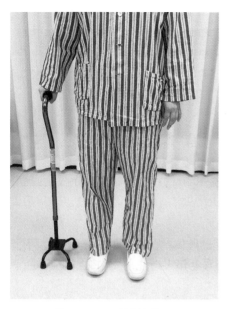

图 12-10　手杖的使用

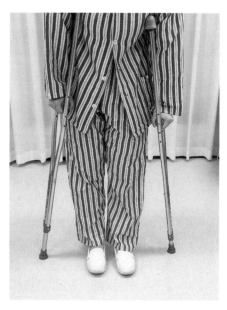

图 12-11　拐杖的使用

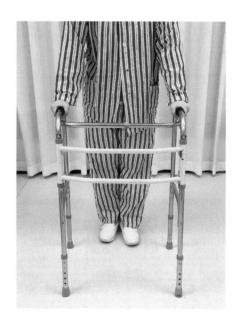

图 12-12　步行器的使用

（二）护理与健康指导关键点

1. 老年人使用助行器时要循序渐进，逐步适应。

2. 不要在地面不平整的场所使用助行器，以免发生危险。

3. 使用有轮助行器时，如果身体过度前倾，助行器会向前滑动使老年人跌倒，使用时要特别注意。

4. 老年人未完全掌握助行器使用技巧时，应有照护人员站在老年人身侧，指导并保护老年人掌握平衡，一旦老年人身体失衡，要马上搀扶。

5. 初次下床的老年人，要有医护人员守护，给予指导和保护。

四、反思与拓展

如何使用运送工具转运老年人？

在老年人入院、出院、接受检查或治疗时，凡不能自行移动的老年人均需护士根据老年人病情选用不同的运送工具,如使用轮椅、平车等运送老年人。在转移和运送老年人的过程中,护士应将人体力学的原理正确地运用于操作中,以免发生损伤,减轻双方疲劳及老年人的痛苦,提高工作效率,并保证老年人安全与舒适。

任务四　老年人能力评估

一、操作目的

老年人能力评估(assessment of elderly abilities)的目的是为判定老年人需求等级、确定相应服务内容提供依据。老年人能力评估的主要内容包括日常生活活动、精神状态、感知觉与沟通、社会参与4个方面。

二、护理评估

1. 健康史　老年人病情、意识、体重、身体管道留置情况。案例二中的王爷爷患冠心病、高血压、脑卒中,左侧肢体偏瘫。

2. 身体状况　老年人躯体活动能力、自理能力、肢体肌力、合作程度。案例二中的王爷爷因肢体偏瘫,功能受损,不能正常行走。

3. 心理－社会状况　案例二中的王爷爷因刚入住,环境陌生,对疾病缺乏认识,出现焦虑等症状。

三、实施过程

(一)老年人能力评估操作流程

操作流程	操作步骤
操作准备	1. 环境　做好各评估区域的布局规划,光线明亮,温度适宜,清点设备、用品 2. 护士　着装整洁、洗手、戴口罩,由两名护士组成评估组 3. 用物　老年人能力评估标准表
操作过程	1. 沟通解释　与老年人及家属进行沟通,告知老年人能力评估的目的及流程,征得其同意和配合 2. 收集基本信息　询问老年人的基本信息,逐项填写与老年人能力评估相关的信息表中的具体内容 3. 评估老年人日常生活活动能力　依照《日常生活活动评估表》,通过询问老年人或主要照护者,对进食、洗澡、修饰、穿衣、大便控制、小便控制、如厕、床椅转移8个项目进行评分;通过观察老年人平地行走、上下楼梯的实际表现进行评分 4. 评估老年人精神状态　依照《精神状态评估表》对老年人进行认知功能、攻击行为、抑郁症状评分 5. 评估老年人感知觉与沟通能力　依照《感知觉与沟通评估表》对老年人的意识水平,以及日常的视力、听力和沟通交流的能力评分 6. 评定老年人的社会参与能力　依照《社会参与评估表》对老年人的生活能力、工作能力、时间/空间定向、人物定向、社会交往5项表现评分 7. 根据《老年人能力评估报告》中评分标准及等级变更条款,依照《老年人能力评估结果判定卡》,将老年人的能力划分为能力完好、轻度失能、中度失能、重度失能四个级别

操作流程	操作步骤
操作后处理	1. 整理　整理评估使用的物品，进行分类并归位 2. 洗手、记录 (1)洗手：洗手，脱口罩 (2)记录：评估过程中做好评估表格记录，形成老年人能力评估报告；填写评估室使用记录，签全名

（二）护理与健康指导关键点

1. 设置适宜的评估环境　评估环境应整洁安静、宽敞明亮、温度和湿度适宜，避免张贴或摆放有提示作用的物品，如钟表、日历等，避免周围环境对老年人的影响。地面不潮湿，无障碍物，避免造成老年人跌倒等意外情况出现。有条件者可准备特殊检查床，高度应低于普通病床，便于起降。

2. 选择恰当的评估方法　根据老年人身体健康状况、听力、视力、沟通交流等情况，选用访谈法、观察法、体格检查、测试和阅读体检报告等方法对老年人进行评估。使用观察法评估老年人从事某项活动时，应避免由于护士在旁观察，老年人努力表现而掩盖平时状态所产生的霍桑效应。

3. 运用良好的沟通技巧　评估时应注意恰当运用各种沟通技巧，在与老年人和家属交谈的过程中，注意观察老年人及家属的面部表情、肢体动作等，以便收集完整而准确的资料。

4. 安排充分的评估时间　老年人完成一次全面评估需要较长的时间，为避免劳累，护士可以根据老年人的具体情况调整评估项目的先后顺序，重要的项目先评估，一般的项目后评估，也可分时分段进行评估。

四、反思与拓展

1. 老年人能力评估室的配置要求有哪些？

老年人能力评估室要包括体征数据的测量区域，起居评估区域，行走评估区域，洗漱评估区域，饮食评估区域，精神状态、感知觉与沟通及社会参与评估区域，共六大功能区域。

2. 老年人能力评估的原则有哪些？

（1）**熟悉老年人身心变化的特点**：老化可分为生理性老化和病理性老化。除了生理方面的变化，老年人心理方面也会发生很大的变化。感知觉功能下降和病理性老化可能在老年人身上同时出现，需要注意区分。

（2）**明确老年人与其他人群实验室检测的差异**：医护人员需要通过长期观察和反复检查，结合病情，正确解读老年人的实验室检查数据，辨别异常的检查结果是因为正常的老化还是病理性变化所致，以免延误疾病的诊断和治疗。

（3）**重视老年人疾病的非典型性表现**：随着年龄的增长，老年人感受性降低，大部分老年人还有多病共存的情况，急性发病后往往没有典型的症状和体征，被称为非典型临床表现。老年人这种疾病临床表现不典型的特点，给疾病的诊治带来一定的困难，容易造成漏诊或误诊。

【评价与转化】

1. 老年人及家属的收获　理解护士告知的注意事项，并能配合操作；感觉舒适、安全，无并发症和意外伤害发生，病人及家属感到满意。

2. 学生的收获　按计划完成了自己小组的老年人能力评估任务，各项操作流程熟练规范，未出现任何护理差错。根据病人情况变化，及时调整工作方案。

3. 护理形式的发展 通过团队合作、反思与拓展，培养了学生的学习能力、管理能力和评判性思维能力，形成了团队合作的护理模式。

【项目考核】

项目名称	老年人护理技能	
考核案例	李爷爷，72 岁，因"嗜睡、烦躁、呼吸急促、四肢湿冷 3h"急诊入院。病人有糖尿病病史 23 年，长期口服苯乙双胍，同时皮下注射胰岛素控制血糖。1 个月前因血糖正常、尿糖呈阴性，自行停止注射胰岛素。近 1 周食欲明显减退，极度疲乏与口渴，时有恶心、呕吐，未做任何处理。体格检查：T 35.6℃，P 118 次/min，R 28 次/min，BP 80/50mmHg，形体消瘦，呼气有烂苹果味，皮肤黏膜干燥，眼球内陷，双侧瞳孔等大等圆，角膜反射与瞳孔对光发射存在。门诊以"糖尿病酮症酸中毒"收入院。经抢救后生命体征平稳，血糖控制较好，大便正常，小便次数多，洗澡、穿衣、行走、如厕等均需要部分帮助	
步骤	工作过程	考核方法建议
收集资料	详细阅读案例，了解老年人的病史和病情资料，评估老年人的身心状况，提出护理诊断/问题	自我评价 互相评价 教师评价
计划与决策	1. 讨论分析案例 (1) 分析主要护理诊断/问题 (2) 提出护理要点 (3) 制订护理工作方案 (4) 任务及角色分配 2. 操作任务 (1) 为老年人进行综合能力评估 (2) 为老年人进行如厕帮助 (3) 为老年人进行助行器使用训练	
任务实施	根据任务和角色分配，合作完成操作任务	
评价	1. 任务完成效果评价(依据操作评价标准进行评价) 2. 针对任务完成效果进行反思	

附：老年人能力评估常用表格

附表 1 评估基本信息表

A.1.1 评估编号	□□□□□□□
A.1.2 评估基准日期	□□□□年　□□月　□□日
A.1.3 评估原因	□ 1 接受服务前初评
	□ 2 接受服务后的常规评估
	□ 3 状况发生变化后的即时评估
	□ 4 因评估结果有疑问进行的复评

A.2.1 姓名		
A.2.2 性别	☐1男　☐2女	
A.2.3 出生日期	☐☐☐☐年　☐☐月　☐☐日	
A.2.4 身份证号	☐☐☐☐☐☐☐☐☐☐☐☐☐☐☐☐☐☐	
A.2.5 社保卡号	☐☐☐☐☐☐☐☐	
A.2.6 民族	☐1汉族　☐2少数民族	
A.2.7 文化程度	☐1文盲　☐2小学　☐3初中　☐4高中/技校/中专　☐5大学专科及以上 ☐6不详	
A.2.8 宗教信仰	☐0无　☐1有	
A.2.9 婚姻状况	☐1未婚　☐2已婚　☐3丧偶　☐4离婚　☐5未说明的婚姻状况	
A.2.10 居住情况	☐1独居　☐2与配偶/伴侣居住　☐3与子女居住　☐4与父母居住 ☐5与兄弟姐妹居住　☐6与其他亲属居住　☐7与非亲属关系的人居住 ☐8养老机构	
A.2.11 医疗费用支付方式	☐1城镇职工基本医疗保险　☐2城镇居民基本医疗保险　☐3新型农村合作医疗 ☐4贫困救助　☐5商业医疗保险　☐6全公费　☐7全自费　☐8其他	
A.2.12 经济来源	☐1退休金/养老金　☐2子女补贴　☐3亲友资助　☐4其他补贴	
A.2.13 疾病诊断	A.2.13.1 痴呆	☐0无　☐1轻度　☐2中度　☐3重度
	A.2.13.2 精神疾病	☐0无　☐1精神分裂症　☐2双相情感障碍　☐3偏执性精神障碍 ☐4分裂情感性障碍　☐5癫痫所致精神障碍　☐6精神发育迟滞伴发精神障碍
	A.2.13.3 慢性疾病	☐0无　☐1发生过1次　☐2发生过2次　☐3发生过3次及以上
A.2.14 近30天内意外事件	A.2.14.1 跌倒	☐0无　☐1发生过1次　☐2发生过2次　☐3发生过3次及以上
	A.2.14.2 走失	☐0无　☐1发生过1次　☐2发生过2次　☐3发生过3次及以上
	A.2.14.3 噎食	☐0无　☐1发生过1次　☐2发生过2次　☐3发生过3次及以上
	A.2.14.4 自伤	☐0无　☐1发生过1次　☐2发生过2次　☐3发生过3次及以上
	A.2.14.5 其他	

附表 3　信息提供者及联系人信息表

A.3.1 信息提供者的姓名	
A.3.2 信息提供者与老人的关系	☐1配偶　☐2子女　☐3其他亲属　☐4雇用照顾者　☐5其他
A.3.3 联系人姓名	
A.3.4 联系人电话	

B.1.1 进食： 指用餐具将食物由容器送到口中、咀嚼、吞咽等过程	□分	10 分，可独立进食（在合理的时间内独立进食准备好的食物）
		5 分，需部分帮助（进食过程中需要一定帮助，如协助把持餐具）
		0 分，需极大帮助或完全依赖他人，或有留置营养管
B.1.2 洗澡	□分	5 分，准备好洗澡水后，可自己独立完成洗澡过程
		0 分，在洗澡过程中需他人帮助
B.1.3 修饰： 指洗脸、刷牙、梳头、刮脸等	□分	5 分，可自己独立完成
		0 分，需他人帮助
B.1.4 穿衣： 指穿脱衣服、系扣、拉拉链、穿脱鞋袜、系鞋带	□分	10 分，可独立完成
		5 分，需部分帮助（能自己穿脱，但需他人帮助整理衣物、系鞋带、拉拉链等）
		0 分，需极大帮助或完全依赖他人
B.1.5 大便控制	□分	10 分，可控制大便
		5 分，偶尔失控（每周＜1 次），或需要他人提示
		0 分，完全失控
B.1.6 小便控制	□分	10 分，可控制小便
		5 分，偶尔失控（每天＜1 次，但每周＞1 次），或需要他人提示
		0 分，完全失控，或留置导尿管
B.1.7 如厕： 包括去厕所、解开衣裤、擦净、整理衣裤、冲水	□分	10 分，可独立完成
		5 分，需部分帮助（需他人搀扶去厕所，需他人帮忙冲水或整理衣裤等）
		0 分，需极大帮助或完全依赖他人，或有留置营养管
B.1.8 床椅转移	□分	15 分，可独立完成
		10 分，需部分帮助（需他人搀扶或使用拐杖）
		5 分，需极大帮助（较大程度上依赖他人搀扶和帮助）
		0 分，完全依赖他人
B.1.9 平地行走	□分	15 分，可独立在平地上行走 45m
		10 分，需部分帮助（因肢体残疾、平衡能力差、过度衰弱、视力差等问题，在一定程度上需他人搀扶或使用助行器等辅助用具）
		5 分，需极大帮助（因肢体残疾、平衡能力差、过度衰弱、视力差等问题，在较大程度上依赖他人搀扶，或坐在轮椅上自行移动）
		0 分，完全依赖他人
B.1.10 上下楼梯	□分	10 分，可独立上下楼梯（连续上下 10~15 个台阶）
		5 分，需部分帮助（需他人搀扶，或扶着楼梯、使用拐杖等）
		0 分，需极大帮助或完全依赖他人
B.1.11 日常生活活动总分	□分	上述 10 个项目得分之和
B.1 日常生活活动分级	□级	0 能力完好：总分 100 分 1 轻度受损：总分 65~95 分 2 中度受损：总分 45~60 分 3 重度受损：总分≤40 分

附表 5 精神状态评估表

B.2.1 认知功能	测验	"我说三样东西,请重复一遍,并记住,一会儿会问您":苹果、手表、国旗
		(1)画钟测验:"请您在这儿画一个圆形的时钟,在时钟上标出 10 点 45 分"
		(2)回忆词语:"现在请您告诉我,刚才我要您记住的三样东西是什么?" 答:_____、_____、_____(不必按顺序)
	评分 □分	0 分,画钟正确(画出一个闭锁圆,指针位置准确),且能回忆出 2~3 个词
		1 分,画钟错误(画的圆不闭锁,或指针位置不准确),或只回忆出 0~1 个词
		2 分,已确诊为认知障碍,如老年痴呆
B.2.2 攻击行为	□分	0 分,无身体攻击行为(如打/踢/推/咬/抓/摔东西)和语言攻击行为(如骂人、语言威胁、尖叫)
		1 分,每月有几次身体攻击行为,或每周有几次语言攻击行为
		2 分,每周有几次身体攻击行为,或每日有语言攻击行为
B.2.3 抑郁症状	□分	0 分,无
		1 分,情绪低落、不爱说话、不爱梳洗、不爱活动
		2 分,有自杀念头或自杀行为
B.2.4 精神状态总分	□分	上述 3 个项目得分之和
B.2 精神状态分级	□分	0 能力完好:总分为 0 分 1 轻度受损:总分为 1 分 2 中度受损:总分 2~3 分 3 重度受损:总分 4~6 分

附表 6 感知觉与沟通评估表

B.3.1 意识水平	□分	0 分,神志清楚,对周围环境警觉
		1 分,嗜睡,表现为睡眠状态过度延长。当呼唤或推动其肢体时可唤醒,并能进行正确的交谈或执行指令,停止刺激后又继续入睡
		2 分,昏睡,一般的外界刺激不能使其觉醒,给予较强烈的刺激时可有短时的意识清醒,醒后可简短回答提问,当刺激减弱后又很快进入睡眠状态
		3 分,昏迷,处于浅昏迷时对疼痛刺激有回避和痛苦表情;处于深昏迷时对刺激无反应(若评定为昏迷,直接评定为重度失能,可不进行以下项目的评估)
B.3.2 视力:若平日戴老花镜或近视镜,应在佩戴眼镜的情况下评估	□分	0 分,能看清书报上的标准字体
		1 分,能看清楚大字体,但看不清书报上的标准字体
		2 分,视力有限,看不清报纸大标题,但能辨认物体
		3 分,辨认物体有困难,但眼睛能跟随物体移动,只能看到光、颜色和形状
		4 分,没有视力,眼睛不能跟随物体移动

B.3.3 听力：若平时佩戴助听器，应在佩戴助听器的情况下评估	□分	0分，可正常交谈，能听到电视、电话、门铃的声音
		1分，在轻声说话或说话距离超过2m时听不清
		2分，正常交流有些困难，需在安静的环境或大声说话才能听到
		3分，讲话者大声说话或说话很慢，才能部分听见
		4分，完全听不见
B.3.4 沟通交流：包括非语言沟通	□分	0分，无困难，能与他人正常沟通和交流
		1分，能够表达自己的需要及理解别人的话，但需要增加时间或给予帮助
		2分，表达需要或理解有困难，需频繁重复或简化口头表达
		3分，不能表达需要或理解他人的话
B.3 感知觉与沟通分级	□级	0能力完好：意识清醒，且视力和听力评为0或1，沟通评为0 1轻度受损：意识清醒，但视力或听力中至少一项评为2，或沟通评1 2中度受损：意识清醒，但视力或听力中至少一项评为3，或沟通评为2；或嗜睡，视力或听力评定为3及以下，沟通评定为2及以下 3重度受损：意识清醒或嗜睡，但视力或听力中至少一项评为4，或沟通评为3；或昏睡/昏迷

附表7　社会参与评估表

B.4.1 生活能力	□分	0分，除个人生活自理外（如饮食、洗漱、穿戴、二便），能料理家务（如做饭、洗衣）或当家管理事务
		1分，除个人生活自理外，能做家务，但欠好，家庭事务安排欠条理
		2分，个人生活能自理；只有在他人帮助下才能做些家务，但质量不好
		3分，个人基本生活事务能自理（如饮食、二便），在督促下可洗漱
		4分，个人基本生活事务（如饮食、二便）需要部分帮助或完全依赖他人帮助
B.4.2 工作能力	□分	0分，原来熟练的脑力工作或体力技巧性工作可照常进行
		1分，原来熟练的脑力工作或体力技巧性工作能力有所下降
		2分，原来熟练的脑力工作或体力技巧性工作明显不如以往，部分遗忘
		3分，对熟练工作只有一些片段保留，技能全部遗忘
		4分，对以往的知识或技能全部失去
B.4.3 时间/空间定向	□分	0分，时间观念（年、月、日、时）清楚；可单独出远门，能很快掌握新环境的方位
		1分，时间观念有些下降，年、月、日清楚，但有时相差几天；可单独来往于近街，知道现住地的名称和方位，但不知回家路线
		2分，时间观念较差，年、月、日不清楚，可知上半年或下半年；只能单独在家附近行动，对现住地只知名称，不知道方位
		3分，时间观念很差，年、月、日不清楚，可知上午或下午；只能在左邻右舍间串门，对现住地不知名称和方位
		4分，无时间观念；不能单独外出

B.4.4 人物定向	□分	0分，知道周围人们的关系，知道祖孙、叔伯、姑姨、侄子侄女等称谓的意义；可分辨陌生人的大致年龄和身份，可用适当称呼
		1分，只知家中亲密近亲的关系，不会分辨陌生人的大致年龄，不能称呼陌生人
		2分，只能称呼家中人，或只能照样称呼，不知其关系，不辨辈分
		3分，只认识常同住的亲人，可称呼子女或孙子女，可辨熟人和生人
		4分，只认识保护人，不辨熟人和生人
B.4.5 社会交往能力	□分	0分，参与社会，在社会环境有一定的适应能力，待人接物恰当
		1分，能适应单纯环境，主动接触人，初见面时难让人发现智力有问题，不能理解隐喻语
		2分，脱离社会，可被动接触，不会主动待人，谈话中很多不适词句，容易上当受骗
		3分，勉强可与人交往，谈吐内容不清楚，表情不恰当
		4分，难以与人接触
B.4.6 社会参与总分	□分	上述5个项目得分之和
B.4 社会参与分级	□级	0 能力完好：总分 0~2 分 1 轻度受损：总分 3~7 分 2 中度受损：总分 8~13 分 3 重度受损：总分 14~20 分

附表 8　老年人能力评估报告

C.1 一级指标分级	C.1.1 日常生活活动：□级	C.1.2 精神状态：□级
	C.1.3 感知觉与沟通：□级	C.1.4 社会参与：□级
C.2 老年人能力初步等级	□0 能力完好　□1 轻度失能　□2 中度失能　□3 重度失能	
C.3 等级变更条款	□1 有认知障碍/痴呆、精神疾病者，在原有能力级别上提高一个等级； □2 近 30 天内发生过 2 次及以上跌倒、噎食、自杀、走失者，在原有能力级别上提高一个等级； □3 处于昏迷状态者，直接评定为重度失能； □4 若初步等级确定为"3 重度失能"，则不考虑上述 1~3 中各情况对最终等级的影响，等级不再提高	
C.4 老年人能力最终等级	□0 能力完好　□1 轻度失能　□2 中度失能　□3 重度失能	
评估员签名_____、_____信息提供者签名_____		日期　　年　　月　　日 日期　　年　　月　　日

注：老年人能力初步等级划分标准
0 能力完好：日常生活活动、精神状态、感知觉与沟通分级均为 0，社会参与分级为 0 或 1。
1 轻度失能：
日常生活活动分级为 0，但精神状态、感知觉与沟通中至少一项分级为 1 及以上，或社会参与的分级为 2；
或日常生活活动分级为 1，精神状态、感知觉与沟通、社会参与中至少有一项的分级为 0 或 1。
2 中度失能：
日常生活活动分级为 1，但精神状态、感知觉与沟通、社会参与均为 2，或有一项为 3；
或日常生活活动分级为 2，且精神状态、感知觉与沟通、社会参与中有 1~2 项的分级为 1 或 2。
3 重度失能：
日常生活活动的分级为 3；
或日常生活活动、精神状态、感知觉与沟通、社会参与分级均为 2；
或日常生活活动分级为 2，且精神状态、感知觉与沟通、社会参与中至少有一项分级为 3。

附表 9　老年人能力评估结果判定卡

能力等级	日常生活活动	精神状态				感知觉与沟通				社会参与			
		0	1	2	3	0	1	2	3	0	1	2	3
0 能力完好	0												
	1												
	2												
	3												
1 轻度失能	0												
	1												
	2												
	3												
2 中度失能	0												
	1												
	2												
	3												
3 重度失能	0												
	1												
	2												
	3												

注：使用结果判定卡时，一般根据日常生活活动进行初步定位，锁定目标区域，然后根据其他三项能力，在判定卡上同一颜色区域定位查找相应的能力等级。以下为几种特殊情况：

1. 当日常生活活动为 0，精神状态、感知觉与沟通有一项为 1 及以上，或社会参与为 2，判定为轻度失能。

2. 当日常生活活动为 1，后三项有一项为 0 或 1，判定为轻度失能；后三项均为 2 或某一项为 3，则判定为中度失能。

3. 当日常生活活动为 2，后三项全部为 2 或某一项为 3，判定为重度失能，否则为中度失能。

练习题

（李 馨　谭 庆）

[1] 安力彬, 陆虹. 妇产科护理 [M]. 7 版. 北京：人民卫生出版社, 2022.

[2] 程玉莲. 基础学护理 [M]. 2 版. 北京：人民卫生出版社, 2020.

[3] 范利, 王隆德, 冷晓. 中国老年医疗照护：基础篇 [M]. 北京：人民卫生出版社, 2017.

[4] 高薇, 狄树亭. 外科护理 [M]. 北京：中国医药科技出版社, 2021.

[5] 郭莉. 手术室护理实践指南（2023 年版）[M]. 北京：人民卫生出版社, 2023.

[6] 韩叶芬, 单伟颖. 妇产科护理学 [M]. 3 版. 北京：人民卫生出版社, 2021.

[7] 郑翠红, 龚海蓉. 护理专业职业技能训练指导 [M]. 北京：人民卫生出版社, 2021.

[8] 黄戈冰, 卢玉彬. 护理技能综合实训 [M]. 北京：人民卫生出版社, 2016.

[9] 李乐之, 路潜. 外科护理学 [M]. 6 版. 北京：人民卫生出版社, 2019.

[10] 李小寒, 尚少梅. 基础护理学 [M]. 7 版. 北京：人民卫生出版社, 2022.

[11] 孙玉梅, 张立力, 张彩虹. 健康评估 [M]. 5 版. 北京：人民卫生出版社, 2022.

[12] 邢爱红, 王君华. 基础护理技术 [M]. 3 版. 北京：科学出版社, 2020.

[13] 尤黎明, 吴瑛. 内科护理学 [M]. 7 版. 北京：人民卫生出版社, 2022.

[14] 张连辉, 邓翠珍. 基础护理学 [M]. 4 版. 北京：人民卫生出版社, 2019.

[15] 张美琴, 邢爱红. 护理综合实训 [M]. 2 版. 北京：人民卫生出版社, 2018.

[16] 赵文星. 老年人综合能力评估 [M]. 北京：人民卫生出版社, 2022.